卫生健康职业教育校企合作创新教材

呼吸治疗学基础

（供护理专业呼吸治疗方向、呼吸治疗技术等专业用）

主　编　吴樱樱　林敏琳

副主编　陈　璐　黄景培

编　者　（以姓氏笔画为序）

李焱洪（广东江门中医药职业学院）

吴　琼（广东江门中医药职业学院）

吴樱樱（广东江门中医药职业学院）

陈　璐（广州医科大学附属第一医院市桥医院）

林敏琳（广东江门中医药职业学院）

明爱红（广东江门中医药职业学院）

耿乔磊（广东江门中医药职业学院）

黄景培（江门市新会区第二人民医院）

中国健康传媒集团
中国医药科技出版社

内容提要

本教材是“卫生健康职业教育校企合作创新教材”之一，系根据本套教材编写思想和指导原则编写而成。教材紧扣课程大纲，突出理论联系实践，具有很强的指导性和实用性。全书共有七章，主要涵盖呼吸系统生理及病理基础、呼吸治疗护理学基础、呼吸治疗药理学基础、常用肺功能检测、呼吸系统疾病营养学基础、呼吸治疗常用技术及呼吸治疗常用技术实践等内容。本教材为“书网融合”教材，即纸质教材有机融合电子教材及教学配套资源（PPT、微课、题库）等，从而使教材内容立体化、生动化，便教易学。

本教材主要供护理专业呼吸治疗方向、呼吸治疗技术等专业师生教学使用。

图书在版编目（CIP）数据

呼吸治疗学基础/吴樱樱，林敏琳主编．—北京：中国医药科技出版社，2023.8

卫生健康职业教育校企合作创新教材

ISBN 978-7-5214-3246-6

Ⅰ.①呼… Ⅱ.①吴…②林… Ⅲ.①呼吸系统疾病—治疗学—职业教育—教材 Ⅳ.①R560.5

中国国家版本馆CIP数据核字（2023）第154769号

美术编辑 陈君杞

版式设计 南博文化

出版 **中国健康传媒集团** | 中国医药科技出版社

地址 北京市海淀区文慧园北路甲22号

邮编 100082

电话 发行：010-62227427 邮购：010-62236938

网址 www.cmstp.com

规格 787×1092mm 1/16

印张 12 1/2

字数 255千字

版次 2023年8月第1版

印次 2023年8月第1次印刷

印刷 三河市航远印刷有限公司

经销 全国各地新华书店

书号 ISBN 978-7-5214-3246-6

定价 65.00元

获取新书信息、投稿、为图书纠错，请扫码联系我们。

数字化教材编委会

主　编　吴樱樱　林敏琳

副主编　陈　璐　黄景培

编　者　（以姓氏笔画为序）

李焱洪（广东江门中医药职业学院）
吴　琼（广东江门中医药职业学院）
吴樱樱（广东江门中医药职业学院）
陈　璐（广州医科大学附属第一医院市桥医院）
林敏琳（广东江门中医药职业学院）
明爱红（广东江门中医药职业学院）
耿乔磊（广东江门中医药职业学院）
黄景培（江门市新会区第二人民医院）

前言

呼吸治疗师是一种新兴的医学职业。2020年2月，我国人力资源和社会保障部正式将呼吸治疗师作为一种新职业向社会发布，并且于2022年发布《呼吸治疗师国家职业技能标准（征求意见稿）》。

呼吸治疗学的教育，从1997年开始，四川大学华西临床医学院招收了第一届呼吸治疗专业本科学生。目前，我国已经在三年制专科专业目录中设置了呼吸治疗技术专业，专业类别属于"医学技术类"，主要培养技能包含机械通气、重症监护、气道管理、雾化治疗及胸部物理治疗等。

呼吸治疗技术专业作为一个新设立的专业，其系统性的教材较少。本教材主要面向高职高专三年制呼吸治疗技术专业的学生，是该专业核心课程呼吸治疗学的配套教材。教材内容侧重于与呼吸治疗实践技术相关的医学基础知识、物理学知识等，向前接续《人体形态与结构》《生理学》《病理学与病理生理学》等基础学科知识，向后作为《呼吸治疗学》实践部分的知识铺垫，起到承前启后的桥梁作用。通过本教材能帮助学生循序渐进地掌握呼吸治疗学的基础知识，为后续的实践技能的掌握提供有力的支撑。

本教材为"书网融合"教材，同时配套有电子教材、教学配套资源等，从而使教材内容更加立体化、生动化、便教易学。教材由具有丰富经验的一线教师和临床专家齐力编写。编写过程中，各位编者付出了辛勤的劳动，也得到所在单位的大力支持，在此一并表示感谢！

因编写时间仓促，难免会有不足之处，欢迎随时指正！

编　者

2023年6月

目录

第一章　呼吸系统生理及病理基础

PPT

学习目标

通过本章内容学习，学生能够：

1.掌握　肺通气的原理；肺内压和胸膜腔内压；肺泡表面活性物质肺通气功能的评价；呼吸运动的化学感受性反射；各种类型缺氧、各型脱水、水中毒、水肿、钾代谢紊乱、呼吸衰竭的概念及机制。

2.熟悉　肺换气和组织换气影响因素；O_2和CO_2在血液中的运输形式；氧解离曲线及其影响因素；缺氧、水钠紊乱、钾代谢紊乱、呼吸衰竭对机体的影响。

3.了解　各种类型缺氧、各型脱水、水中毒、水肿、钾代谢紊乱、呼吸衰竭的临床病理联系。

4.学会判断患者缺氧、脱水、钾代谢紊乱、呼吸衰竭的原因与类型，并推断病情可能的进展；能熟练解读钾代谢紊乱的心电图报告；能体现出人文关怀，具备良好的沟通能力和稳定的情绪；在工作中具有救死一丝不苟的严谨作风。

岗位情景模拟

情景描述　患者，男，33岁，因高速路上车祸急诊入院。患者入院时，出现烦躁不安、憋气、用力呼吸、面色苍白、口唇青紫、声音微弱等症状。查体：血压78/56mmHg；左侧颈胸部皮肤肿胀，左侧胸廓饱满，气管右移。胸部X线见左侧锁骨骨折，左侧第1~4肋骨骨折，左肺部分萎缩，纵隔右移。诊断为左锁骨和肋骨骨折；闭合性气胸。

讨论　1.患者为何出现“憋气、用力呼吸、口唇青紫”等症状？

2.气胸如何对机体呼吸运动产生影响？

呼吸系统由呼吸道和肺两大部分组成。呼吸道包括鼻、咽、喉、气管和各级支气管。临床上常把鼻、咽和喉称为上呼吸道，气管及各级支气管称下呼吸道。肺由肺实质以及肺间质组成，表面包有脏胸膜。肺实质由支气管树及肺泡组成，肺间质由结缔组织、血管、淋巴管、淋巴结和神经等组成。呼吸系统的主要功能是进行气体交换，呼吸道是气体进出的通道，肺泡是气体交换的场所。

机体呼吸的过程，即机体与外界环境之间进行气体交换的过程。呼吸的全过程主要由三个环节组成：①外呼吸，是指外界空气与肺泡之间的气体交换（肺通气）以及肺泡与毛细血管内血液之间的气体交换（肺换气）；②气体在血液中的运输；③内呼吸，是指毛细血管内血液与组织细胞之间的气体交换过程，又称组织换气。本章主要介绍呼吸系统的功能。

第一节 肺通气

肺通气是指肺与外界空气之间的气体交换过程。肺通气的实现，主要结构包括呼吸道、肺泡、胸廓和呼吸肌等。临床中，某些疾病下，肺通气过程会明显受阻，导致通气不足和（或）呼吸做功增加。

一、肺通气的原理

气体进出肺取决于推动气体流动的动力以及阻碍气体流动的阻力。当动力大于阻力时，才能实现肺通气。

（一）肺通气的动力

按照流体力学原理，气体总是从气压高处流向气压低处。气体之所以能够进出肺，实现肺通气，肺内压与大气压之间必须存在一定的压力差。因此，肺通气的直接动力是肺内压与大气压的压力差，又因为大气压相对恒定，故压力差主要取决于肺内压。肺和胸廓都是弹性器官，但肺本身不具有主动舒缩的能力，其舒缩主要受胸廓的扩大和缩小以及呼吸肌的舒缩影响。肺内压变化是由于呼吸肌收缩、舒张所形成的呼吸运动，引起胸廓及肺的扩大和缩小。由此看来，呼吸运动是实现肺通气的原动力，肺内压与大气压之间的压力差是实现肺通气的直接动力。

1. 呼吸运动 呼吸运动是由呼吸肌收缩、舒张引起胸廓扩大和缩小的运动，包括吸气运动和呼气运动，前者引起胸廓扩大，后者引起胸廓缩小。呼吸运动的类型可有多种，按照呼吸运动的深度不同，可分为平静呼吸和用力呼吸；按照呼吸肌参与的主次不同，可分为胸式呼吸、腹式呼吸和混合式呼吸。

（1）平静呼吸和用力呼吸 安静状态下的呼吸运动，称为平静呼吸，呼吸频率为

12~18次/分。平静呼吸的特点是：吸气是主动过程，呼气是被动过程。吸气运动通过膈肌和肋间外肌的收缩来实现。膈肌收缩时，隆起的中心部下移，增大了胸廓的上下径。由于脊椎的位置固定，胸骨可以上下移动，当肋间外肌收缩时，肋骨前段和胸骨上举，增大了胸腔的前后径和左右径。由于胸廓上下径、左右径和前后径均增大，胸廓扩大，肺也随之扩张而容积增大，使得肺内压低于大气压。外界气体在压力差的作用下，经呼吸道进入肺内，引起吸气。呼气运动则是膈肌与肋间外肌舒张，膈顶、肋骨和胸骨均回到原来位置，使胸廓和肺容积缩小，导致肺内压高于大气压，肺内气体即可在压力差作用下经呼吸道呼出，引起呼气。

当机体劳动或运动时，用力加深的呼吸，称为用力呼吸或深呼吸。用力呼吸的特点是：吸气和呼气都是主动过程。用力吸气时，主要为膈肌和肋间外肌的收缩，辅助吸气肌也参与收缩，使胸廓更加扩大，从而吸入更多的气体；用力呼气时，除上述吸气肌舒张外，呼气肌也参与收缩，使胸廓更加缩小，从而呼出更多的气体。

（2）腹式呼吸和胸式呼吸　以膈肌收缩舒张为主，伴以腹壁明显起伏的呼吸运动，称为腹式呼吸。以肋间外肌收缩舒张为主，使胸壁明显起伏的呼吸运动，称为胸式呼吸。一般情况下，健康成年人的呼吸运动都呈混合式呼吸，只有在胸部或腹部活动受限时才出现某个单一的呼吸运动。如胸膜炎、胸腔大量积液、肋骨骨折患者或婴幼儿以腹式呼吸为主；妊娠晚期的女性、腹部有大块肿瘤或腹腔积液患者，则以胸式呼吸为主。

2.肺内压　肺内压是指存在于肺内气道和肺泡内的压力。在呼吸过程中，肺内压随呼吸运动发生周期性变化。平静吸气初，肺容积随着胸廓扩大而增大，肺内压降低，当低于大气压时，外界空气在气压差的作用下进入肺泡。随着气体不断进入肺内，肺内压也逐渐升高，至吸气末，肺内压与大气压相等；平静呼气初，肺容积随着胸廓缩小而减小，肺内压升高。当肺内压大于大气压时，在压力差的作用下，气体从肺泡通过呼吸道排出，随着肺内气体不断减少，肺内压逐渐下降，至呼气末，肺内压与大气压相等。在呼吸暂停、声门开放、呼吸道畅通等没有呼吸运动时，肺内压与大气压相等。因此，肺内压的周期性升降是肺通气动力，根据这个原理，在机体自然呼吸停止时，用人工方法建立起肺内压与大气压之间的压力差以维持肺通气，称为人工呼吸。人工呼吸可分为正压呼吸法和负压呼吸法。

3.胸膜腔和胸膜腔内压　胸膜腔是存在于肺和胸廓之间的一个潜在密闭的腔隙，由脏层胸膜和壁层胸膜相互移行形成，左右各一，互不相通。在正常情况下，胸膜腔内不存在气体，仅有少量的浆液。浆液可起到润滑的作用，降低呼吸运动过程胸膜之间的摩擦。同时，浆液分子之间产生的内聚力使两层胸膜在呼吸过程中紧贴在一起，使肺可随胸廓的舒缩而舒缩。

胸膜腔内压是指胸膜腔内的压力，简称胸内压。在平静呼吸过程中，胸膜腔内压比大气压低（大气压定为0），为负压，因此胸膜腔内压也可称为胸内负压或胸膜腔负压。可用与检压计相连接的穿刺针头斜刺入胸膜腔内，检压计液面即可直接指示胸膜腔内的压力（图1–1）。

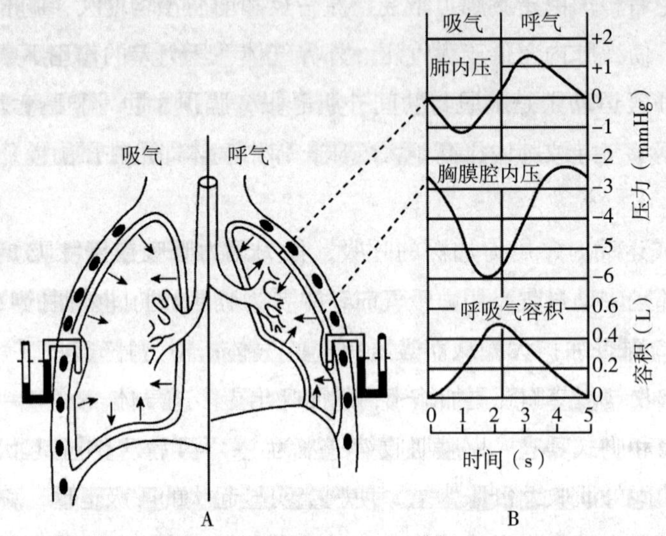

图 1–1　肺内压、胸膜腔内压、呼吸气容积以及胸膜腔内压直接测量示意图

经测量，结果表明平静呼气末胸膜腔内压为–5~–3mmHg，吸气末为–10~–5mmHg（图1–1）。

胸膜腔的密闭性是形成胸膜腔负压的前提，由于胸膜腔内没有气体，少量浆液所产生的压力可忽略不计，因此，胸膜腔内压是由作用于胸膜上的力形成。胸膜腔负压是由方向相反的肺内压和肺回缩力形成，肺内压使肺泡扩张，肺的回缩力使肺泡缩小。胸膜腔内压实际上是这两种方向相反力的代数和，即：

胸膜腔内压＝肺内压＋（–肺回缩力）

在平静吸气末或呼气末，肺内压等于大气压，因而：

胸膜腔内压＝大气压＋（–肺回缩力）

若以大气压为0计算，则：

胸膜腔内压=–肺回缩力

由此可见，胸膜腔负压实际上主要由肺回缩力形成，其大小与肺扩张的程度相关。吸气时，肺扩张程度增加，肺的弹性回缩力增大，胸膜腔内压的负压增大；呼气时，肺回缩，肺弹性回缩力减小，胸膜腔内压的负压减小。

由于胸廓的生长速度比肺快，胸廓的自然容积比肺的自然容积大，以致于肺总是被胸廓牵引着，即便在胸廓缩小时，肺仍旧处于一定程度的扩张状态。因此，正常情况下，肺总是处于扩张状态，而表现出回缩倾向，因而胸膜腔内压呈负值。

胸膜腔负压具有重要的生理意义：①使肺总是处于扩张状态，并使其能随胸廓的扩大而扩大，缩小而缩小，利于肺通气；②使胸腔内的腔静脉和胸导管扩张，降低中心静脉压，有利于静脉血和淋巴液回流。

若外伤、疾病、手术或治疗性操作不当等导致胸膜腔受损，使其与大气相通，空气将进入胸膜腔，形成气胸。临床上，严重气胸患者可因胸膜腔的密闭性被破坏，导致空气进入胸膜腔将两层胸膜彼此分开，胸膜腔内负压消失甚至转为正压。肺将因其自身的回缩力以及胸膜腔的正压压迫而萎缩塌陷，从而影响肺通气功能，导致胸痛、胸闷、呼吸困难等。若诊疗不及时或不当，可引起肺通气功能障碍，也可影响循环功能，甚至危及生命。

（二）肺通气的阻力

气体在进出肺的过程中，会遇到各种阻力，统称为肺通气阻力。肺通气阻力包括弹性阻力和非弹性阻力两种。弹性阻力约占总阻力的70%，是平静呼吸时的主要阻力，包括肺的弹性阻力和胸廓的弹性阻力。非弹性阻力约占总阻力的30%，包括惯性阻力、黏滞阻力和气道阻力。其中，又以气道阻力为主，是临床上肺通气障碍最常见的原因。

1.弹性阻力　弹性阻力是弹性组织在外力作用下形变而产生的对抗形变的力。弹性阻力大小常用顺应性来表示，顺应性是指在外力作用下弹性组织的可扩张性。顺应性与弹性阻力呈反变关系。容易扩张者，顺应性大，弹性阻力小；不易扩张者，顺应性小，弹性阻力大。弹性阻力包括肺的弹性阻力和胸廓的弹性阻力。

（1）肺的弹性阻力　肺通气时，弹性阻力主要来自肺的弹性阻力。肺的弹性阻力是指肺在被扩张变形时产生的弹性回缩力。肺的弹性阻力包括来自肺组织本身的弹性回缩力（约占1/3），以及来自肺泡内液气界面所产生的表面张力（约占2/3）。两种力均使肺有回缩倾向，故成为肺扩张的阻力。

①肺组织的弹性回缩力　当肺扩张时，肺组织的弹性回缩力主要来自弹力纤维和胶原纤维被牵拉时产生的弹性回缩力。当吸气时，肺扩张程度越大，对纤维的牵拉程度也越大，弹性回缩力也增大；呼气时，肺扩张程度小，对纤维的牵拉程度减少，弹性回缩力减小。临床上，肺气肿患者因弹性纤维被破坏，弹性回缩力减小，弹性阻力降低，可出现呼气性呼吸困难；肺充血、肺组织纤维化时，弹性阻力增大，可出现吸气性呼吸困难。

②肺泡表面张力以及肺泡表面活性物质　肺泡表面张力的产生，主要由于肺泡内表面覆盖一层薄液体，液体分子间存在内聚力。当肺泡充气时，在肺泡内表面液体和肺泡气之间存在液气界面张力，即为肺泡表面张力，肺泡表面张力的方向是指向肺泡中心，即倾向于使肺泡缩小，从而产生弹性阻力。

根据Laplace定律，$P=2T/r$（P是肺泡回缩力，T是肺泡表面张力系数，r是肺泡半径）。

若大、小肺泡的表面张力相等，那么，肺泡回缩力与肺泡半径的大小呈反变关系，小的肺泡回缩力大，大的肺泡回缩力小。若大小肺泡彼此连通，将导致小肺泡内的气体在较大的肺泡回缩力作用下，流入大的肺泡中，结果将导致小肺泡不断萎缩塌陷，大肺泡则不断膨胀甚至破裂，大小肺泡将失去稳定性。但实际中并没有出现这种情况，这是由于肺泡内表面还存在着降低肺泡表面张力的肺泡表面活性物质（图1–2）。微课1

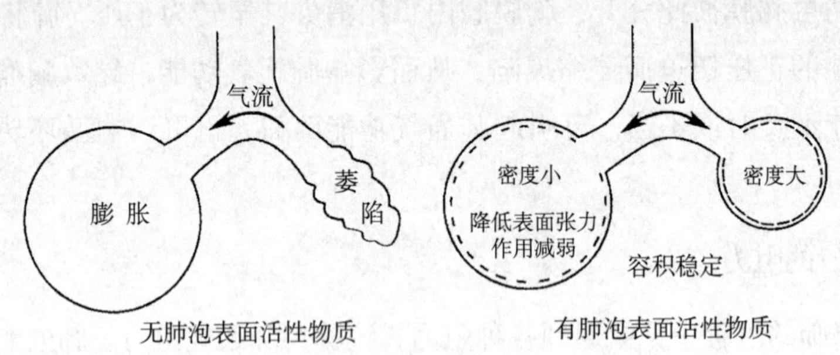

图1–2　肺泡表面活性物质效应示意图

肺泡表面活性物质主要由肺泡Ⅱ型细胞合成并释放，主要成分是二棕榈酰卵磷脂（dipalmitoyl phosphatidylcholine，DPPC）。DPPC分子垂直排列于肺泡液气界面，其密度随肺泡的张缩而改变。肺泡表面活性物质的作用是降低肺泡表面张力，从而使肺泡回缩力减小。

肺泡表面活性物质具有重要的生理意义。①降低吸气阻力，有利于肺扩张。由于肺泡表面活性物质能有效降低肺泡表面张力，即降低使肺泡回缩变小的作用力，使肺泡易于扩张，从而降低吸气阻力；②防止肺水肿。由于肺泡表面张力的作用方向是指向肺泡中心，使肺泡缩小，肺组织间隙扩大，肺泡间质静水压降低，使得组织液生成增加，从而引起肺水肿。而肺泡表面活性物质的存在，能够降低肺泡表面张力，降低肺泡回缩力，使肺泡大小稳定，防止肺水肿的发生；③维持大小肺泡的稳定性。正常人的肺，大约有3亿个大小不等的肺泡，不同大小的肺泡彼此相通。根据Laplace定律，若表面张力系数不变，肺泡回缩力与肺泡半径呈反变关系，会导致小肺泡萎缩塌陷而大肺泡过度膨胀。然而正常情况下，人体中大小肺泡能保持容积稳定，有赖于肺泡表面活性物质的存在。肺泡表面活性物质的分布密度会随肺泡半径的变化而改变。呼气时，肺泡半径减小，肺泡表面活性物质的密度增大，降低肺泡表面张力的作用增强，可防止肺泡的过度萎缩；吸气时，肺泡半径增大，肺泡表面活性物质的密度降低，从而使得肺泡表面张力增大，回缩力增强，可防止肺泡的过度扩张，有助于维持肺泡容积的稳定性。

（2）胸廓的弹性阻力　胸廓扩张形变时产生的弹性回缩力，称为胸廓的弹性阻力。胸廓是一个双向弹性体，其弹性阻力主要来自胸廓的弹性成分。胸廓弹性回缩力的作用方向，因胸廓的状态而变化。当胸廓处于自然位置时，此时肺容量相当于肺总量的67%左右，胸廓无变化，弹性阻力为0。当肺容量大于肺总量的67%时，胸廓被牵引向外而扩大，其弹性回缩力向内，成为吸气的阻力，呼气的动力。当肺容量小于肺总量的67%时，胸廓被牵引向内而缩小，胸廓的弹性回缩力向外，成为吸气的动力，呼气的阻力。所以胸廓的弹性回缩力既可能是吸气的阻力，也可能是吸气的动力，视胸廓的位置以及被牵引的状态而定。而与胸廓不同，肺的弹性回缩力总是吸气的阻力。

2.非弹性阻力　非弹性阻力包括黏滞阻力、惯性阻力和气道阻力。黏滞阻力是指呼吸时，组织间相互摩擦形成的阻力，占非弹性阻力的10%~20%。惯性阻力是气流在流动、变速、换向时因气流惯性所遇到的阻力。惯性阻力通常情况下比较小，可忽略不计。气道阻力是指气体流经呼吸道时气体分子间和气体分子与气道之间产生的摩擦阻力，占非弹性阻力的80%~90%，是非弹性阻力的主要组成部分。

气流流速、气流形式和气道口径大小等都是影响气道阻力的主要因素。其中，气道口径大小，是影响气道阻力的最重要因素，口径缩小，阻力明显增加。气道口径的大小，与气管平滑肌的收缩舒张有重要联系，而神经和体液等因素，对气管平滑肌的舒缩调控有重要影响。当交感神经兴奋，气管平滑肌舒张，气道管径增大，气道阻力减小；当副交感神经兴奋，气管平滑肌收缩，气道管径减小，气道阻力增大。体液因素如儿茶酚胺可使气管平滑肌舒张，降低气道阻力；组胺、5-羟色胺、白三烯等可使气管平滑肌收缩，增加气道阻力。如临床上由于花粉、食物、药物等致敏原引起的过敏反应，导致支气管痉挛，气道口径缩小，阻力增大，严重者可引起呼吸困难甚至窒息。

二、肺通气功能的评价

用肺量计测量肺容积，是肺通气功能评价最简单的方法。常用的肺通气功能评价指标有肺容积和肺容量等（图1-3）。

（一）肺容积

肺容积是指在不同状态下，肺所容纳的气体量。通常，肺容积包括4种互不重叠的呼吸气量：潮气量（tidal volume，TV）、补吸气量（inspiratory reserve volume，IRV）、补呼气量（expiratory reserve volume，ERV）和余气量（residual volume，RV）。

1.潮气量　每次呼吸时吸入或呼出的气量称为潮气量。健康成人平静呼吸时，潮气量为400~600ml，平均500ml。运动时，潮气量将增大。

2.补吸气量　平静吸气末，再尽力吸气所能增加吸入的气量称为补吸气量，健康成人为1500~2000ml。

3.补呼气量　平静呼气末，再尽力呼气所能增加呼出的气量称为补呼气量，健康成人为900~1200ml。

4.余气量 最大呼气末尚存留于肺中不能呼出的气体量称为余气量，又称残气量。余气量不能直接测出，只能用间接方法测量。健康成人为1000~1500ml，肺气肿和支气管哮喘患者，余气量增加。

（二）肺容量

肺容量是肺容积中两项或两项以上的联合气量（图1-3）。肺容量包括深吸气量（inspiratory capacity，IC）、功能余气量（functional residual capacity，FRC）、肺活量（vital capacity，VC）、用力肺活量（forced vital capacity，FVC）、用力呼气量（forced expiratory volume，FEV）和肺总量（total lung capacity，TLC）。

1.深吸气量（IC） 平静呼气末做最大吸气时，所能吸入的气量为深吸气量（即：深吸气量=潮气量+补吸气量）。深吸气量是衡量最大通气潜力的一个重要指标。胸廓、胸膜、肺组织和呼吸肌等的病变，可使深吸气量减少而降低最大通气潜力。

2.功能余气量（FRC） 平静呼气末仍存留于肺内的气量称为功能余气量，又称功能残气量（即：功能余气量=余气量+补呼气量）。正常成人FRC约为2500ml。功能余气量可缓冲呼吸过程中肺泡气PO_2和PCO_2的过度变化，对维持肺泡气和动脉血中PO_2和PCO_2的稳定、利于气体交换有重要生理意义。临床上，当肺组织弹性降低、呼吸道狭窄致通气阻力增大时，可使功能余气量增加。

3.肺活量（VC）、用力肺活量（FVC）和用力呼气量（FEV） 在做一次最深吸气后，尽力呼气，肺内所能呼出的最大气量称为肺活量，（即：肺活量=潮气量+补吸气量+补呼气量）。正常健康成年男性肺活量平均约为3500ml，女性为2500ml。肺活量的大小反映了肺一次通气的最大能力，因此在一定程度上可作为评价肺通气功能的指标。一般来说，肺活量越大，肺的通气功能越好。

由于不同个体，其肺活量差异比较大，一般只宜做自身比较。测定肺活量时，只测量呼出气体量而没有时间的限制，会导致一些气道狭窄或肺弹性下降等肺通气功能障碍的患者，在测定时延长呼气时间，所测得的肺活量仍能在正常范围。因而肺活量的测定不利于甄别此类患者。因此，为更好反映肺通气功能，提出用力肺活量（FVC）和用力呼气量（FEV）的概念。用力肺活量（FVC）是指一次最大吸气后再尽力尽快呼出的最大气体量。第1秒内的用力肺活量称为第1秒用力呼气量（forced expiratory volume in 1 second，FEV_1）。FEV_1与FVC的比值（即：FEV_1/FVC），常用百分数（%）表示，又称一秒率。在临床上，该比值对鉴别限制性肺疾病和阻塞性肺疾病有重要意义。正常时，第1秒末为83%，第2秒末为96%，第3秒末为99%，其中FEV_1/FVC相对更有临床诊断价值，是反映气流受限的主要指标。用力呼气量是一种动态指标，它不仅反映肺活量容量的大小，而且反映了呼吸过程中所遇阻力的变化，所以是评价肺通气功能的较好指标。

4. 肺总量（TLC） 肺总量是指肺所能容纳的最大气量（即：肺总量=肺活量+余气量）。肺总量可因性别、年龄、身材、运动锻炼等情况而异。健康成年男性平均约为5000ml，女性为3500ml。

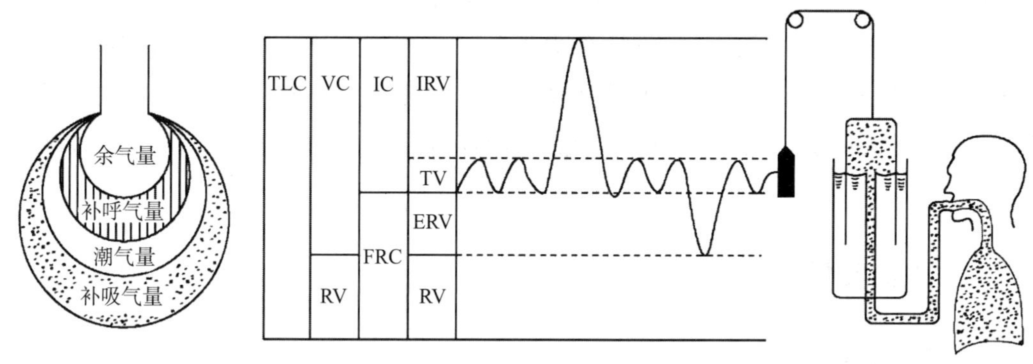

图 1–3　肺量计检测与肺容积和肺容量

（三）肺通气量

1. 每分通气量 每分钟吸入或呼出肺的气体总量（即每分通气量=潮气量 × 呼吸频率）。平静呼吸时，健康成人呼吸频率为12~18次/分，潮气量平均500ml，则每分通气量为6000~9000ml/min。肺通气量随性别、年龄、身材和活动量的不同而不同。劳动或体育运动时，肺通气量增大。

2. 肺泡通气 并非所有吸入的气体都能进入肺泡进行气体交换，当气体处于终末呼吸细支气管及以上的呼吸道内时，这部分气体不能与血液进行气体交换，故将这部分呼吸道的容积称为解剖无效腔，在健康成人约为150ml。进入肺泡内的气体，也可因血流在肺内分布不均而不能与血液进行充分的气体交换，因此，将未能发生气体交换的这一部分肺泡容积称为肺泡无效腔。肺泡无效腔与解剖无效腔合称生理无效腔。健康成人平卧时，肺泡无效腔可忽略不计，生理无效腔等于或接近于解剖无效腔。

由于无效腔的存在，每次吸入的新鲜空气并非全部都能到达肺泡进行气体交换。因此，为了计算真正有效的气体交换量，应以肺泡通气量为准。肺泡通气量是指每分钟吸入肺泡的新鲜空气量，即肺泡通气量=（潮气量－无效腔气量）× 呼吸频率。若潮气量为500ml，无效腔为150ml，呼吸频率为12次/分，则肺泡通气量，约为4200ml。当潮气量和呼吸频率发生变化，对每分通气量和肺泡通气量有不同的影响。在潮气量减半而呼吸频率加倍或潮气量加倍而呼吸频率减半时，每分通气量保持不变，但是肺泡通气量却发生明显的变化，所以从气体交换而言，一定程度深而慢的呼吸较浅而快的呼吸，更有利于气体交换。

第二节　呼吸气体的交换

气体交换包括肺换气以及组织换气。呼吸过程中，O_2和CO_2的气体交换都通过扩散方式实现。空气进入肺泡后与流经肺泡毛细血管血液进行气体交换，O_2从肺泡扩散进入血液，CO_2从血液扩散进入肺泡的过程，称为肺换气。流经组织细胞的血液与组织细胞之间进行气体交换，血液中的O_2扩散进入组织细胞，而细胞中的CO_2扩散进入血液的过程，称为组织换气，也称内呼吸。

一、气体交换

（一）气体扩散

气体分子从分压高处向分压低处发生净转移的过程称为气体扩散。机体内呼吸气体的交换就是以扩散方式进行的。单位时间内气体扩散的容积为气体扩散速率，它受分压差、温度、扩散面积、溶解度、扩散距离和气体分子量等多方面因素的影响。

通常情况下，血液流经肺毛细血管的时间约0.7秒，红细胞的正常通过时间约为0.75秒，但O_2和CO_2的扩散速度极快，在血液与肺泡之间的扩散仅需约0.3秒即可达到平衡。所以当血液流经肺毛细血管全长约1/3时，肺换气过程基本完成，表明肺换气有很大的贮备能力。当剧烈运动等导致血流量增加的情况下，红细胞的通过时间可减少到0.25秒，若患者出现气体交换障碍，扩散受限，则完成气体交换所需的时间更长，因此，临床上许多肺部疾病患者在休息时，氧合正常，一旦轻微活动即可出现氧合下降。

（二）呼吸膜的结构

肺泡腔与肺泡毛细血管之间进行气体交换的组织结构，即肺泡与毛细血管之间的气－血屏障，称为呼吸膜，也称为肺泡－毛细血管膜。呼吸膜在电子显微镜下可分为六层（图1–4），自肺泡内表面向外，依次为：含表面活性物质的液体层、肺泡上皮细胞层、上皮基底膜层、肺泡上皮与毛细血管膜之间的间质层、毛细血管基膜层和毛细血管内皮细胞层。

二、影响气体交换的因素

（一）影响肺换气的因素

1.气体分压差（ΔP） 在混合气体中，每种气体分子运动所产生的压力为该气体的分

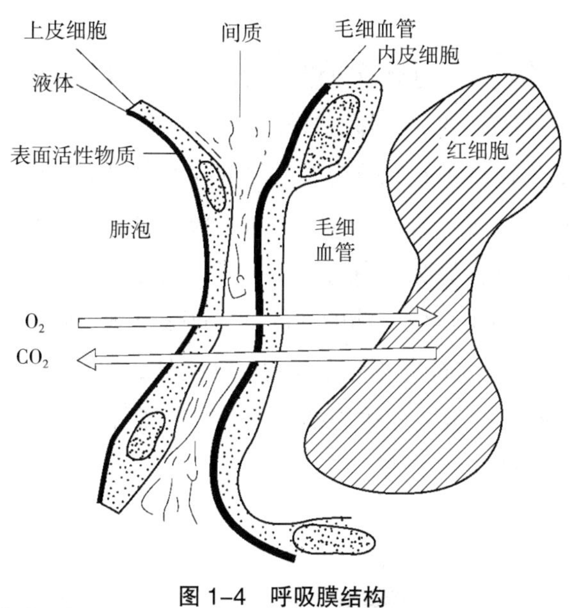

图 1-4　呼吸膜结构

压。气体分压差是气体交换的动力，分压差越大，气体扩散越快，扩散速率越大，反之亦然。气体总是从分压高处向分压低处扩散。

2. 气体溶解度与分子量　当其他条件相同时，气体扩散速率与气体在溶液中的溶解度（S）成正比，与气体分子量（MW）的平方根成反比。溶解度越大，质量越轻的气体，扩散较快。气体的溶解度与分子量的平方根之比称为弥散系数。

3. 呼吸膜的厚度　在肺部，气体扩散速率与呼吸膜厚度成反比关系。呼吸膜的平均厚度不到1μm，且通透性极高，气体易于扩散通过。病理情况下，使呼吸膜增厚或扩散距离增加的疾病，都会使扩散速率减慢，降低气体扩散量，如肺纤维化、肺水肿等，严重者可出现低氧血症；特别是运动时，由于血流加速，缩短了气体在肺部的交换时间，因而，呼吸膜的厚度或扩散距离的改变对肺换气的影响就更突出。

4. 呼吸膜的面积　气体扩散速率与扩散面积成正比。正常人有3亿多个肺泡，呼吸膜总面积约$70m^2$。安静状态下，机体所需呼吸膜的扩散面积约为$40m^2$，而在运动或劳动时，因毛细血管舒张和开放数量增多，扩散面积可增大到$70m^2$，气体扩散量增多，以适应机体代谢的需要。临床上，当出现肺不张、肺实变、肺气肿、肺叶切除或肺毛细血管关闭和阻塞等情况，均可使呼吸膜扩散面积减小，气体扩散量减少。

5. 通气/血流比值　通气/血流比值（ventilation /perfusion ratio，$V_{A/Q}$）是指每分肺泡通气量（V_A）和每分肺血流量（Q）之间的比值，简写为$V_{A/Q}$。健康成人安静时，肺泡通气量4200ml/min，肺血流量5000ml/min，因此$V_{A/Q}$为0.84，此时肺泡通气量与肺血流量之间的匹配最适宜，气体交换效率最高。即流经肺部的静脉血刚好全部转变为动脉血。气体交换是在肺泡气和流经肺毛细血管的血液之间进行的，因此只有在适宜的VA/Q才能进行正常的气体交换。

若$V_{A/Q}$>0.84，这意味着通气过剩或血流不足，部分肺泡气未能与血液气体进行充分交换，相当于增大肺泡无效腔，如部分肺血管栓塞时，尽管肺通气正常，肺泡通气量相对多于肺血流量，肺泡中的气体得不到充分交换，部分肺泡气得不到充分利用，肺泡无效腔增大，气体交换效率降低。反之，若$V_{A/Q}$<0.84，则意味着通气不足或血流相对过剩，部分血液流经通气不良的肺泡，混合静脉血中的气体未能得到充分更新，静脉血未能完全转变为动脉血就流回了心脏，相当于形成了功能性的动-静脉短路。如支气管痉挛，虽流经肺的血流正常，但由于通气不良，不能进行充分的气体交换，降低气体交换效率。由此可见，$V_{A/Q}$增大或减小，都会妨碍有效的气体交换。只有肺泡通气量与肺血流量之间必须保持恰当的比值，才能实现正常肺换气功能（图1-5）。

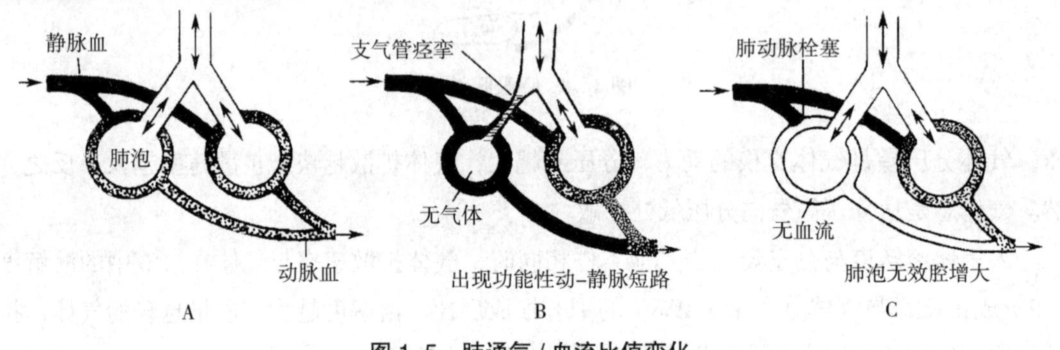

图1-5 肺通气/血流比值变化

由于肺泡通气量与肺血流量在肺内的分布不均匀，因此各部位的$V_{A/Q}$比值并不相同。比如，人在直立体位时受重力等因素的作用下，肺尖的肺泡通气量和血流量均比肺底部低，但以血流量减少更为突出，因而$V_{A/Q}$比值在肺尖较大，可达3.3；肺底肺泡通气量和血流量相比肺尖部均增加，以血流量增加为主，$V_{A/Q}$比值可低至0.63。虽然正常情况下肺泡通气量和血流量分布不均，导致肺不同部位的$V_{A/Q}$比值不尽相同，但呼吸膜的面积远远超过肺换气的实际需求，因此并不影响正常的气体交换效率。

（二）影响组织换气的因素

影响组织换气的因素有：组织细胞与毛细血管之间的距离，细胞氧化代谢水平以及毛细血管的血流量、血流速度等。组织换气的影响因素和机制与肺换气相似，区别在于组织换气是发生在液相（血液、组织液和细胞内液）介质之间，并且膜两侧的O_2和CO_2的分压差随细胞内氧化代谢水平及血管血流量而改变。

第三节　气体在血液中的运输

气体在血液中的运输，是呼吸过程的一个重要环节。气体运输将外呼吸和内呼吸紧紧联系在一起，是实现呼吸功能必不可少的一环。气体在血液中的运输形式主要有两种，即物理溶解和化学结合。

一、氧的运输

正常情况下，单纯以物理溶解的形式存在血液中的O_2量仅约占血液中运输O_2总量的3%，而血液中其余97%左右的O_2则以化学结合的方式存在。O_2主要与血红蛋白（Hb）结合生成氧合血红蛋白（HbO_2）。

（一）O_2与Hb的结合

1个Hb分子可以与4个O_2分子结合。当静脉血流经肺泡毛细血管时，由于肺泡内的PO_2高，O_2可由肺泡迅速扩散入血。血液中，随着PO_2不断升高，Hb开始与O_2结合，形成HbO_2；当动脉血流经外周组织毛细血管时，O_2从血液向PO_2低的组织扩散，使得血液中PO_2降低，HbO_2迅速解离，释放O_2。

血液中，当氧含量较高时，O_2较易与Hb结合，成为氧合Hb（HbO_2），呈鲜红色，而没有与O_2结合的Hb，称为去氧Hb呈蓝紫色。当血液中去氧Hb含量大于等于50g/L时，皮肤、黏膜、甲床等体表毛细血管丰富的部位，可呈蓝紫色，称为发绀（cyanosis）或紫绀。发绀一般是机体缺氧的标志，但也有例外情况。例如，高原性红细胞增多症患者，虽然机体不存在缺氧，但也会出现发绀，这是由于血液中去氧Hb总量太多，以致去氧Hb含量达50g/L，故患者会出现发绀。又如临床上，有些严重贫血的患者，机体虽然存在缺氧，但由于血液中，Hb含量过低，血液中去氧Hb含量不足50g/L，因而患者可能存在严重缺氧的情况，但仍不会出现发绀。当患者煤气（CO）中毒时，由于CO与Hb的亲和力比O_2高210倍，Hb迅速与CO结合为碳氧血红蛋白（HbCO），使O_2失去与Hb结合的机会，造成机体缺O_2，但此时患者不会出现发绀，而是出现HbCO特有的樱桃红色。

（二）血氧饱和度

1L血液中，Hb实际能结合的O_2量称为Hb的氧含量（oxygen capacity）；1L血液中Hb最大能结合的O_2量，称为Hb的氧容量（oxygen content）。Hb的氧含量占氧容量的百分比为Hb的氧饱和度（oxygen saturation）。通常情况下，血液中物理溶解的O_2极少。因此，Hb的氧含量、氧容量和氧饱和度分别称为血氧含量、血氧容量和血氧饱和度。正常情况下，动脉血氧饱和度约为98%，静脉血氧饱和度约为75%。

（三）氧解离曲线

表示PO_2与Hb氧饱和度关系的曲线，称为氧解离曲线（oxygen dissociation curve），如图1-6所示，在一定范围内，血氧饱和度与氧分压呈正相关，近似S形，表示不同PO_2下，O_2与Hb结合和解离的情况。

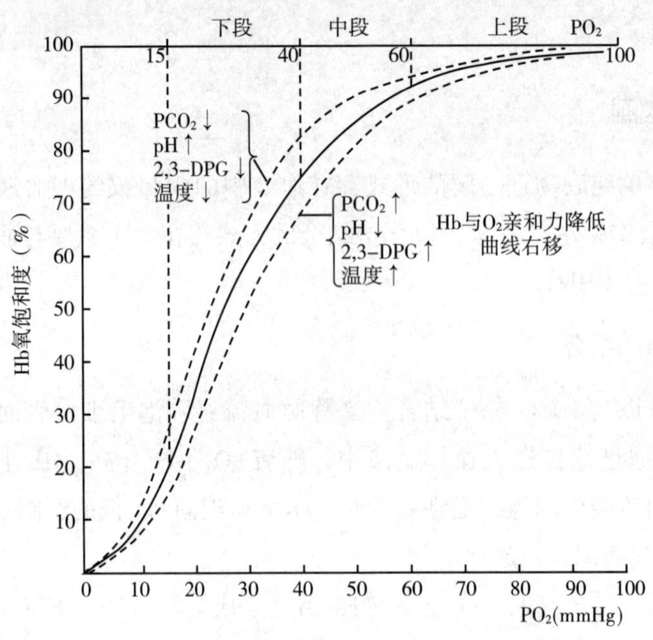

图1-6　氧解离曲线及其主要影响因素

氧解离曲线的意义如下。

曲线上段：当PO_2在60~100mmH之间时，该段曲线较平坦，PO_2虽有较大的变化，但对Hb氧饱和度影响不大，Hb氧饱和度基本能维持在90%或以上，提示当空气中PO_2降低或出现呼吸性缺氧时，机体有很大的耐受能力。如在高原、高空或某些呼吸系统疾病时，肺泡气或吸入气的PO_2降低，但只要PO_2不低于60mmHg，Hb氧饱和度仍能保持在90%以上，血液仍可携带足够量的O_2，不致发生明显的低氧血症。

曲线中段：当PO_2在40~60mmHg之间时，该段曲线较陡直，提示在这一范围内PO_2稍有下降时，血氧饱和度明显降低，有较多的O_2从HbO_2中解离出来。PO_2为40mmHg，即相当于静脉血的PO_2，Hb氧饱和度约为75%，比PO_2为60mmHg时的Hb氧饱和度90%，降低15%。该段的生理意义在于，血液流经组织时，向其释放适当的O_2，可以保证安静下组织代谢的需氧量。

曲线下段：PO_2在15~40mmHg之间，曲线最陡直，即在这范围内，当PO_2稍有降低，Hb氧饱和度会大幅度下降，有利于HbO_2释放出大量的O_2供组织利用。在组织活动增强时，组织中的PO_2可降至15mmHg时，Hb氧饱和度约为22%，有利于HbO_2进一步解离，以满足机体在剧烈运动时组织细胞对O_2的大量需求。该段的意义在于反映血液中O_2的储备，为组织细胞在活动或低氧环境中的供氧提供保障。

（四）影响氧解离曲线的因素

氧解离曲线可受多种因素的影响，其中主要影响因素是血液中PCO_2、H^+浓度、温度以及2,3-二磷酸甘油酸（2,3-DPG）。上述多种因素若出现变化，可导致氧解离曲线出现移动，从而影响Hb与O_2的亲和力。

一般情况下，常用P_{50}表示Hb对O_2的亲和力，P_{50}表示血氧饱和度达50%时，PO_2的值正常情况下为26.5mmHg（3.52kPa）。当P_{50}增大时，曲线右移，意味着需要更大的PO_2才能使血氧饱和度达50%，提示Hb对O_2的亲和力降低。当P_{50}降低时，曲线左移，意味着较低的PO_2就能使血氧饱和度达50%，提示Hb对O_2的亲和力升高。

当血液中PCO_2、H^+浓度、温度、2,3-DPG升高时，P_{50}增大，曲线右移，即血红蛋白与O_2亲和力降低，血氧饱和度降低，O_2释放增多；反之，当PCO_2、H^+浓度、温度、2,3-DPG降低时，P_{50}减少，曲线左移，即血红蛋白与O_2亲和力增加，血氧饱和度升高，O_2释放减少。

二、二氧化碳的运输

（一）CO_2的运输形式

CO_2在血液中的溶解量较少，血液中物理溶解的CO_2约占CO_2总运输量的5%，而CO_2以化学结合的形式在血液中运输，则占CO_2总运输量的95%。CO_2化学结合的主要形式包括形成碳酸氢盐和氨基甲酰血红蛋白，其中以碳酸氢盐形式运输CO_2占CO_2总运输量的88%，而以氨基甲酰血红蛋白形式运输CO_2的约占7%。

（二）碳酸氢盐

组织细胞产生的CO_2，在分压差的作用下扩散入血浆，溶解于血浆的CO_2迅速扩散入红细胞。由于红细胞内含有较高浓度的碳酸酐酶（carbonic anhydrase，CA），CO_2与H_2O在碳酸酐酶的催化下结合形成H_2CO_3，H_2CO_3不稳定，又迅速解离成H^+和HCO_3^-。细胞内生成的HCO_3^-大部分扩散入血浆与Na^+结合生成$NaHCO_3$，与此同时红细胞外的Cl^-则向细胞内转移、以使红细胞内外保持电荷平衡，此现象称为氯转移。碳酸酐酶的催化作用是双向的，如下式所示：

$$CO_2+H_2O \xrightleftharpoons{\text{碳酸酐酶}} H_2CO_3 \rightleftharpoons H^+ + HCO_3^-$$

由于碳酸酐酶的催化作用是双向的，上式是完全可逆的，PCO_2的高低决定了上述反应的方向。

（三）氨基甲酰血红蛋白

Hb不仅能与O_2结合形成HbO_2，还可以化学结合的形式运输CO_2。CO_2进入红细胞后与Hb的氨基结合生成氨基甲酰血红蛋白（HbNHCOOH），又称碳酸血红蛋白，这一反应无需酶的催化，而且反应迅速、可逆。在组织细胞中，HbO_2解离释放出O_2，可促进血红蛋白与CO_2的结合，形成大量的氨基甲酰血红蛋白；在肺部，由于HbO_2的形成，促使氨基甲酰血红蛋白解离，释放CO_2扩散入肺泡。

第四节　呼吸的调节

呼吸运动是由呼吸肌节律性地收缩舒张完成的运动。呼吸运动主要受神经系统调控，同时也受化学因素调节，本节主要讨论呼吸运动的调节。正常的呼吸运动具有节律性，其节律性受各级呼吸中枢的调控。呼吸中枢（respiratory center）是指中枢神经系统内与呼吸运动产生和调节有关的神经细胞群，它们广泛分布在大脑皮层、间脑、脑桥、延髓和脊髓等部位，形成各级呼吸中枢。

一、呼吸中枢及呼吸节律形成

1.脊髓　脊髓支配呼吸肌的运动神经元位于脊髓前角。在动物实验中，如果在延髓和脊髓之间横切，只保留脊髓，动物立即出现呼吸停止，说明脊髓不是产生节律性呼吸的中枢，只是联系上位中枢与呼吸肌的中继站和整合某些呼吸反射的初级中枢。

2.低位脑干　低位脑干指脑桥和延髓。通过动物实验表明，呼吸基本节律的产生和调节中枢主要在低位脑干。延髓是产生呼吸节律的基本中枢。在动物实验中，若在脑桥和延髓之间横切，保留动物的延髓和脊髓，则动物能够产生呼吸，但呼吸不规则。若在中脑和脑桥之间进行横切，保留动物的脑桥、延髓和脊髓部分，则动物能产生节律性呼吸，说明脑桥中存在呼吸调整中枢；若在脑桥上、中部之间横切，呼吸将变慢变深，如再切断双侧迷走神经，吸气便大大延长，仅偶尔为短暂的呼气中断，这种形式的呼吸称为长吸式呼吸，因而认为脑桥中下部位有激活吸气的长吸中枢。因此，一般认为延髓是产生节律性呼吸的基本中枢，脑桥是呼吸调整中枢。

3.高位脑　呼吸还受其他高位中枢如大脑皮层、边缘系统、下丘脑等的调控。当体温升高时，刺激下丘脑体温调节中枢，可使呼吸加快。大脑皮层可直接控制呼吸肌的活动，随意控制呼吸运动，完成说话、歌唱等动作，并在一定限度内可以随意屏气或加强加快呼吸。

大脑皮层对呼吸的调节系统是随意呼吸调节系统，低位脑干的呼吸调节系统是自主节律呼吸调节系统，这两个系统的下行通路是分开的。因此，在临床上，有时可观察到自主呼吸与随意呼吸分离的现象，如当自主控制系统通路受损伤，自主呼吸运动会消失，只能由随意呼吸调节系统调控呼吸。当患者一旦入睡后，会引起呼吸运动的停止，此时必须靠人工呼吸机来维持肺通气。

二、呼吸的反射性调节

呼吸的反射性调节是指中枢神经系统通过接受各种感受器的传入冲动，以实现对呼吸运动的调节，主要包括机械和化学两类感受性反射调节。

（一）机械感受性反射

1.肺牵张反射 肺牵张反射是指肺扩张或肺缩小引起的吸气抑制或兴奋的反射，又称黑–伯反射（Hering–Breuer reflex）。它有两种形式即肺扩张反射和肺萎陷反射。

肺扩张反射是指吸气时，肺充气扩张而抑制吸气的反射。牵张感受器主要位于从气管到细支气管的平滑肌中，阈值低，适应慢。吸气时肺扩张牵拉呼吸道，感受器兴奋，经迷走神经传入冲动至延髓呼吸中枢，切断吸气，转为呼气。所以切断迷走神经后，吸气延长、加深，呼吸变得深而慢。在人体，当潮气量增加至800ml以上时，才能引起肺扩张反射，可能是由于人体肺扩张反射的中枢阈值较高所致。所以，平静呼吸时，肺扩张反射不参与人的呼吸调节。

肺萎陷反射是指肺萎陷到一定程度时，反射性地使呼气停止，引起吸气的反射。呼气时，肺缩小，对牵张感受器刺激减弱，兴奋传入减少，解除对延髓吸气神经元的抑制，呼气停止，转为吸气。

2.呼吸肌本体感受性反射 肌梭和腱器官是骨骼肌的本体感受器，当肌梭受到牵张刺激而兴奋时，神经冲动传入脊髓，反射性地引起呼吸运动增强。这种通过兴奋呼吸肌本体感受器传入冲动引起反射性呼吸运动的改变，称为呼吸肌本体感受性反射。该反射在维持正常呼吸运动中起一定的作用，尤其在运动状态或气道阻力加大时，可反射性地加强呼吸肌的收缩力，克服气道阻力，维持正常肺通气功能。

（二）化学感受性反射

当动脉血或脑脊液中的化学因素如PO_2、PCO_2或H^+浓度改变时，刺激化学感受器反射性地改变呼吸运动，称为化学感受性反射。

1. 化学感受器

（1）外周化学感受器　颈动脉体和主动脉体是调节呼吸和循环的重要外周化学感受器。它们可直接感受动脉血中PCO_2、PO_2、H^+浓度的变化，反射性调节呼吸运。实验表明，当动脉血中PCO_2升高、PO_2下降或H^+浓度升高时，都可以兴奋外周化学感受器，冲动经窦神经和迷走神经传入延髓，反射性地引起呼吸加深加快。

（2）中枢化学感受器　中枢化学感受器位于延髓腹外侧浅表部位，与外周化学感受器不同的是它几乎只对脑脊液和局部脑组织细胞外液的H^+浓度改变极为敏感，而对动脉血PO_2不敏感。

2. CO_2、H^+和O_2对呼吸运动的影响

（1）CO_2对呼吸的影响　CO_2是调节呼吸运动最重要的生理性化学因素，是维持呼吸中枢兴奋所必需的生理性刺激物。当机体过度通气或接受麻醉时，若动脉血中PCO_2降到很低的水平，对呼吸中枢的刺激减弱，可使呼吸运动受到抑制，甚至发生呼吸暂停。因此，一定水平的PCO_2对维持呼吸和呼吸中枢的兴奋性是必要的。当吸入气中CO_2含量从正常的0.04%增加至1%时，肺通气量增加；当吸入气中CO_2含量增加至4%时，肺通气量可增加一倍。这是由于肺泡气PCO_2升高，动脉血PCO_2也随之升高，呼吸运动加深加快，肺通气量增加。通过肺通气量的增大可增加CO_2的清除，肺泡气和动脉血PCO_2还可维持于接近正常水平，但这是有一定限度的。当吸入气的CO_2含量陡升，增加至7%时，肺通气量的增大已不足将增加的CO_2清除，导致PCO_2升高，可出现头痛、头晕等症状；当吸入气CO_2含量超过15%~20%时，出现CO_2堆积，抑制中枢神经系统的活动，呼吸被抑制，将发生呼吸困难、头痛、头晕、昏迷甚至呼吸中枢麻痹导致呼吸停止，称为CO_2麻醉。

机体对CO_2的反应不仅存在个体差异，还受到许多因素的影响，如疾病和药物。总之CO_2是呼吸调节中重要的生理性刺激物，在一定范围内动脉血PCO_2升高，对呼吸的刺激作用加强，但是超过一定限度则有抑制呼吸和麻醉效应。

CO_2兴奋呼吸的作用是通过两条途径实现的。①刺激中枢化学感受器再兴奋呼吸中枢：当动脉血中PCO_2升高，血液中CO_2能迅速通过血–脑屏障进入脑脊液中，在碳酸酐酶作用下与H_2O结合生成碳酸，继而解离出H^+，使脑脊液中的H^+浓度升高，刺激中枢化学感受器，兴奋呼吸；②刺激外周化学感受器：冲动经窦神经和迷走神经传入延髓呼吸相关核团，反射性地使呼吸加深、加快，增加肺通气，但以前者为主。

（2）H^+的影响　H^+对呼吸的调节是通过外周化学感受器和中枢化学感受器实现的。中枢化学感受器对H^+的敏感性较外周化学感受器高，约为后者的25倍。但是，H^+不易通过血液屏障，限制了它对中枢化学感受器的作用。所以，动脉血H^+主要通过刺激外周化学感受器而起作用，而脑脊液中的H^+才是中枢化学感受器最有效的刺激物。临床上，当外周血中H^+浓度增加时（如糖尿病、肾衰竭或代谢性酸中毒等患者），呼吸运动加深加快，肺通

气量增加；当外周血中H^+浓度降低时（如呼吸性或代谢性碱中毒的患者），呼吸运动受到抑制，呼吸减慢，肺通气量减少。

（3）O_2的影响　当吸入气的PO_2降低时，肺泡气、动脉血PO_2也随之降低，呼吸加深加快，肺通气增加。实验表明，当动脉血PO_2下降到60mmHg以下时，肺通气才出现明显增加。由此可见，动脉血PO_2对正常呼吸的调节作用不大，仅在特殊情况下低O_2刺激对呼吸的调节才有重要意义。低O_2对呼吸的刺激作用完全是通过外周化学感受器实现的。低O_2可以通过对外周化学感受器的刺激而兴奋呼吸中枢，而低O_2对中枢的直接作用是抑制的。一般情况下，低O_2刺激对呼吸的兴奋效应比抑制效应更强，可表现为呼吸加强，通气量增加。但是，当严重低O_2时，外周化学感受性反射的兴奋效应已不足以抵抗低O_2对中枢的抑制效应，终将导致呼吸障碍，甚至呼吸停止。

临床上，严重肺气肿、肺心病或肺换气障碍的患者，当机体长时间出现低O_2和CO_2潴留时，中枢化学感受器对CO_2的刺激作用已逐渐产生适应，而外周化学感受器对低O_2刺激的适应很慢，此时，低O_2对外周化学感受器的刺激已经成为驱动呼吸的主要刺激因素。临床上，若对这类患者输入纯氧，导致患者体内低O_2对呼吸的刺激作用消失，则可引起呼吸停止。因此，对此类患者进行氧疗时，应予以注意，只宜低浓度、低流量给氧。

上面讨论的是CO_2、O_2和H^+每个单独因素对呼吸的影响。实际上，在机体内，往往不只有单一因素改变，以上任何一种因素的改变会引起其余一、两种因素相继改变，或存在几种因素的同时改变，三者间相互影响、相互作用。如当PCO_2升高，外周血H^+浓度也升高，两种相互作用使兴奋呼吸的作用大大增强。研究证实，CO_2对呼吸的刺激作用最强，H^+次之，低O_2作用最弱。

（三）防御性呼吸反射

防御性呼吸反射是指当呼吸道黏膜受到刺激时，引起对人体有防御保护作用的呼吸反射常见的有咳嗽反射和喷嚏反射。

咳嗽反射是常见的重要防御反射，它的感受器位主要位于喉、气管和支气管的黏膜，感受机械或化学性刺激，冲动经迷走神经传入延髓引发一系列反射效应。正常的咳嗽反射对呼吸道有清洁作用，但剧烈或频繁的咳嗽则不利于人体。喷嚏反射是指因鼻黏膜受刺激引起，经三叉神经传入，引发反射动作，使肺内气体从鼻腔冲出，可清除鼻腔内的异物。

第五节　缺　氧

氧为生命活动所必需，机体生命活动的维持需要不断从外界摄取氧，将氧代谢为二氧化碳并排出。组织供氧不足或用氧障碍导致组织、细胞形态结构和功能代谢异常的过程称为缺氧。

一、常用的血氧指标及其意义

1.血氧分压（PO_2） 物理状态下溶解在血液中的氧产生的张力。正常人动脉血氧分压（PaO_2）为100mmHg，取决于吸入气氧分压及外呼吸功能；静脉血氧（PvO_2）分压为40mmHg，反映内呼吸功能。

2.血氧容量（CO_2max） 指1L血液被氧充分饱和时的最大携氧量，取决于血红蛋白的质和量。血氧容量的高低可反映血液携带氧气的能力。

3.血氧含量（CO_2） 指1L血液实际的携氧量，包括血红蛋白结合的氧及血浆中物理溶解的氧。血氧含量的高低取决于血红蛋白的质、量及动脉血氧分压。

4.血氧饱和度（SO_2） 指氧合血红蛋白占血液中血红蛋白总量的百分数。SO_2主要取决于PO_2，将PO_2作为横坐标，SO_2作为纵坐标可作出氧解离曲线。影响氧解离曲线的因素见前述。

5.动-静脉血氧含量差（$A\text{–}VdO_2$） 动脉血氧含量与静脉血氧含量的差值，代表组织的耗氧量。

二、缺氧的原因与类型

氧气从外界进入机体与血红蛋白结合，经循环系统运送到组织细胞并被细胞代谢所利用。在氧气的获取、运送、利用过程中任何一个环节障碍都可能导致缺氧。根据缺氧产生的原因与血气变化特点，将缺氧分为四种类型：低张性缺氧，血液性缺氧，循环性缺氧，组织性缺氧。

（一）低张性缺氧

低张性缺氧指由于动脉血氧分压降低引起的组织供氧不足，又称为乏氧性缺氧。

1.低张性缺氧的常见原因

（1）吸入气氧分压过低。在海拔3000米以上的高原、高空，氧气浓度随海拔高度的增加而降低；在通气不良的矿井和坑道，随着氧气的消耗、氧气逐渐稀薄。在这些条件下，血液向组织供氧减少，导致组织、细胞缺氧。

（2）外呼吸功能障碍。气道阻塞等原因导致肺通气障碍、气体弥散障碍等可导致PaO_2降低并引起机体缺氧。

（3）静脉血分流入动脉血。先天性心脏病，如房间隔或室间隔缺损伴动脉导管未闭或肺动脉高压，或法洛四联症等疾病可在心腔内形成从右到左分流，导致PaO_2降低、机体缺氧。

2.低张性缺氧的血氧变化　主要表现为：

（1）由于氧摄入不足或弥散障碍，血氧分压下降。在氧分压高于60mmHg时，氧解离曲线近似水平，故动脉血氧饱和度（SaO_2）变化不大；当氧分压低于60mmHg时，氧解离曲线陡直、PaO_2略有下降即引起动脉血氧含量（CaO_2）、SaO_2的显著降低。

（2）由于血红蛋白的质、量无异常，故低张性缺氧血氧容量正常。

（3）动–静脉血氧含量差一般减少，但慢性低张性缺氧时患者红细胞可代偿性增加、对氧的利用能力加强，故动–静脉血氧含量差也可正常。

（二）血液性缺氧

指血红蛋白质或者量的改变导致血液携带氧的能力降低，或者血红蛋白结合的氧不易释放所引起的组织供氧不足。

1.血液性缺氧发生　常见于：

（1）贫血时血红蛋白含量减少。

（2）一氧化碳（CO）中毒、高铁血红蛋白血症时血红蛋白丧失携氧能力。CO与血红蛋白的亲和力是O_2与血红蛋白亲和力的210倍，CO可与血红蛋白结合形成碳氧血红蛋白（HbCO）。HbCO本身没有结合氧的能力。CO与Hb中的某个血红素结合后，可使其余三个血红素与氧亲和力增强，导致氧不易释放。CO还可抑制红细胞的糖酵解，使2,3–DPG生成减少，导致氧解离曲线左移，不利于血红蛋白释放氧。当吸入气中含有10%~20%的CO时，患者可出现头痛、乏力、眩晕、恶心、呕吐等症状；吸入气中CO超过50%时，患者易出现呼吸困难、痉挛、昏迷甚至死亡等表现。患者血液PaO_2下降不明显，口唇、皮肤、黏膜呈碳氧血红蛋白的颜色，即樱桃红色。

（3）正常情况下血红蛋白含有4个亚铁（Fe^{2+}）血红素亚基，能够与氧结合生成氧合血红蛋白。当机体大量摄入亚硝酸盐、硝基苯或某些药物（如磺胺类、高锰酸钾等）后，可将血红蛋白中的二价铁氧化为三价铁，导致患者出现高铁血红蛋白血症。因三价铁与血红蛋白中羟基结合紧密，使得血红蛋白失去与氧结合的能力。当血红蛋白中的4个亚铁（Fe^{2+}）血红素亚基部分被氧化为三价铁时，血红蛋白的四级结构产生变化，使得剩余的二价铁与氧的亲和力增强、氧解离曲线左移，不易释放氧。当高铁血红蛋白含量超过血液血红蛋白总量的10%时，患者出现缺氧；超过30%时，患者发生严重缺氧，皮肤、黏膜呈咖啡色，称为肠源性紫绀。

2.血液性缺氧血气变化　主要表现为血液性缺氧时，患者外呼吸功能正常，故PaO_2、SaO_2正常；血红蛋白含量减少，或性质改变，携氧能力下降，故CO_{2max}、CO_2降低；部分血红蛋白与氧亲和力异常增加者CO_{2max}、CO_2可正常。血液性缺氧患者化学结合的氧量减少、氧不易释放，导致氧在组织间隙弥散速度降低，故动–静脉血氧含量差减少。

（三）循环性缺氧

循环性缺氧是指由于组织血流量减少引起的组织供氧不足。因动脉灌流减少引起的缺氧称为缺血性缺氧，因静脉回流障碍引起的缺氧称为淤血性缺氧。

1.循环性缺氧的发生

（1）全身循环障碍　左心衰患者心排血量减少，全身微循环灌流不足，引起组织缺血缺氧；右心衰患者因血液潴留于右心，静脉回流压力变大，组织淤血、缺氧。休克患者因全身小血管收缩引起微循环灌流障碍，引发组织缺氧。

（2）局部循环障碍　血栓形成、栓塞或血管受压可引起局部组织缺血性缺氧。

2.循环性血氧变化特点　体循环的循环性缺氧，动脉血氧分压、血氧容量、血氧含量和血氧饱和度均正常。但是由于血流速度减慢，组织、细胞从单位容量血液中摄取的氧量增多，导致静脉血氧含量下降，故动-静脉血氧含量差增大。当静脉血脱氧血红蛋白含量增高，高于50g/L时，患者皮肤、口唇、黏膜颜色呈青紫色，称为发绀。

（四）组织性缺氧

组织性缺氧是指组织供氧正常的情况下，细胞不能有效地利用氧而导致的缺氧。

1.组织性缺氧　常见于组织中毒、呼吸链断裂等组织不能利用氧；线粒体损伤；维生素 B_1、B_2、PP等缺乏引起的呼吸酶合成障碍等。

2.血氧变化特点　动脉血氧分压、血氧容量、血氧含量、血氧饱和度均正常。由于组织不能利用、摄取氧，静脉血氧含量与血氧分压较高，故动-静脉血氧含量差减小。患者皮肤、黏膜颜色为玫瑰红色。

各型缺氧的血氧及皮肤、黏膜颜色变化特点见表1-1。

表1-1　各型缺氧的血氧及皮肤、黏膜颜色变化特点

缺氧类型	PaO_2	CO_2max	CO_2	SO_2	$A\text{-}VdO_2$	皮肤、黏膜颜色
低张性缺氧	↓	N	↓	↓	↓或N	青紫
血液性缺氧	N	↓	↓	N	↓	苍白（贫血）、樱桃红（CO中毒）、咖啡色（高铁血红蛋白血症）
循环性缺氧	N	N	N	N	↑	苍白（缺血性缺氧）、青紫色（淤血性缺氧）
组织性缺氧	N	N	N	N	↓	玫瑰红色

注：↑升高，↓下降，N正常。

三、缺氧时机体的功能与代谢变化

缺氧时机体出现一系列功能及代谢变化。轻度缺氧机体以代偿为主，快速而严重的缺氧常可造成机体功能与代谢的损伤。

（一）呼吸系统的变化

1.机体的代偿反应　急性缺氧时，PaO_2降低可刺激颈动脉体和主动脉体的外周化学感受器，引起呼吸中枢兴奋、呼吸反射性加深加快。其代偿意义在于：

（1）呼吸加深加快可将肺储备功能调动起来，更多的肺泡参与肺通气与肺换气，提高PaO_2。

（2）呼吸加深加快可加大肺泡通气量，提高呼吸效率。

（3）呼吸加深时胸膜腔内压负压增大，促进体循环静脉回流，使回心血量增加，有利于更多的静脉血在肺内进行气体交换。

低张性缺氧引起的机体反应取决于缺氧程度及持续时间。在进入高原后，肺通气量、肺泡通气量均在短时间内增加；久居高原者则肺通气量、肺泡通气量逐渐回落。少数人在从平原快速进入3000m以上高原时，出现呼吸困难、发绀、咳粉红色泡沫样痰、肺部湿啰音、神志不清等高原性肺水肿的表现。高原性肺水肿发生后可加重缺氧，患者吸氧或回到海拔较低处后病情即迅速缓解。

2.机体的失代偿反应　当PaO_2低于30mmHg时，缺氧对呼吸中枢的抑制作用增加，甚至超过兴奋作用，产生中枢性呼吸衰竭。

（二）循环系统的变化

轻、中度缺氧时，循环系统代偿性反应包括：

（1）心排出量增加，表现为心率加快、心肌收缩力增强、回心血量增多。低氧引起呼吸运动增强，不仅使胸膜腔内负压增大，有利于增加回心血量；还可以刺激交感神经，使肾上腺素分泌增多，使心肌收缩力增强。

（2）血液重新分布。低氧时，交感神经兴奋，缩血管作用占优势，导致皮肤、内脏器官血管收缩，器官血流量减少；心、脑等器官因乳酸、腺苷等局部代谢产物增多，供血量增多。

（3）肺血管收缩。缺氧时，通气差的肺泡血管收缩，使得通气良好的肺泡血流量代偿性增加。这有利于稳定缺氧时的通气/血流比值，减少无效腔气量，提高呼吸效率。

（4）长期缺氧时，血管内皮细胞生长因子释放增多，导致缺氧组织内新生毛细血管生长。新生毛细血管增多使得氧弥散距离缩短、呼吸膜面积增加，气体弥散效率增加。

重度缺氧可导致机体出现肺动脉高压、心肌结构破坏、心律失常等失代偿表现。长期重度缺氧，引起肺部小血管持续收缩、肺血管压力增大；肺血管平滑肌和成纤维细胞过度增生，血管壁增厚、变硬，形成持续的肺动脉高压；长期的肺动脉高压可导致右心后负荷增加，引起肺源性心脏病，甚至右心衰竭。

（三）中枢神经系统的变化

脑组织耗氧量大，对缺氧也最敏感。急性缺氧可引起头痛、思维能力下降；缓慢发生的缺氧可引起疲劳、嗜睡、注意力不集中、轻度抑郁；严重缺氧可抑制中枢神经系统功能，表现为烦躁不安、反应迟钝、昏迷等。

（四）血液系统的变化

1.代偿反应 急性缺氧时，交感神经兴奋，导致肝、脾储血释放，导致循环系统中红细胞数目增多、携带氧能力增强。慢性缺氧时，肾脏合成、释放促红细胞生成素增多，骨髓造血增强，红细胞增多。此外，长期慢性缺氧还可刺激红细胞生成2,3-DPG增多，氧解离曲线右移，释放氧能力增强。

2.失代偿反应 红细胞过度增加可使血液黏度增加、循环阻力增加，心泵血后负荷增加。重度缺氧时，氧解离曲线右移、血液在肺结合的氧减少，失去代偿作用。

（五）组织细胞的变化

1.缺氧时组织细胞的代偿性反应 包括：

（1）细胞利用氧的能力增加。慢性缺氧时，细胞内线粒体的数目、线粒体膜的表面积增加，有利于摄取氧；呼吸链中的酶含量增多、活性增强，细胞利用氧能力增强。

（2）糖酵解增加。缺氧时，ATP生成减少，ATP/ADP比值降低，可激活磷酸果糖激酶，使糖酵解增加，补充能量的不足。

（3）肌红蛋白增加。肌红蛋白与氧亲和力高于血红蛋白，因此，慢性缺氧时肌红蛋白增加有利于组织从血液中摄取更多的氧。肌红蛋白增加还有利于氧在组织中的弥散。

（4）细胞进入低代谢状态。低代谢状态有利于组织降低耗氧量，在低氧环境中存活。

2.缺氧时组织细胞的失代偿反应 包括：

（1）缺氧时离子泵功能障碍 细胞内Na^{+}潴留增多，造成细胞水肿；严重缺氧时，细胞膜对Ca^{2+}通透性增加，导致细胞外Ca^{2+}内流增多。当细胞内过多Ca^{2+}时可抑制线粒体呼吸功能，加重细胞损伤。

（2）线粒体结构和功能障碍 表现为线粒体肿胀、脊断裂、外膜破碎、脂质体外溢等。

（3）溶酶体损伤 由于缺氧时引起的酸中毒、钙超载可激活磷脂酶，分解膜磷脂，导致膜通透性增高；严重时还可导致溶酶体膜破裂、酶释放，引起细胞、组织的坏死。

四、影响机体对缺氧耐受性的因素

1.机体的能量代谢率 甲亢、寒冷、发热、体力活动、精神紧张等机体能量代谢率比较高，对缺氧耐受力也比较差；而体温降低、中枢神经抑制等可降低机体能量代谢率，提高机体对缺氧的耐受力。

2.机体的代偿能力　个体与个体之间、群体与群体之间对缺氧的耐受性都有很大的差异。有心、肺疾病等基础疾病的患者对缺氧耐受力比较差；而体育锻炼可提高心肺功能，增强机体对缺氧的耐受力。

五、缺氧的防护原则

（1）氧疗　缺氧的治疗原则是消除病因，纠正缺氧。应仔细观察、判断患者是否存在缺氧及缺氧的原因，根据缺氧的类型实施治疗。氧疗对各种类型的缺氧都有一定的疗效，其效果因缺氧的原因不同而存在较大差异。常压氧疗对吸入气氧分压不足或外呼吸功能障碍引起的低张性缺氧即有显著疗效；但是对从右到左分流引起的缺氧效果较差。对于血液性缺氧、循环性缺氧、组织性缺氧等患者，常压氧疗效果有限，需使用高压氧提高血液中物理溶解的氧量才有效。高压氧的治疗原则是严禁延误，尽量适用，合理使用，权衡利弊。

（2）氧中毒　持续的长时间吸入高压氧可导致细胞、组织、器官的功能损伤，称为氧中毒。机体是否发生氧中毒取决于吸入气氧分压的高低及吸入高压氧时间的长短，因此吸入高压氧的患者需严格控制吸氧时间。氧中毒可分为急发型氧中毒与迟发型氧中毒两种类型。

第六节　液体失衡

一、概述

水、电解质是人体的重要组成部分。正常成年人体液总量约占体重的60%，包括细胞内液和细胞外液。其中细胞内液约占体重的40%；细胞外液约占体重的20%（其中血浆约5%，组织液约15%）。体液的含量会因年龄、性别、胖瘦等因素存在个体差异（表1-2）。在人的生长过程中，体液量随年龄的增长而减少；男性体液含量高于女性；体形较瘦者体液含量高于肥胖者。

表1-2　不同人群体液含量比较（占体重%）

	成年男性	成年女性	婴幼儿
正常	60	50	70
瘦	70	60	80
肥胖	50	42	60

电解质指溶解于体液中的各种离子、酸碱等物质，其成分与含量在细胞内液和细胞外液中有较大差别（图1-7）。在细胞外液中，阳离子主要是Na^+、K^+、Ca^{2+}、Mg^{2+}；阴离子主要是Cl^-、HCO_3^-。各种体液中阴、阳离子的总量是相等的，维持电中性。

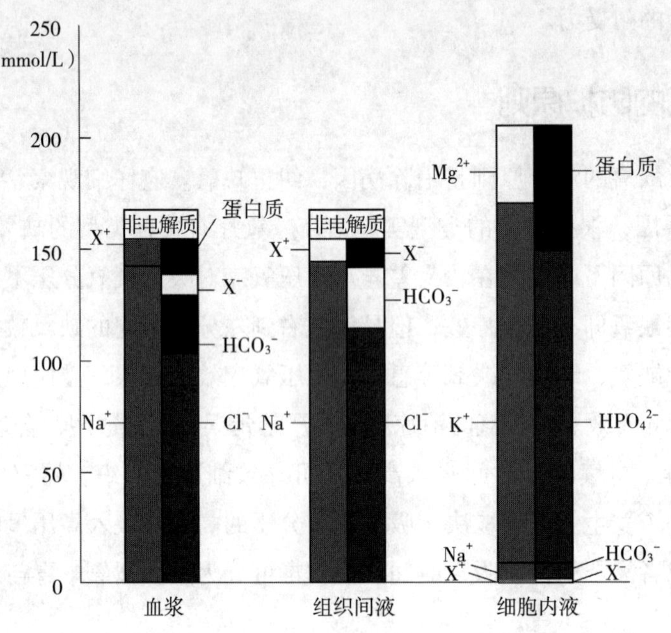

图1-7　体液的电解质分布

正常情况下，人体的水、电解质在人体神经、体液的调节下处于动态平衡状态，但是，在疾病状态下可引起水、电解质代谢紊乱。如果没有及时治疗，水、电解质代谢紊乱可引起代谢和器官功能障碍，甚至危及生命。因此，理解、掌握水、电解质紊乱的发生原因、发病机制、对机体造成的影响及防治原则，在临床应用中非常必要。

二、水、电解质代谢紊乱

（一）水、钠平衡

正常人每天水和钠的摄入和排出处于动态平衡。机体每天从食物、饮水中共摄取1500~2000ml水；每天通过尿液、皮肤、肺部、粪便排水约1500ml。

人体在安静状态下，环境温度到达30℃时开始发汗。汗液是低渗液，水分占99%，固体物质主要是NaCl。人体在高温环境中工作时大量出汗，需要及时补充水分和少量盐。

人体Na^+主要来源于食盐，经小肠吸收后入血，主要经肾脏排出，一般摄入量等于排出量。Na^+是细胞外液中主要的阳离子，参与维持血容量、细胞外液渗透压，并且维持神经、肌肉的兴奋性。

机体内水、钠平衡共同影响细胞外液总量和渗透压的值。机体水、钠平衡主要通过神经－内分泌系统进行调节。

1. 渴感　机体渴感中枢位于下丘脑外侧。当细胞外液渗透压升高、血容量减少、口腔干燥时可刺激渴感中枢，引起机体的觅水行为。饮水后细胞外液渗透压降低、血容量得到补充，渴感消失。

2. 抗利尿激素　抗利尿激素由下丘脑视上核和室旁核分泌，并由垂体储存。在细胞外液渗透压升高、血容量下降时，垂体释放抗利尿激素，作用于远端小管基底膜侧抗利尿激素受体，可提高肾小管和集合管对水的通透性，使水分重吸收增加（图 1–8）。

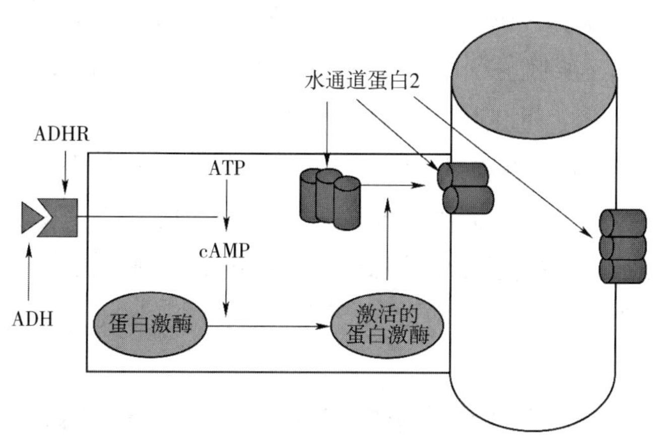

图 1–8　抗利尿激素的作用机理

3. 醛固酮　醛固酮由肾上腺皮质球状带分泌。在肾素－血管紧张素系统活性增强、血容量减少、血浆 Na^+ 浓度降低、K^+ 浓度增高、交感神经兴奋时，醛固酮分泌增多。醛固酮可促进肾脏远端小管和集合管对 Na^+ 重吸收、促进 K^+ 和 H^+ 的排出。在机体重吸收 Na^+ 增多时，对水和 Cl^- 的重吸收也增加。

4. 心房钠尿肽　心房钠尿肽由心房肌细胞分泌。在血容量增加时，心房内压力增加，心房钠尿肽释放增多，利尿、排钠、松弛血管平滑肌。此外，心房钠尿肽还可以抑制肾素－血管紧张素－醛固酮系统的作用，抑制交感神经递质的释放，从而降低血压。

（二）脱水

体液容量明显减少并出现一系列功能、代谢紊乱的病理过程称为脱水。根据细胞外液渗透压的高低，可将脱水分为高渗性脱水、低渗性脱水和等渗性脱水。

1. 高渗性脱水　失水多于失钠，血清钠浓度 >150mmol/L，血浆渗透压 >310mmol/L 称高渗性脱水，又称低容量性高钠血症。

（1）原因和发病机制　①失水过多：经皮肤丢失汗液，或在高热、大量出汗和甲状腺功能亢进时，每日通过皮肤蒸发大量的低渗汗液；严重呕吐、腹泻等可引起含钠量低的消化液大量丢失；因抗利尿激素合成和释放不足，或远曲小管和集合管对抗利尿激素的反应性降低，导致肾脏排出大量只含很少量钠的尿液；输入大量高渗葡萄糖、尿素、甘露醇等药物，可引起肾小管液渗透压升高继而引起渗透性利尿，排水多于排钠；各种原因引起的过度通气，如代谢性酸中毒、癔症等，可通过呼吸道不感蒸发丢失大量水分；②饮水不足：如沙漠迷路导致水源断绝；昏迷或频繁呕吐的患者不能饮水；下丘脑口渴中枢损害等引起机体渴感障碍。

（2）对机体的影响　①口渴：在脱水导致循环血量降低的前提下，失水多于失钠，细胞外液渗透压升高，刺激渴感中枢，产生渴觉；②尿少：细胞外液渗透压升高可刺激下丘脑渗透压感受器，导致抗利尿激素分泌增多，肾小管、集合管对水的重吸收增多，使尿比重升高、尿量减少；③细胞脱水：由于细胞外液渗透压高于细胞内液，水分由渗透压相对低的细胞内转向细胞外而引起细胞内脱水。因而高渗性脱水时细胞内、外液都减少（图1-9）。脑细胞脱水可引起中枢神经系统功能障碍，患者出现幻觉、嗜睡、抽搐、昏迷等表现，甚至死亡。当脑实质体积因脱水而显著缩小时，硬脑膜与脑皮质之间的血管张力变大，导致静脉破裂而出现局部脑出血或蛛网膜下腔出血；④脱水热：脱水严重的患者，尤其是小儿体温调节功能发育不完善时，由于皮肤蒸发的水分减少、散热减少，可发生脱水热。

（3）防治原则　①积极防治原发疾病，去除病因；②患者血钠浓度高，因此补液应以补糖为主。常给予患者5%葡萄糖溶液，高钠严重者可降低补液葡萄糖浓度。患者也有钠的丢失，还应补充一定量的含钠溶液，以免继发低渗性脱水。

2.低渗性脱水　失钠多于失水，血清钠浓度<130mmol/L，血浆渗透压<280mmol/L，称低渗性脱水。

（1）原因和发病机制　任何原因引起的体液丢失过多，只补充水分而忽略补钠。①肾性原因：水肿患者长期限盐，Na^+摄入量减少，合并使用呋塞米等排钠利尿剂时，肾小管对Na^+重吸收减少，故Na^+从尿中丢失；部分肾炎患者因肾小管上皮细胞受损、肾小管对醛固酮反应性下降，导致对Na^+重吸收减少；急性肾衰竭多尿期，肾小管溶质浓度增高，通过渗透利尿导致肾小管对Na^+重吸收减少；②肾外原因：呕吐、腹泻，胃肠引流术后，大面积烧伤以及大量出汗等丢失体液的前提下只补充水分均可造成细胞外液低渗。

（2）对机体的影响　①无渴感：低渗性脱水细胞外液渗透压降低，渴觉中枢兴奋性下降，早期无口渴感。晚期患者可因细胞外液量的减少而刺激渴觉中枢，引起渴感；②尿的变化：细胞外液渗透压降低抑制渗透压感受器，使抗利尿激素分泌减少，远曲小管和集合管对水的重吸收减少，故低渗性脱水患者早期尿量减少不明显。当细胞外液量极度下降时，渗透压感受器兴奋，致使抗利尿激素分泌增多，因而严重的低渗性脱水患者常伴有少尿；③细胞水肿：由于低渗性脱水患者细胞外液处于低渗状态，水分从细胞外移向细胞内，造成细胞内水肿，所以低渗性脱水时细胞内液增多而细胞外液减少（图1-9）。当外周循环血量减少20%以上时，即引起低血容量性休克。脑细胞水肿可引起颅内高压并出现神经系统功能紊乱的表现，如神志淡漠、昏迷等表现；④脱水征：由于低渗性脱水患者组织液的减少最明显，患者可出现皮肤弹性减退、眼窝凹陷、婴儿囟门凹陷等表现，称为脱水征。

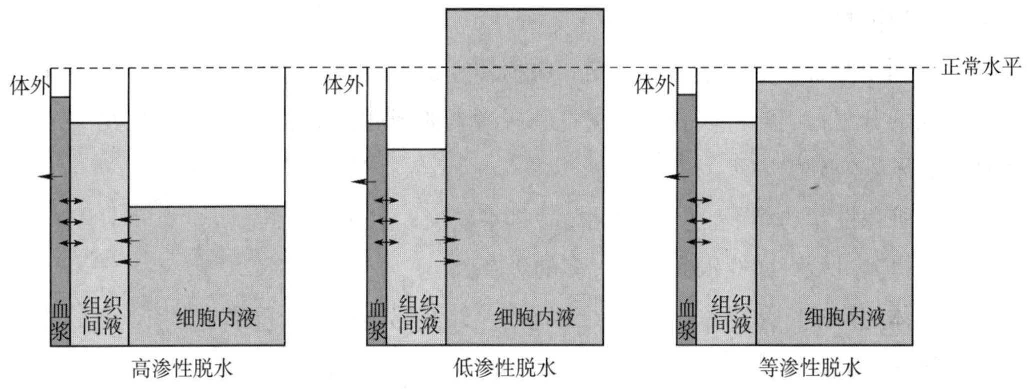

图 1-9　高渗性脱水、低渗性脱水与等渗性脱水体液变化示意图

（3）防治原则　①去除病因，积极防治原发病，纠正不当的医疗措施；②对轻症低渗性脱水患者，原则口服补充等渗盐水（0.9% NaCl）。对重症低渗性脱水患者可给予少量高渗盐水（1.5%或3% NaCl）以恢复细胞外液容量及渗透压；③如患者病情较重、已发生休克，则需按抗休克的治疗原则积极抢救。

3.等渗性脱水　水钠等比例丢失，血清钠浓度维持在130~150mmol/L，血浆渗透压保持在280~310mmol/L，称等渗性脱水。

（1）原因和发病机制　任何原因引起的等渗体液在短期内大量丢失所造成的脱水，均属于等渗性脱水。其原因有大面积烧伤、大量抽放胸水和腹水、频繁呕吐和腹泻等。

（2）对机体的影响　等渗性脱水主要是在细胞外失液。患者症状一般较轻，严重病例也可并发休克。处理不当时可发生高渗性脱水或低渗性脱水。

（3）防治原则　①积极处理原发疾病；②补充偏低渗的氯化钠溶液。

三种脱水的比较，见表1-3。

表 1-3　高渗性脱水、低渗性脱水与等渗性脱水的比较

	高渗性脱水	低渗性脱水	等渗性脱水
发病原因	失水多于失钠	失钠多于失水	水和钠等比例丢失
血清钠浓度	>150mmol/L	<130mmol/L	130~150mmol/L
血浆渗透压	>310mmol/L	<280mmol/L	280~310mmol/L
细胞内、外液变化特点	细胞内、外液均丢失，细胞内液丢失为主	细胞外液丢失为主，细胞内液增多	细胞内、外液均有丢失
对机体的影响	口渴、尿少、脑细胞脱水	脱水征、脑细胞水肿、休克	口渴、尿少、脱水征、休克

（三）水中毒

水中毒又称高容量性低钠血症，指体内钠总量正常或增多，血清钠<130mmol/L，血浆渗透压<280mmol/L，患者细胞内、外液量均增多的病理生理学状态。

1.原因和机制

（1）抗利尿激素过多　在恶性肿瘤、中枢神经系统疾病、恶性肿瘤发生时，可能影响抗利尿激素的分泌；吗啡等药物能促进抗利尿激素的释放并增强其作用；创伤、精神刺激等可使抗利尿激素分泌增多。

（2）肾脏急性肾功能不全　少尿期患者排水减少，引起水中毒。

（3）水摄入过量　如饮水或输液过多的患者。

2.对机体的影响　水中毒发生后，细胞内、外液都增加，严重影响器官功能；中枢神经系统受压后可能出现头痛、呕吐、淡漠、嗜睡等症状，严重时可发生脑疝，甚至死亡。

3.防治原则

（1）积极治疗原发病。

（2）限制水分摄入；重症患者可给予利尿剂促进水分排出。

（四）水肿

过多的液体积聚在组织间隙或体腔中，称为水肿。过多的液体积聚在体腔称为积水或积液，如胸腔积液（胸水）、心包积液、腹腔积液（腹水）等。水肿是多种临床疾病常见的病理生理学表现。

根据水肿发生的原因，水肿可分为心性水肿、肾性水肿、肝性水肿、过敏性水肿、营养不良性水肿和特发性水肿等；水肿也可根据发生的部位分为喉头水肿、肺水肿、脑水肿、皮下水肿等；按水肿发生波及的范围可将水肿分为局部性水肿和全身性水肿。

1.原因和发病机制　人体体液重量保持相对恒定，有赖于血管内外与体内外液体交换都处于平衡状态。当这种平衡被打破，机体即发生水肿。因此，水肿的发生机制归于两大类的因素：当血管内外液体交换失衡，组织液生成多于回流；或全身水分进出紊乱导致细胞外液总量增多，均可导致细胞外液聚集在组织间隙或体腔中形成水肿。

（1）血管内外液体交换失衡　正常情况下，血管内外液体不断交换，组织液的生成与回流取决于有效滤过压与淋巴的回流。有效滤过压取决于促使组织液生成的压力与促使组织液回流压力的比较。其中促使组织液生成的压力主要由毛细血管血压与组织液胶体渗透压构成，促使组织液回流的压力主要由血浆胶体渗透压和组织液静水压构成。因此，有效滤过压的计算方法：有效滤过压=（毛细血管血压+组织液胶体渗透压）-（血浆胶体渗透压+组织液静水压）。正常时机体动脉端毛细血管血压约30mmHg，血浆胶体渗透压约25mmHg，组织液静水压约10mmHg，组织液胶体渗透压约15mmHg，静脉端毛细血管血压约12mmHg。因此，毛细血管动脉端的有效滤过压约为（30+15）-（25+10）=10mmHg，毛细血管静脉端的有效滤过压约为（12+15）-（25+10）=-8mmHg。因此，在毛细血管动脉端，有效滤过压为正值，组织液生成多于回流；在毛细血管静脉端，有效滤过压为负值，组织液回流多于生成。毛细血管动脉端生成的组织液略多于静脉端回流的回流液，剩下的组织液形成淋巴液，由淋巴系统回流。在有效滤过压与淋巴回流正常运行的基础上，血管内外液体交换处于平衡状态（图1-10）。但是，当影响有效滤过压的各因素或淋巴回流失调发生后，机体就可能发生水肿。

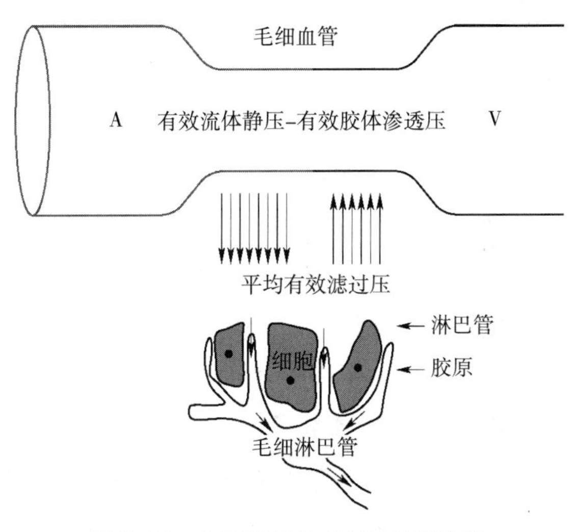

图1-10 组织液的生成与回流示意图

①毛细血管血压升高：毛细血管血压升高，导致有效滤过压变大，组织液生成多于回流。毛细血管血压升高主要由静脉压升高引起。临床上常见于：右心衰竭引起体循环静脉压升高，导致全身性水肿；左心衰竭引起肺循环静脉压升高，引起肺水肿；肝硬化引起门静脉压力升高，导致脾、胃、肠静脉血回流受阻，引起腹水发生；局部静脉受压或阻塞，引起静脉回流受阻，引起局部水肿。

②血浆胶体渗透压降低：血浆胶体渗透压降低，有效滤过压变大，血浆向血管外滤出形成组织液增多，引起水肿。血浆胶体渗透压主要取决于血浆白蛋白的含量。在以下情况，血浆白蛋白水平下降：在禁食等情况下，蛋白质摄入不足；肝硬化等导致蛋白质合成减少；肾病综合征患者，大量蛋白质从尿中排出；恶性肿瘤、结核病等疾病导致蛋白质消耗过多。

③微血管壁通透性升高：正常情况下微血管壁允许水分、晶体分子及微量小分子蛋白质自由通过，故在微血管壁内外存在很大的胶体渗透压梯度。当微血管壁通透性升高时，血浆白蛋白从微血管壁滤出增多，导致血浆胶体渗透压降低而组织液胶体渗透压升高，有效滤过压增大，组织液生成多于回流，产生水肿。常见于炎症和过敏性疾病等。此型水肿

液中所含蛋白质较多，可达30~60g/L。

④淋巴回流受阻：正常情况下，淋巴回流不仅可以将组织液及所含蛋白质回流重吸收回血液循环，还可以在组织液生成增多时发挥代偿回流的作用，从而抗水肿。当淋巴回流受阻时，含蛋白质的水肿液在组织间隙中积聚，形成水肿。常见于淋巴、肿瘤等阻塞淋巴管引起的水肿。

（2）体内外液体交换失衡　正常情况下，水、钠的摄入量与排出量保持动态平衡，从而使细胞外液容量保持相对恒定。肾脏对调节钠、水的动态平衡起重要作用，肾小球滤过的水、钠99%~99.5%由肾小管重吸收。当肾小球的滤过率下降、肾小管的重吸收功能增加时，就会导致球-管失衡，机体出现钠、水潴留和细胞外液总量的增加。①肾小球滤过率下降：包括原发性肾小球滤过率下降和继发性肾小球滤过率下降两种类型。原发性肾小球滤过率下降主要发生于急慢性肾小球肾炎时出现的广泛肾小球病变。急性肾小球肾炎时，炎性渗出物和肾小球毛细血管内皮细胞肿胀、阻塞，导致肾小球滤过率降低；慢性肾小球肾炎，大量肾单位被破坏，使肾小球滤过膜面积明显减少，肾小球滤过率降低，导致钠、水潴留。继发性肾小球滤过率下降主要由有效循环血量减少引起，多见于充血性心力衰竭、肾病综合征等疾病；②肾小管重吸收功能增强：当充血性心力衰竭发生后，机体有效循环血量减少，导致抗利尿激素分泌、释放增多。抗利尿激素作用于肾远端小管和集合管，导致水分重吸收增多，引起水、钠潴留；当有效循环血量降低，或其他原因使肾血流量减少时，肾血管灌注压降低，对入球小动脉的牵张刺激减弱，进而激活牵张感受器。此外，肾血流量的减少还可以直接导致流经致密斑的钠量减少，进而刺激致密斑。球旁细胞分泌肾素增加，通过肾素-血管紧张素-醛固酮系统导致血中醛固酮浓度增加，远端小管对钠重吸收增加，引起水钠潴留。正常时约有90%的肾血流通过靠近肾表面约2/3的皮质肾单位，皮质肾单位的特点是髓袢短，不进入髓质高渗区，对水、钠的重吸收功能较弱，约占肾单位总量的85%。而约15%的近髓肾单位髓袢较长，可深入髓质高渗区，对水、钠吸收功能比较强。当机体有效循环血量减少时，交感-肾上腺髓质系统兴奋、肾素-血管紧张素系统激活，皮质肾单位血流量减少；血流转入近髓肾单位，故近髓肾单位血流量相对增多，肾小管对钠、水重吸收增加，导致机体出现水、钠潴留。肾小球滤过分数=肾小球滤过率/每分钟肾血流量。正常值约为20%。充血性心力衰竭、肾病综合征时，每分钟肾血浆流量的降低大于肾小球滤过率的降低，因此滤过分数增加，近曲小管重吸收水、钠增加（图1-11）。

总之，水肿是一个复杂的过程，有许多因素参与。对于临床常见的水肿，通常是多种因素先后或同时发挥作用的结果。同一因素在不同类型水肿发病机制中所处地位也不同。因此，在临床实践中必须具体问题具体分析，方能正确选择适当的处理措施。

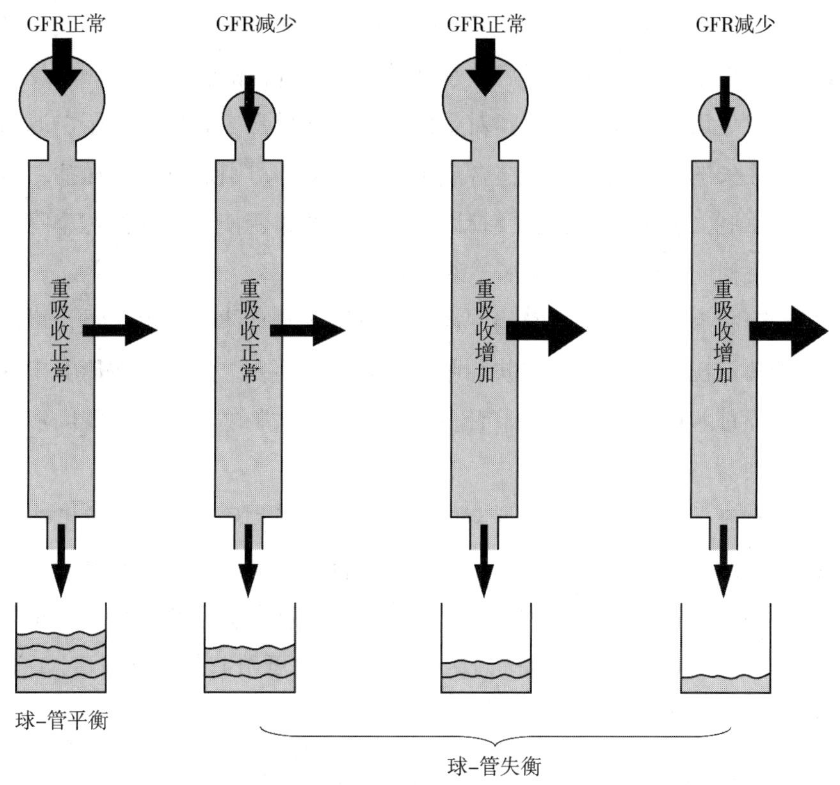

图 1-11　球 - 管失衡的基本形式

2. 常见的水肿类型与特点

（1）心性水肿　水肿液的分布与心衰的发生部位密切相关。左心衰竭主要引起肺水肿，右心衰竭可引起全身性水肿，习惯称心性水肿。其临床特点主要表现为：由于重力因素的作用，水肿最早出现在身体下垂部位。在坐、立位时，患者内踝和胫前皮下水肿比较明显，持久卧床者表现为骶部水肿，严重时可波及全身。发病机制包括：①毛细血管血压升高：右心衰竭患者右心排血功能降低，血液淤积于右心及静脉系统中，造成毛细血管血压上升；②血浆胶体渗透压降低：消化系统淤血，胃肠道淤血导致蛋白质消化、吸收不足；肝淤血导致肝脏合成白蛋白减少；③淋巴回流受阻：体循环静脉压力升高，导致淋巴回流减少；④钠、水潴留：心输出量减少，有效循环血量减少导致肾小球滤过率降低；醛固酮和抗利尿激素分泌增多、灭活减少导致肾小管重吸收增加。

（2）肝性水肿　指由肝脏疾病，包括肝硬化、肝炎等引起的水肿。主要以腹水为临床特点，发病机制主要包括：①肝静脉回流受阻；②门静脉高压；③血浆蛋白减少；④钠、水潴留。

（3）肾性水肿　常见于肾源性疾病引起的水肿，是肾脏疾病的显著特征。水肿液容易出现于疏松的皮下组织，患者常首先出现眼睑和面部的水肿，严重者可产生全身性水肿。

肾性水肿通常分为两类：以大量蛋白尿所致低蛋白血症的肾病性水肿，以及以肾小球滤过率降低所致的肾炎性水肿。其中，肾病性水肿是肾病综合征的特征之一。其发生的主要机制是肾病综合征发生后，肾小球滤过膜对蛋白质通透性增强，导致血浆蛋白滤出随尿液排出。当血浆蛋白丢失的速度超过了机体合成蛋白的速度即可引起低蛋白血症，血浆胶体渗透压降低而引发水肿。肾炎性水肿主要指因肾小球炎性病变使肾小球滤过率降低，但肾小管重吸收水、钠无相应减少所导致的水、钠潴留。

3. 水肿的病变特点及对机体的影响 水肿的组织或器官体积增大、重量增加、包膜紧张、剖开时有液体流出。水肿部位皮肤肿胀、光亮、弹性差，用手指按压会出现凹陷，称为凹陷性水肿或显性水肿。全身水肿患者在出现凹陷性水肿之前已有组织间液增多，这种情况称为隐性水肿。

水肿液可稀释细菌或毒素，阻碍细菌扩散，运送抗炎物质，促进炎症的痊愈；将液体由血管内转出到组织间隙，也可防止循环系统压力剧烈升高。但是，水肿使得细胞与毛细血管距离增加，使得物质的输送弥散距离增大，导致细胞营养不良；发生在重要器官的水肿往往产生严重后果，如喉头水肿可引起窒息；脑水肿可引起颅内压升高和脑功能障碍，甚至形成脑疝，造成患者死亡。

（五）钾代谢紊乱

正常成人钾含量为50~55mmol/kg，其中2%存在于细胞外，98%存在于细胞内。细胞内液的钾离子浓度为140~160mmol/L，钾是人体细胞内重要的阳离子，细胞外液钾离子浓度为3.5~5.5mmol/L。正常钾的摄入和排出动态平衡。钾主要来源于食物，正常成人每天从食物摄入钾70~100mmol。进入体内的钾90%从尿液中排出，10%由肠道排出。肾排钾特点与钾的摄入量相关，即多吃多排、少吃少排、不吃也排。钾具有维持细胞新陈代谢、维持神经肌肉和心肌的正常兴奋性、调节细胞内外的渗透压及酸碱平衡等多种生理功能。钾代谢紊乱主要指细胞外液中钾离子浓度的异常变化，包括低钾血症和高钾血症。

1. 低钾血症 血清钾浓度低于3.5mmol/L称为低钾血症。 微课2

（1）原因和机制 ①钾摄入不足：见于长期不能进食，如消化道梗阻、术后禁食、神经性厌食等患者。钾摄入不足，但肾脏持续排钾，如未及时补充，容易发生低钾血症；②钾丢失过多。消化道通过大量丢失消化液是引起机体低血钾的主要原因；长期大量使用噻嗪类排钾利尿剂，或大量使用高渗甘露醇等渗透性利尿剂导致机体排钾增多；醛固酮增多症、库欣综合征均可导致远曲小管Na^+–K^+交换增多，促进肾脏排钾增多，也容易引起低血钾；远端肾小管酸中毒导致肾脏泌H^+减少，致使Na^+–K^+交换增多，导致钾的丢失过多可引起低血钾；大量出汗时（汗液中钾浓度为5~10mmol/L）机体失钾，可引发低钾血症。③机体总钾量不少时，可因细胞外钾向细胞内转移而导致低钾血症。常见于以下情况：碱中毒时，细胞内H^+代偿性外移，同时细胞外K^+向细胞内转移，所以碱中毒常伴发低钾血症。胰岛素促进糖原合成时，K^+随葡萄糖进入细胞内。故临床上大量使用胰岛素时常引起血钾浓度下降。低钾血症型周期性瘫痪是一种常染色体显性遗传病，细胞外K^+突然移入细胞内引起低钾血症，原因不明。

（2）对机体的影响　低钾血症对机体的影响与钾的生理作用密切相关，其严重程度取决于血清钾降低的程度和起病速度，具有较大的个体差异。①低血钾对神经肌肉的影响。急性低血钾时，细胞外液钾浓度降低，细胞内、外液钾离子化学浓度差变大，钾离子从细胞内外流增多，导致静息电位绝对值增大，与阈电位距离增加，不容易到达阈电位而产生动作电位，神经肌肉处于超极化阻滞状态，兴奋性降低（图1–12）。患者表现为倦怠和全身软弱无力、肌肉松弛、弛缓性麻痹。胃肠运动减弱，出现腹胀、肠鸣音减弱或消失，严重时发生麻痹性肠梗阻；呼吸肌麻痹时可致死。神经系统兴奋性降低，表现为肌张力降低，腱反射减弱或消失等。慢性低血钾时，由于细胞外钾浓度降低速度较慢，而且细胞内钾可外移，对细胞外钾进行补充，故神经肌肉兴奋性下降不明显；②低血钾对心脏的影响：低血钾可严重影响心肌的电生理特性，表现为兴奋性升高，自律性升高，传导性降低，收缩性增强。心电图表现为，T波低平、增宽，出现U波，P–R间期、Q–T间期延长，QRS波群增宽，S–T段压低，并可出现心律失常（图1–13）；③低血钾对酸碱平衡的影响：低血钾可引起代谢性碱中毒，并出现反常性酸性尿。其发病机制是：细胞外钾浓度降低，细胞内K^+外移而细胞外H^+内移，导致细胞外氢离子浓度降低；肾小管上皮细胞泌氨增多，导致近曲小管重吸收HCO_3^-增多，引起碱中毒。低钾血症时，肾小管上皮细胞内钾浓度降低，远曲小管K^+–Na^+交换减少而H^+–Na^+交换增多，尿液因排出的H^+增加而呈酸性，称为反常性酸性尿。

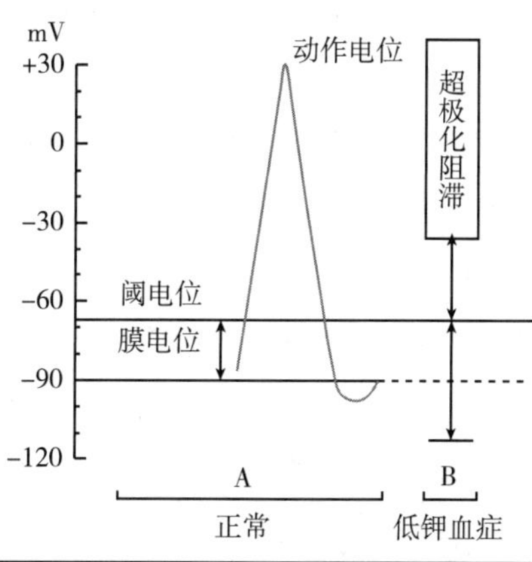

	静息膜电位（mV）	阈电位（mV）	膜电位到阈电位的距离（mV）	神经–肌肉兴奋性
A.正常	−90	−65	−25	正常
B.低钾血症	增大	−65	加大（超极化）	降低

图1–12　低钾血症对骨骼肌膜电位的影响

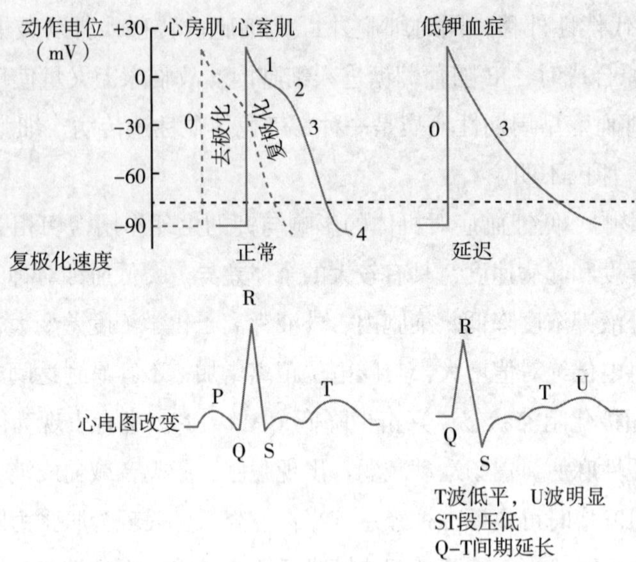

图 1-13 低钾血症对心肌运作电位的影响及其与心电图的对应关系

（3）防治原则 ①积极防治原发疾病；②补钾。为防止高钾血症，补钾尽可能口服，必要时静脉滴注，严禁静脉推注。静脉补钾必须遵守“浓度不宜过高、速度不宜过快、补钾不宜过量、见尿补钾”的原则，密切关注患者水、电解质变化情况。

2. 高钾血症 血清钾浓度高于5.5mmol/L称为高钾血症。

（1）原因和机制 ①钾摄入过多：主要见于处理不当，如缺钾患者静脉过多、过快补钾或输入大量库存血液；②肾脏排钾减少：这是引起高钾血症的主要原因。急性肾功能衰竭患者出现少尿、无尿，或慢性肾功能衰竭晚期，均可因肾小球滤过率减少、肾脏排钾功能障碍，引起高钾血症；肾上腺皮质功能减退、双侧肾上腺切除时，醛固酮分泌减少，肾远端小管和集合管排钾功能减弱，引起高钾血症；长期应用螺内酯、氨苯蝶啶等抗醛固酮等利尿药可抑制肾小管泌钾，长期大量应用可引起钾在体内潴留；③细胞内钾转移向细胞外：酸中毒时细胞外液H^+浓度升高，H^+进入细胞内而细胞内K^+转移到细胞外，所以酸中毒常伴发高钾血症；细胞内钾浓度为细胞外20~30倍，当大量溶血、挤压综合征时大量组织细胞被破坏，细胞内K^+释放到细胞外而引起高钾血症；高钾性周期性麻痹、缺氧致Na^+-K^+运转失灵导致K^+潴留在细胞外液等均可引起高钾血症。

（2）对机体的影响 高钾血症对机体的影响取决于血清钾升高的速度和程度，急性重症者表现明显。①对神经-肌肉的影响：当血清钾浓度急性轻度升高（5.5~7.0mmol/L）时，细胞内外液钾离子浓度差变低，静息期细胞内钾外流减少，导致静息电位负值减小，与阈电位距离减小，更容易到达阈电位而产生动作电位（图1-14）。因此，神经肌肉兴奋性升高，表现为手足感觉异常、轻度肌肉震颤、腹痛、腹泻等症状；当血清钾浓度急性重度升高（7.0~9.0mmol/L）时，由于细胞外液钾离子浓度过高导致静息电位负值显著减小，甚至接近阈电位水平，细胞膜上快 Na^+ 通道失活，细胞兴奋性降低、处于去极化阻滞状态。因此神经-肌肉兴奋性降低，表现为四肢无力、肌肉麻痹；②对心脏的影响：主要是心律失常或心搏骤停。血清钾浓度急性轻度升高（5.5~7.0mmol/L）时，心肌兴奋性升高；当血清钾浓度急性重度升高（7.0~9.0mmol/L）时，由于静息电位负值过低，导致心肌兴奋性降低。重度高钾血症还可导致心肌自律性降低、传导性降低、收缩性减弱。心肌电生理特性改变可引起心律失常，表现为心动过缓、传导阻滞、窦性停搏等，严重时可发生心室纤颤甚至心搏停止。高血钾时，心电图变化主要表现为：T波高尖、P波低平、增宽，P-R间期延长、QRS波增宽、Q-T间期缩短（图1-15）；③高血钾可引起代谢性酸中毒，并出现反

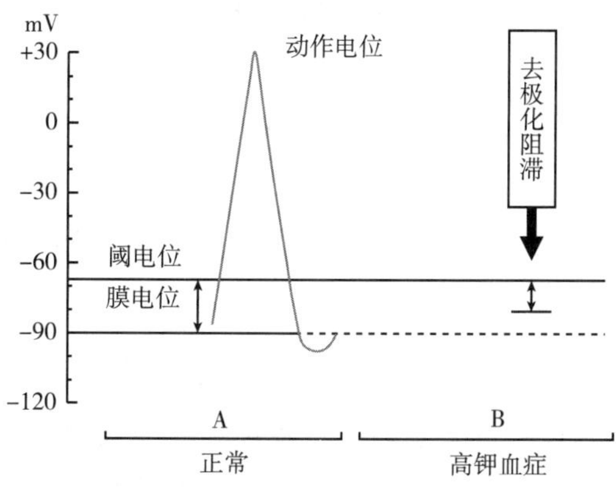

	静息膜电位（mV）	阈电位（mV）	膜电位到阈电位的距离（mV）	神经-肌肉兴奋性
A 正常	-90	-65	-25	正常
B 高钾血症	减小	-65	减小（部分除极）	升高-降低

图 1-14　高钾血症对神经细胞和骨骼肌静息电位的影响

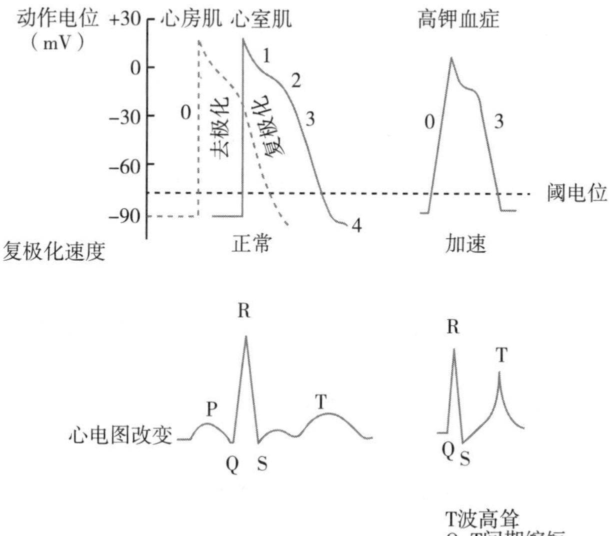

图 1-15　高钾血症对心肌细胞膜电位和心电图的影响

常性碱性尿。其发病机制是：细胞外钾浓度升高，细胞外K^+内移而细胞内H^+外移，导致细胞外氢离子浓度升高；高钾血症时，肾小管上皮细胞内钾浓度升高，远曲小管K^+-Na^+交换增多而H^+-Na^+交换减少，尿液排出的H^+减少、pH升高，称为反常性碱性尿。

（3）防治原则　①防治原发疾病；②密切监控患者生命体征、血钾浓度变化、心电图改变、尿量变化；③降低血钾：迅速静滴葡萄糖和胰岛素，纠正酸中毒，必要时可透析治疗。

第七节　呼吸功能不全

机体不断地从外界环境摄取氧、在代谢中产生并排出二氧化碳，以保证生命活动的正常进行。当呼吸系统功能障碍，或储备功能降低时，在静息时可能维持较为正常的动脉血氧水平，但在体力活动等机体耗氧量增加等情况下，可发生PaO_2下降、伴有或不伴有$PaCO_2$升高等动脉血气变化，并出现相应的症状和体征，称为呼吸功能不全。当机体在静息状态下吸入空气时，PaO_2低于60mmHg（8kpa）、伴有或不伴有$PaCO_2$高于50mmHg（6.67kpa），并出现一系列病理生理学表现的过程称为呼吸衰竭。呼吸功能不全涵盖了机体呼吸功能障碍由轻至重的整个过程，而呼吸衰竭主要指呼吸功能不全的失代偿阶段。

常见的呼吸衰竭分类方法有：

按照呼吸功能不全发病机制和血气变化的不同，可分为换气功能障碍型和通气功能障碍型。换气功能障碍型呼吸衰竭仅有PaO_2降低，故又称为低氧血症型呼吸衰竭或Ⅰ型呼吸衰竭；通气功能障碍型呼吸衰竭在PaO_2降低时伴有$PaCO_2$的升高，故又称为高碳酸血症型呼吸衰竭或Ⅱ型呼吸衰竭。

按照呼吸衰竭发病的发病急缓，可分为急性呼吸衰竭和慢性呼吸衰竭。急性呼吸衰竭起病急、机体常来不及进行代偿，如急性呼吸窘迫综合征（ARDS）；慢性呼吸衰竭病程较长，在发病早期、病症较轻时机体可以代偿，但在病症较重、失代偿时机体往往出现严重的病理生理学变化。

按照呼吸衰竭原发部位的不同，可分为中枢性呼吸衰竭和外周性呼吸衰竭。中枢性呼吸衰竭主要由中枢神经系统病变引起，外周性呼吸衰竭常由呼吸系统病变引起。

一、呼吸功能不全的病因与发病机制

外呼吸包括肺通气和肺换气。因此，凡是能够阻碍肺通气与肺换气的疾病，均可引起呼吸衰竭。

（一）肺通气障碍

肺通气指肺泡气与外界大气进行气体交换的过程。肺通气量包括肺泡通气量和无效腔气量，肺泡通气量不足是引起呼吸衰竭的重要机制。

1.肺通气障碍的原因与类型

（1）限制性通气不足　正常吸气是呼吸肌收缩引起气流进入肺部的主动过程，呼气则是肺泡弹性回缩、胸廓复位引起气体呼出的被动过程。限制性通气不足主要由吸气时肺泡扩张受限引起。其原因有：①呼吸肌活动障碍：常见于脑炎症、外伤，镇静、催眠、麻醉药过量，重症肌无力、低钾血症等疾病引起的呼吸中枢或周围神经系统病变，导致呼吸中枢抑制、传导阻滞及呼吸肌舒缩功能障碍；②肺与胸廓顺应性下降：如严重的肺纤维化、肺不张、肺泡表面活性物质减少，胸廓畸形、胸膜纤维化等；③胸腔积液、气胸等引起肺扩张受限的疾病。

（2）阻塞性通气不足　指由于气道阻塞或狭窄引起的通气障碍。气道阻力指气体分子之间，或气体分子与气道壁之间形成的摩擦力，主要取决于气道内径。气管痉挛、管腔被分泌物或异物阻塞等均可引起气道内径狭窄、气道阻力增加，引起阻塞性通气不足。根据病变部位可将阻塞性通气不足，分为中央性气道阻塞与外周性气道阻塞。①中央性气道阻塞：指气管分叉以上的气道阻塞。喉头水肿、异物等阻塞部位位于胸外时，吸气时气道内压低于大气压、气道狭窄加重，引起吸气性呼吸困难；呼气时气道内压高于大气压、气道阻塞减轻，患者呼吸困难表现不明显。当阻塞部位位于胸内时，吸气时气道内压高于大气压，气道阻塞减轻；呼气时胸内压升高压迫气道，气道狭窄加重，故表现为呼气性呼吸困难；②外周性气道阻塞：外周气道指内径小于2mm的细支气管，无软骨支撑、管壁薄，与周围肺泡结构紧密相连，胸内压、周围气道组织的牵拉均可影响细支气管管径。吸气时，胸内压降低，肺和胸廓扩张，弹性组织的牵拉使小气道管径增大；呼气时，胸内压升高，肺和胸廓弹性回缩，弹性组织对小气道的牵拉力降低，小气道管径变小。因此外周性气道阻塞患者常表现为明显的呼气性呼吸困难。此外，外周性气道阻塞常引起等压点移向无软骨支撑的小气道和肺泡端，引起小气道闭合。常见于支气管哮喘、慢性支气管炎、肺气肿等疾病（图1–16）。

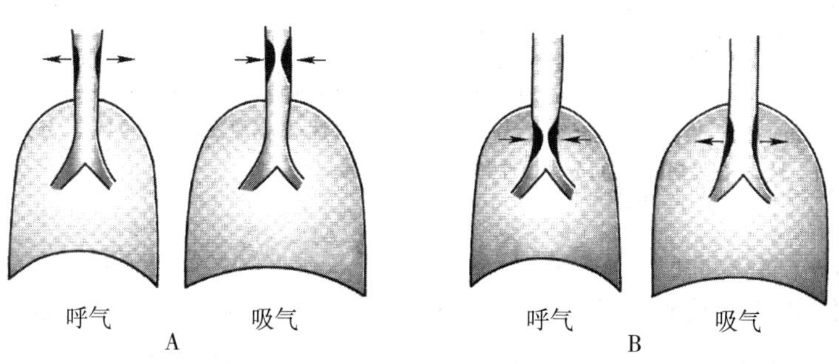

图1–16　不同类型中央型气道阻塞的病变机制

2.肺通气障碍的血气变化 无论是哪种类型的通气障碍均可引起O_2的吸入与CO_2的排出受阻，肺泡不能充分进行气体交换，血PaO_2下降，$PaCO_2$升高，因此患者常表现为Ⅱ型呼吸衰竭。

（二）肺换气障碍

肺换气障碍包括弥散障碍、肺通气血流比例失调以及解剖分流增加三种类型。

1.弥散障碍 指由于呼吸膜面积减小、厚度增加或弥散时间缩短引起的气体交换障碍。

（1）弥散障碍的原因与机制 ①呼吸膜面积减小：正常成人呼吸膜面积约为$80m^2$，静息状态下只有$35\sim40m^2$。肺叶切除、肺实变、肺不张等病理情况下，机体呼吸膜面积可减少一半以上进而发生换气功能障碍；②呼吸膜厚度增加：呼吸膜由肺泡上皮、基底膜及毛细血管内皮细胞构成，厚度不及1μm。间质性肺炎、肺水肿、肺纤维化、肺泡透明膜形成等病理情况可导致呼吸膜厚度增加，气体弥散距离加大而发生弥散障碍；③弥散时间缩短：呼吸膜面积减小、厚度增加的患者在静息状态下仍可完成气体交换、维持正常的血气水平。在体力劳动、情绪激动等情况下，心排出量增加、肺血流速度加快，血液和肺泡气接触时间过短，引起机体低氧血症。

（2）弥散障碍的血气变化：单纯的弥散障碍主要影响O_2的弥散，引起低氧血压。CO_2在水中溶解度高，弥散系数约为O_2的21倍，弥散速度约比O_2快一倍。因此，CO_2能较快地弥散进入肺泡，甚至因低氧血症引发代偿性过度通气，使$PaCO_2$过低。

2.肺通气血流比例失调 正常成人静息状态下，肺泡通气量约为4.2L/min，肺血流量约为5L/min，因此通气/血流比例（VA/Q）为0.84。病理状态下，肺病变轻重程度及分布不均可导致各部肺组织VA/Q比例失调，产生气体交换障碍。

（1）肺通气/血流比例失调的原因与机制 ①通气/血流比例降低——部分肺泡通气不足：慢性支气管炎、支气管哮喘、肺纤维化等疾病导致部分肺泡因限制性或阻塞性通气障碍而引起通气不足，但是肺泡血流量未相应减少，肺通气/血流比例降低，流经病变肺泡的静脉血未充分获得氧就掺入动脉血中，称为静脉血掺杂或功能性分流；②肺通气/血流比例升高——部分肺泡血流不足：肺动脉分支栓塞、肺血管收缩等疾病导致部分肺泡血流减少，导致肺通气/血流比例升高。流经病变部位的血流少而通气多，肺泡内的气体未能与血液进行充分交换，增加了无效腔气量。正常人因通气、血流因受重力影响，无效腔气量约占潮气量的30%；严重肺疾病可增至60%~70%（图1-17）。

（2）肺通气/血流比例失调的血气变化 ①通气/血流比例降低：部分肺泡通气不足时，即使有健侧部位的代偿，但是受氧解离曲线S型的特点，血氧增加不大。故血液血PaO_2下降，$PaCO_2$升高；②肺通气/血流比例升高：部分肺泡血流不足时，虽流经患侧肺部的血液能够充分氧合，但PaO_2的增加很少；健侧肺部肺泡血流量增加，但通气/血流比例降低、血液不能充分氧合，导致PaO_2下降。$PaCO_2$的变化取决于代偿性通气情况。

3.解剖分流增加　解剖分流指一部分静脉血未充分氧合，经支气管静脉及肺动-静脉交通支直接流入肺静脉。生理状态下肺内即存在少量的解剖分流。支气管扩张、肺实变、肺不张等病理状态下，肺动-静脉交通支开放增多，或肺泡失去通气功能，导致大量未经气体交换的静脉血掺入动脉血，PaO_2下降。

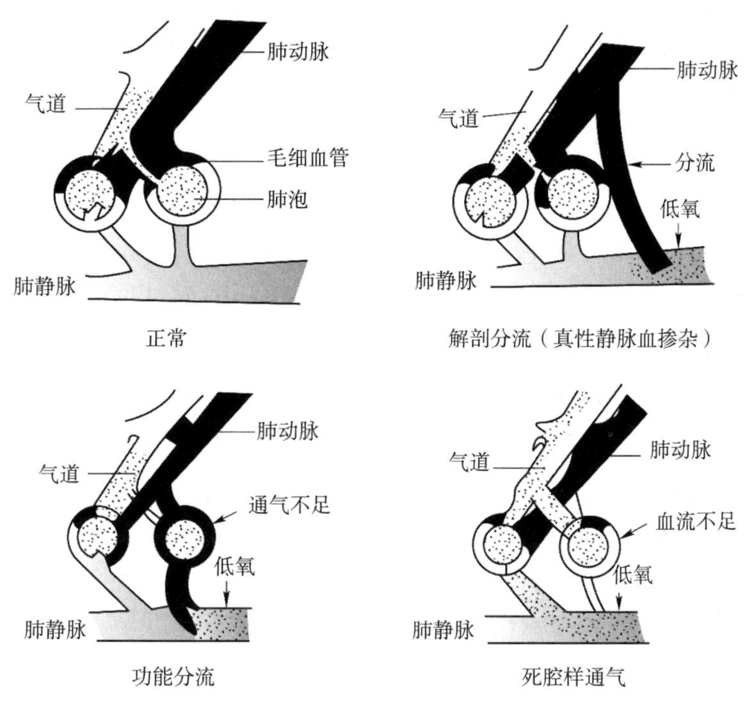

图 1-17　肺泡通气与血流比例失调模式图

二、呼吸功能不全时主要的功能与代谢变化

呼吸衰竭时，机体功能代谢的变化主要是由低氧血症和高碳酸血症引起，其严重程度取决于起病速度、病程持续时间、严重程度及机体本身的功能代谢变化。当机体不能完全代偿，则发生严重的功能代谢紊乱。

（一）酸碱平衡紊乱

呼吸功能不全可引起单纯型酸碱平衡紊乱，也可引起混合性酸碱平衡紊乱。

1.呼吸性酸中毒　Ⅱ型呼吸衰竭患者发生高碳酸血症，引起呼吸性酸中毒。

2.代谢性酸中毒　低氧血症导致组织、细胞缺氧，无氧酵解加强导致乳酸等酸性代谢产物增多，引起代谢性酸中毒。如患者合并肾功能不全，肾脏排酸功能减弱还可加重代谢性酸中毒。

3.呼吸性碱中毒 Ⅰ型呼吸衰竭患者，机体缺氧、刺激外周化学感受器而引起呼吸加深加快，导致CO_2排出过多，$PaCO_2$下降，发生呼吸性碱中毒。

4.代谢性碱中毒 常见于Ⅱ型呼吸衰竭患者在治疗过程中由于呼吸机使用不当，机体过快排出CO_2，而体内代偿性增加的HCO_3^-未及时排出，引起代谢性碱中毒。

（二）呼吸系统的变化

呼吸困难是呼吸功能不全最早期症状，主要表现为呼吸频率和节律的变化。

低氧血症和高碳酸血症是呼吸功能不全的主要病理生理变化。PaO_2的降低（PaO_2<60mmHg）可直接作用于颈动脉体和主动脉体的外周化学感受器，反射性引起呼吸加深加快；但是，当PaO_2继续降低至小于30mmHg时，则引起呼吸中枢的抑制，这种抑制作用会超过对外周化学感受器的兴奋作用而引起呼吸抑制。$PaCO_2$的升高能作用于中枢和外周化学感受器，反射性引起呼吸加深加快；但当$PaCO_2$>80mmHg时可直接抑制呼吸中枢。此时呼吸运动的维持主要依靠低氧对外周化学感受器的刺激。

呼吸功能不全时，呼吸节律的变化取决于病变原因与部位。中枢性呼吸衰竭时，患者主要表现为潮式呼吸、间歇呼吸、抽泣样呼吸；由肺顺应性下降等疾病所致限制性通气障碍的患者通常表现为呼吸浅快；阻塞性通气障碍可因阻塞物在胸外和胸内的不同而表现为吸气性呼吸困难和呼气性呼吸困难。

（三）循环系统的变化

慢性呼吸功能不全常伴有循环功能障碍。

呼吸功能不全代偿期，缺氧和CO_2潴留可兴奋交感神经和心血管运动中枢，导致心率加快、心肌收缩力增强、血压升高；血流重新分布，保证心、脑血供。失代偿期，严重的缺氧和CO_2潴留可导致抑制心血管中枢，导致血压降低、心肌收缩力下降、心律失常并损害心肌。

呼吸衰竭常会引起肺源性心脏病，最终进展为右心衰竭。其发生机制包括：①肺小血管收缩，缺氧、高碳酸血症、酸中毒等都可引起肺小动脉收缩，使肺动脉压升高，右心压力增大；②肺小动脉重建，长期缺氧刺激肺血管平滑肌细胞、成纤维细胞增生，胶原蛋白、弹性蛋白合成增加，导致肺血管壁增厚、变硬，管腔狭窄，形成持久、稳定的肺动脉高压；③血液黏滞度增高，长期缺氧刺激红细胞生成增多，血液黏滞度增高，导致血流阻力加大、右心负荷增加；④肺毛细血管床减少，原发性肺疾病引起肺血管床大量破坏，缺氧所致的内皮细胞肿胀引起毛细血管阻塞等都可引起肺毛细血管床的减少；⑤缺氧和酸中毒均可损害心肌；⑥心肌舒缩活动受限，呼吸困难时，用力呼气可导致胸内压升高，影响心脏的舒张；用力吸气可导致胸内压下降，影响右心的收缩。

（四）中枢神经系统的变化

中枢神经系统对氧十分敏感。当PaO_2降至60mmHg时，可出现智力与视力的轻度减退；当PaO_2降至40~50mmHg时，可出现一系列神经系统症状，包括头痛、精神恍惚、嗜睡、惊厥、昏迷；当PaO_2降至20mmHg时可造成神经系统不可逆的损伤。CO_2潴留同样对神经系统危害严重。当$PaCO_2$超过80mmHg时，患者出现头晕、头痛、烦躁不安、神经错乱、扑翼样震颤、嗜睡、昏迷、呼吸抑制等中枢神经系统功能障碍，称为二氧化碳麻醉。这种由低氧血症和高碳酸血症引起的中枢神经系统症状称为肺性脑病，其发病机制如下。

1.低氧血症　缺氧可导致脑细胞能量代谢障碍，ATP生成减少，细胞膜钠泵失灵引起细胞内钠、水潴留，产生脑细胞水肿。缺氧还可引起脑血管扩张；缺氧、酸中毒直接损伤血管内皮细胞，增加毛细血管通透性，引起脑间质水肿。脑水肿使颅内压升高，压迫脑血管、使脑缺氧加重形成恶性循环；严重时可引起脑疝、危及生命。

2.高碳酸血症　CO_2与H^+直接作用于脑血管、使血管扩张，血流量增大；还可损伤血管内皮细胞，引起毛细血管通透性增强，加重脑水肿。CO_2潴留还可直接抑制中枢神经系统功能。此外，神经细胞内酸中毒可增加γ-氨基丁酸的生成，导致中枢抑制。

（五）其他变化

1.肾功能的变化　低氧血症和高碳酸血症均可引起肾血管收缩，使肾血流量减少、肾小球滤过率下降，进而引起肾功能不全。轻者出现血尿、蛋白尿、管型尿；重者出现少尿、氮质血症、代谢性酸中毒等。

2.胃肠道的变化　缺氧、二氧化碳潴留、酸中毒等可破坏胃黏膜的屏障作用；二氧化碳潴留还会引起胃壁细胞碳酸酐酶活性增强，导致胃酸生成增多，出现胃黏膜糜烂、出血、溃疡。

三、呼吸衰竭的防治原则

积极治疗原发病，通畅呼吸道、解除呼吸道痉挛。Ⅰ型呼吸衰竭患者应吸入较高浓度的氧；Ⅱ型呼吸衰竭患者应持续给予低浓度、低流量的氧，维持PaO_2在60mmHg左右，防止高碳酸血症抑制呼吸中枢时过快解除低氧血症导致的呼吸抑制。密切监护，纠正酸碱失调和电解质紊乱，维持心、脑、肾等重要器官功能，防治严重并发症。

目标检测

一、选择题

1.肺通气的原动力来自（ ）

A.肺内压和胸膜腔内压之差
B.肺的扩大和缩小
C.胸廓的扩大和缩小
D.呼吸肌的收缩和舒张
E.胸膜腔内压的周期性变化

2.严重哮喘患者肺通气指标降低最为显著的是（ ）

A.潮气量
B.肺活量
C.一秒用力呼气量
D.功能余气量
E.肺总量

3.调节呼吸运动最重要的生理因素是（ ）

A. CO_2
B. O_2
C. H^+
D. 2,3-DPG
E.CO

4.肺换气是指（ ）

A.外呼吸
B.机体与外界环境的气体交换
C.肺与外界环境的气体交换
D.血液与组织细胞之间 O_2 和 CO_2 的交换
E.肺泡与肺毛细血管血液之间 O_2 和 CO_2 的交换

5.肺活量等于（ ）

A.潮气量+补吸气量
B.潮气量+补呼气量
C.潮气量+补吸气量+补呼气量
D.潮气量+功能余气量
E.余气量+补吸气量

6.血中氢离子浓度升高使呼吸运动增强，主要通过刺激下列哪一部位而实现（ ）

A.延髓呼吸中枢
B.脑桥呼吸中枢
C.中枢化学敏感区
D.颈动脉体和主动脉体
E.颈动脉窦和主动脉弓

7.低张性缺氧的血氧指标变化是（ ）

A.动脉血氧分压下降
B.动脉血氧含量正常
C.动脉血氧饱和度正常
D.血氧容量降低
E.动静脉氧含量差增加

8.早期低渗性脱水患者，机体失液的特点是（　）

A.主要丢失细胞外液，细胞内液正常

B.细胞内外液均丢失

C.主要丢失细胞外液，细胞内液增多

D.主要丢失细胞内液，细胞外液增多

E.仅丢失血浆

9.对缺氧最为敏感的器官是（　）

A.心脏　　B.大脑

C.肺　　D.肾脏

E.胃肠道

10.肾性水肿最先出现的部位是（　）

A.下垂部位　　B.肺

C.腹腔　　D.眼睑

E.上肢

11.中央气道的胸内段阻塞主要表现为哪种呼吸困难（　）

A.夜间阵发性呼吸困难　　B.吸气性呼吸困难

C.呼气性呼吸困难　　D.潮式呼吸

E.以上都不对

二、思考题

1.简述胸内负压的成因及其生理意义。

2.简述肺泡表面活性物质的来源、主要成分以及生理学意义。

3.低张性缺氧、血液性缺氧、循环性缺氧、组织性缺氧的血氧指标变化特点是怎样的?

4.呼吸衰竭为什么会引起肺源性心脏病?

书网融合……

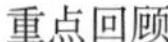
重点回顾

微课1

微课2

习题

第二章　呼吸治疗物理学基础

PPT

学习目标

通过本章内容学习，学生能够：

1. 掌握　理想气体特性与状态方程，道尔顿分压定律，连续性方程，泊肃叶定律、雷诺系数、伯努利定律、表面张力的基本概念；使用流体力学、热力学和气体物理特性分析呼吸治疗技术的基本方法，能够从物理学的角度解释呼吸治疗技术的基本原理。

2. 熟悉　气体的三项状态参数、常见流体的三种运动类型、文丘里面罩原理、拉普拉斯定律。

3. 了解　呼吸功。

4. 能够用实事求是的态度理解现代呼吸治疗技术的物理基本原理和内涵，并用科学理性的分析方法、客观分析临床实践问题。

岗位情景模拟

情景描述　患者，女性，26岁。由于一氧化碳中毒入院，生命体征平稳，欲实施高压氧治疗。治疗压力为2.0ATA，升压时间20分钟，稳压吸氧时间80分钟，稳压中间休息时间10分钟，减压20分钟，一氧化碳中毒后前3天治疗2次/天，3天后改为1次/天，12次为1个疗程，治疗后评估患者情况。

讨论　1. 该患者接受的高压氧治疗的基本原理是什么？

2. 简析患者出现一氧化碳中毒的原因以及给我们的生活启示。

呼吸治疗中所涉及的物理内容相当繁复，物理部分是理解现代呼吸治疗的基础。在本章中会简单对呼吸治疗中所涉及的物理学基础进行简单介绍，包括流体力学、热力学和气体物理特性三部分的内容。

第一节　流体力学

在学习呼吸治疗技术时，首先需要了解呼吸所涉及的气体、液体的特性。自然界中的物体在一定的温度和压力条件下可分为三种基本状态，包括气体、液体和固体。其中气体和液体统称为流体。流体的基本特点是具有连续性和流动性。一般而言，用于理论研究的理想流体被认为是绝对不可以被压缩且没有任何黏滞性的流体。如果流体处于连续的、稳定的流动状态且经过空间每一点时的流速都不随时间发生任何变化，那么这样的流动形式叫做稳定流动，简称稳流。流体力学研究液体和气体的宏观运动以及它们与周围物体的相互作用，是研究气体和液体的基本物理工具，是研究呼吸治疗技术原理极其重要的科学理论基础部分。在呼吸治疗技术中，首先要对理想流体（包括理想液体，如痰液、血液等；理想气体，如空气、氧气、二氧化碳等）的基本性质有所了解，这样才可以更好地在接下来的章节中研究探讨呼吸治疗仪器的基本原理和使用原则。

一、连续性原理

呼吸机分类系统由控制变量、呼吸模式和控制方法三部分组成，其中控制变量指呼吸机对吸气相压力、容量以及流速的控制。由此可见，掌握呼吸机基本使用原理首先要了解用以描述流量的度量。最常用来描述流量的度量单位是升每分（L/min）或升每秒（L/s）。另外一个常用的度量单位是流速，流速v表示单位时间内流体移动的线性距离。尽管流速和流量是两个不同的度量，但是二者可以通过流管的横截面积S建立起联系。如图2-1所示，在某一段流管中，流体在流管位置A处的流速为v_1，流管在该处的横截面积为S_1，那么在经过单位时间后流经此处的流体体积为S_1v_1；同理可得在流管位置B处的流体体积为S_2v_2，则有

$$S_1v_1=S_2v_2$$

$$\text{或}\ Sv=\text{恒量}$$

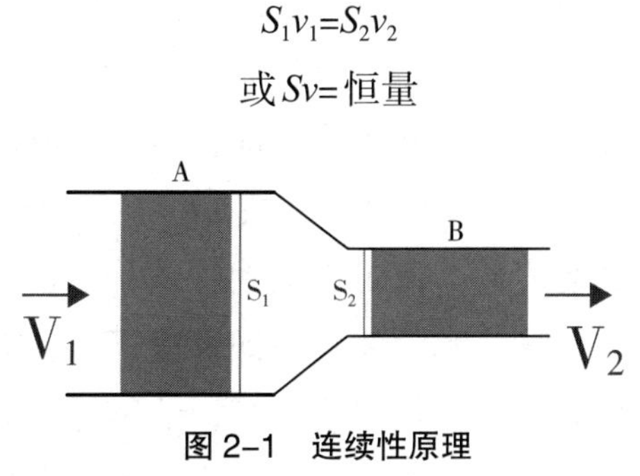

图2-1　连续性原理

在理想流体的稳定流动中，单位时间流过同一管道的任何界面的流体的体积相等，这个结论叫做流体的连续性原理或流体的连续性法则。单位时间内流过某一截面的流体的体积叫做流体在该截面的流量，用符号Q表示，即

$$Q=Sv \quad 单位：米^3/秒（m^3/s）$$

使用连续性原理可以简单地解释血液循环中不同血管血液流速的差异性。按照同样流量下的血管横截面积而言，毛细血管的总横截面积是血管当中最大的，而动脉和静脉的总横截面积要相对小得多。根据连续性方程可知，在血液流量一定的情况下，横截面积越大，流速越小即血流速度与血管横截面积成反比。因此在毛细血管当中的血液流速最慢，在安静的时候为0.3~0.7mm/s，而主动脉当中的血液流速则要大得多，为180~220mm/s。

静态液体的压力只和流体本身的深度和密度有关；而运动中的液体对管壁所施加的压力和流动的状态有关。流体在流动过程当中所受的阻力主要来自流体和载体管壁间的摩擦力。横截面积越小，流速越大，该流体受到的阻力也越大。

连续性原理在呼吸治疗技术当中的应用相当广泛，如文丘里面罩。文丘里面罩是治疗低氧血症伴高碳酸血症疾病的常用工具，其优点是能准确地控制好氧浓度。文丘里面罩的工作原理涉及在不同管径下气体流速不同产生的负压不同，进而实现控制氧浓度的特点，在之后的章节中会详细说明。流速和流量的概念在分析、使用呼吸治疗机时也有着非常重要的意义。比如当分析呼吸相误触发（即由于一个伪信号引起的呼吸机触发反应）或者是流速不同步的问题（呼吸机的输出流速不能与患者需要的流速相匹配）时，其中一个比较常见的原因就是由于心脏跳动传导至肺近端气道内产生流速或压力的变化，从而触发呼吸机误送气。因此使用流速触发呼吸机送气时，可以观察流速波形和气道压力波形，通过调整流速触发的条件（触发灵敏度）进而解决患者的无效触发、人机不同步的问题。

二、流体的运动状态和雷诺系数

（一）层流、湍流和过渡流

在实际应用中，绝对的理想流体是不存在的。流体与其他物质一样具有密度和质量，具有一定的可压缩性。液体的可压缩性很小，而气体的可压缩性相对较大。当流体改变形状时，流体各层存在一定的运动阻力，即黏滞性。流体各层之间的黏滞性常常采用运动黏度或运动黏滞系数η（有的教材用v或n）表示。温度对流体的黏滞系数影响非常大。温度升高时液体的黏滞系数降低，流动性增加。对于气体则相反，温度升高时，气体的黏滞系数将增大。气体和液体在不同温度下，黏滞系数不同主要是由于分子运动造成的。对于液体而言，当液体温度升高，液体分子间的内聚力减小，黏度也随之降低。对于气体而言，当气体温度升高，气体分子的大量无规则运动即分子热运

动加剧，速度不同的相邻气体层之间的动量交换也随之加剧，所以，气体的黏滞性将增大。

流体的运动状态主要有三种，包括层流、湍流以及介于两种状态之间的过渡流（图2–2）。

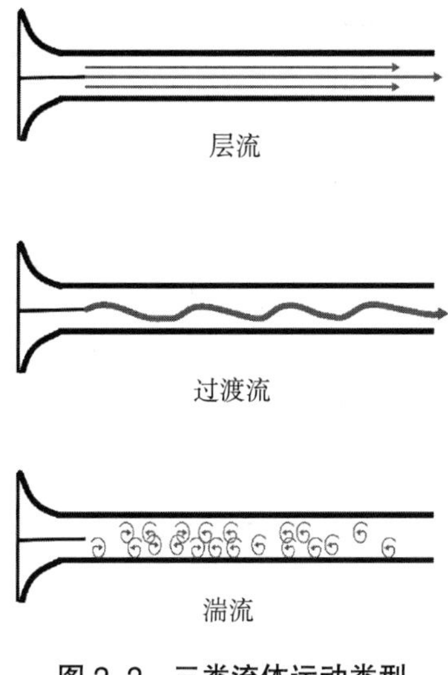

图 2–2　三类流体运动类型

当流速很慢的时候，流体均匀有序地沿着与管轴平行的方向作平滑直线运动。流体在管中心的分子间阻力小，流速最大，在近管壁处阻力大，流速慢。这样的流体作分层平行运动，彼此不相互掺和的运动类型称之为层流，也称为稳流或片流。在人体当中，内径小于2mm的气道被称为小气道，小气道的总横截面积很大，因此气道阻力很小、气流缓慢。根据之前介绍的流体连续性原理可以简单判断，这种小气道的特点可以导致气流通过的速度变得非常缓慢，因此此时的气流以层流为主，这样有利于吸入气体在肺内部的均匀分布。

当流体的流速逐渐增加，流体的流线将逐渐难以分辨，开始出现波浪状的摆动，流线摆动的频率和振幅随着流速的增加而增加，这种流动的状态称之为过渡流。呼吸道中的气流主要是以过渡流的方式运动的。

当流速增加到很大时，流体的流线将不可分辨。在流场中出现了许多小漩涡，层流状态被完全破坏。相邻层流间不仅相互滑动，还有相互的混合。这样流体作不规则运动、失去规则流线，流体分子不断和管壁进行碰撞从而形成不规则涡流的运动方式称为湍流，又称为乱流、扰流或紊流。

（二）雷诺系数

1883年，英国物理学家、力学家雷诺最早用流动显示方法观察流动中的湍流发生的过程，实验装置如图2-3所示。清水从水箱流入等截面玻璃管，在玻璃管入水口处有一颜色水出水装置。可以通过颜色水开关控制颜色水流速，通过改变颜色水开关闭合程度以调节流量，在玻璃管处观察流体运动状态的改变条件。实验结果如图2-2所示。

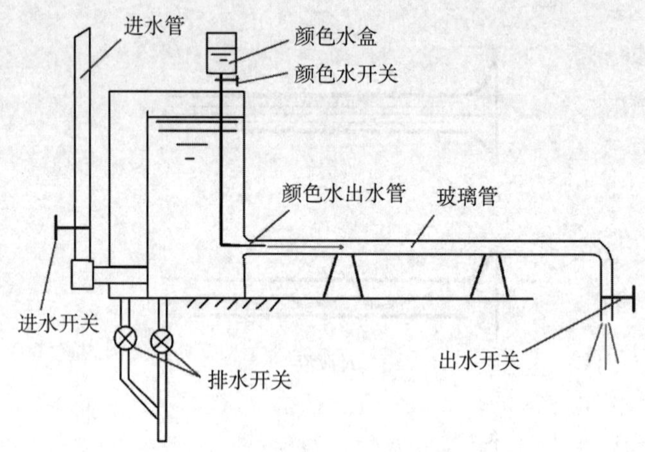

图2-3　雷诺实验装置

定义雷诺系数Re（又称雷诺准数，Reynolds number）为与管径、速度、密度、阻力都有关的无纲量，用公式表示为：

$$\mathrm{Re}=\rho v dh/\eta$$

其中，ρ是流体的密度，v是流体的流速，dh表示玻璃管的直径，η是流体的黏度或黏滞系数。

结果表明雷诺数越小意味着流体黏滞力影响越显著，流场中流速的扰动会因为黏滞力而衰减，因此流体流动相对稳定；雷诺数越大，流体分子的惯性影响越显著，流体流动越不稳定，容易形成紊乱的湍流场。当Re<2000时，流体以层流方式运动；当2000<Re<3000时，流体以过渡流的方式运动；当Re>3000时，流体以湍流的形式运动。

三、泊肃叶定律

流体克服流道阻力做功势必会影响到流体流速，它们之间的关系可以用下式表达：

$$R=\Delta P/v$$

其中，R表示流体在流动过程当中所受到的阻力，v表示流体流速，它们的乘积表示为流体两点之间的压力差，它们之间的关系和电学当中的欧姆定律有着异曲同工之妙，在此不再赘述。

利用这样的关系，法国生理学家泊肃叶在1840~1841年发表的论文《小管径内液体流动的实验研究》中指出了流体在水平管道中作层流流动时流阻R的大小，用公式表示为：

$$R=8\eta L/\pi r^4$$

η是流体的黏滞系数，L是流管的长度，r是流管的横截半径。由此可得，流体阻力大小和流管半径的四次方呈反比，和流体黏稠度呈正比，这就是著名的泊肃叶定律（Poiseuille Law）。

泊肃叶定律在呼吸治疗技术中有着丰富的应用，例如机械通气人工气道内吸痰术。根据泊肃叶定律的基本原理，需要综合评估吸痰管管径、吸引负压和痰液黏稠度三者的关系。吸痰术中，低负压与粗吸痰管等效于高负压与细吸痰管；当吸引负压与导管口径不变时，稀释痰液成为降低流阻的最佳选择。

四、伯努利定律

1738年，瑞士数学家丹尼尔·伯努利提出，流体在运动时遵循能量守恒定律，其压力、动能、势能的总和不变，用公式表达为：

$$P+\frac{1}{2}\rho V^2+\rho gh=K$$

其中，P是流体对管壁的压力，ρ 是流体的密度，v是流体的流速，h是高度。对于不可压缩、没有黏滞性且对管壁没有摩擦阻力的流体，它在流管中处处满足上述公式。这样的规律被称为伯努利定律（Bernoulli Equation）。

伯努利定律是流体力学基本方程之一，它在呼吸治疗技术中的应用非常广泛，其中一个应用就是解释了文丘里面罩的工作原理（图2-4）。流体从管内流入时，装置内径减小，流速增大。根据伯努利定律，管内压强小于外界空气，因此外周空气将从侧孔被卷入装置中。卷入空气的量将由喷口张开角度决定，喷口越大，流体速度越小，卷入外周空气量越少，反之亦然，喷口越小，流体速度越大，卷入外周空气的量也越大。因此，文丘里面罩喷口和侧孔均会影响面罩提供的氧浓度的大小。经过喷口和侧孔的基础流速改变后，空气和氧气的总量可能会发生改变，但由于它们的改变是同步的，因此两种气体的总比例不变，所提供的氧浓度也就实现了恒定不变。

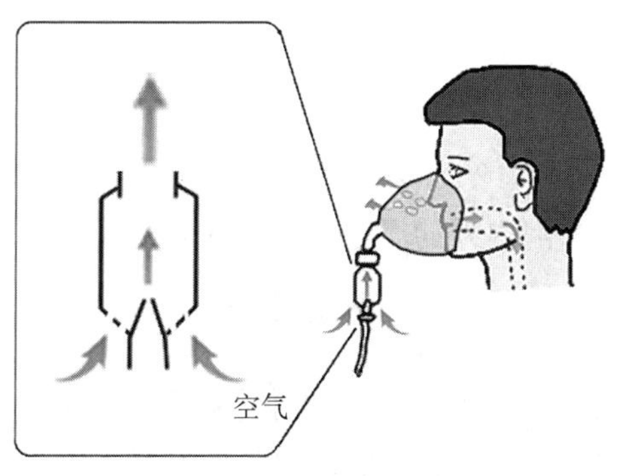

图2-4　文丘里面罩工作原理

五、肺泡表面张力

人体的肺部是由近三亿个大小不同肺泡组成的，每个肺泡的半径约为0.5×10^{-4}m，是呼吸时二氧化碳和氧气相互交换的重要场所。简单的肺泡模型可以用图2–5理解，两个肺泡的半径分别为r_1和r_2，假设$r_1<r_2$。肺泡的物理性质和小液泡类似，因此我们需要先对小液泡的物理性质有所了解。

经验表明，如在装满水的杯子中放入硬币，可以观察到液面鼓起而不溢出，这是因为液体的自由表面有收缩成表面积最小的趋势。造成这种液体表面收缩特性的主要原因是液体分子之间的相互作用力。这样使液体表面收缩的分子间的拉力称为液体表面张力。液体表面张力F的大小主要由液体表面张力系数α决定，而表面张力系数α的大小则与液体本身的性质、液体温度以及液体的纯净程度有关。一般而言，不同的液体α值不同；不同温度下的α值也不同，温度越高，α值也越高。当液体中掺入杂质后，液体的表面张力系数也会有所改变，如在水中加入少量的肥皂水，那么其表面张力系数将大大减小。能够减小液体表面张力系数的物质称为表面活性物质。

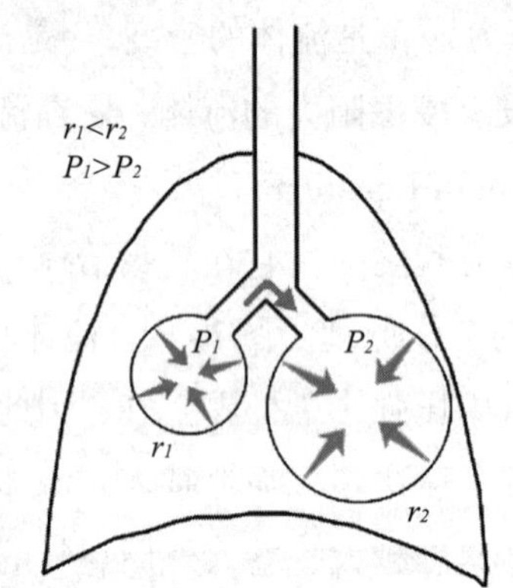

图2–5 两个半径不一致的肺泡模型

由于表面张力的存在，弯曲液面的内外两侧存在压强差P_s，称之为这个表面的附加压强。根据拉普拉斯定律，附加压强可以计算为：

$$P_s=\frac{2\alpha}{r}$$

其中r是该曲面的曲率半径。对于肺泡模型而言，由于肺泡存在内外两侧的表面，且薄膜的厚度可以忽略，因此肺泡内外的压强差即附加压强可以计算为：

$$P_s=\frac{4\alpha}{r}$$

因此对于图2–5的肺泡模型，半径为r_1的肺泡的附加压强P_1明显要大于半径为r_2的肺泡的附加压强P_2，理论上小肺泡将逐渐萎缩，而大肺泡将逐渐胀大。然而事实并非如此，人类肺内壁能分泌出一种磷脂类的表面活性物质，能够降低肺泡的表面张力系数、维持肺泡容量和稳定性。当理论上大肺泡胀大时，单位面积的表面活性物质减少，α值增大；肺泡半径r随着肺泡胀大也增大，因此肺泡附加压强基本不发生变化，大肺泡不会胀大、小肺泡也不会萎缩。

对于肺泡萎缩且被黏液覆盖的母体内胎儿而言，虽然临产时其肺泡壁也能够产生表面活性物质，可以维持肺泡萎缩状态。但是婴儿可以通过大声啼哭增大胸腔内负压以克服这样的表面张力，撑开肺泡从而获得自主呼吸得以生存。

在呼吸过程当中，肺泡的扩张与否是由肺泡压和胸腔内压之差决定的。由于临床上无法直观地判断肺泡过度膨胀与否，因此可以通过肺泡开放压来判断潮气量是否合理设置。理想的肺泡压（用吸气末平台压反应，通过吸气末暂停0.5~2秒即可测定）越低越好，相对较硬的胸壁也可以维持相对稳定的胸腔内压而限制肺的过度膨胀。在机械通气的作用下，这样的压力差发生变化，加速了肺泡的过度膨胀。而肺泡的反复开放和陷闭会增加肺炎反应的机会，进而引起全身的炎症反应。除此之外，呼吸机的不恰当使用还有可能产生肺泡的不均一作用，使得一些肺泡较为容易的过度扩张，另一些肺泡易于陷闭。因此在设置相关呼吸机参数时需要尤为注意防止肺的过度膨胀，一般的方法包括限制潮气量（对于ARDS患者，潮气量应控制在4~8ml/kg理想体重）和肺泡压（$<25cmH_2O$）。除此之外，机械通气的患者还容易发生肺不张、气压伤、呼吸机相关肺炎（VAP）、通气不当（过度通气或者通气不足）、氧中毒等肺部生理效应；心脏生理效应；肾脏生理效应；胃生理效应等，这些并发症也会在后面的章节当中有所介绍。

第二节　热力学

为了更好地理解气体本身的特性，应该对其本质有所了解学习。香水的扩散现象、花粉的布朗运动都表明了物体中的分子或原子之间存在引力和斥力的作用，它们永远处于永不停息的无规则运动当中，并且温度越高运动越剧烈。这样大量分子的无规则运动称之为分子热运动。在大量的实验基础上，为了简化实际情况以研究，人们提出了理想气体的分子模型：理想气体是大量不停的无规则运动着的无相互作用的弹性质点组成的质点系，并以此总结了和理想气体有关的物理定律。因此，了解气体本身的性质实际上就是了解气体在分子层面的特点和规律。

一、平衡态与状态参量

将热水放在敞口容器当中，水将逐渐蒸发。当将容器盖上盖子以后，热水的蒸发现象将停止，水和蒸汽将达到饱和的状态，整个体系处于稳定的状态。像这样处在没有任何外界条件影响下的热力学系统中，经过一定时间后系统达到一个确定的状态并且在宏观上不再发生变化，这种在不受外界影响的条件下，宏观性质不随时间发生变化的状态叫做平衡态。

当热力学系统处于平衡态时，可以用一些确定的物理量来表征整个系统的特征和属性，这样的物理量称之为该系统的状态参量。以气体举例，常用的状态参量有三个，包括气体的压强P[单位是帕斯卡（简称帕,Pa）]、体积v和温度T[单位是开尔文（简称开,K）]。

二、理想气体特性与状态方程

在一定的平衡状态下，热力学系统都具有确定的温度。因此，平衡态下系统的状态参量一定和温度具有某种关系。对于一定质量的气体，它的平衡态如果用状态参量来表示可以写成下式：

$$T=\mathrm{f}(P,\ v)$$

在平衡态下，气体温度T是关于气体压强P和气体体积v的函数。这样的关系叫做气体的物态方程。关于理想气体的物态方程经过了许多物理学家包括英国物理学家罗伯特·玻意耳、法国物理学家雅克·查理和盖吕萨克等的研究，最终总结如下式：

$$Pv=\frac{M}{\mu}RT$$

其中P是气体压强，单位为帕（Pa），v是气体体积，M是容器当中气体的质量，M/μ是质量为M的气体的物质的量，R=3.814J/（mol·k）是摩尔气体常数，与气体性质无关，T是气体温度，单位是开尔文（K），此式被称为理想气体状态方程，它的另一种表达方式可以写成：

$$Pv=nkT$$

其中$n=\frac{N}{V}$，表示该容器中的气体分子数密度，即物质的量，k叫做玻尔兹曼常数，大小为1.38×10^{-23}J/K。

呼吸治疗技术离不开对于气体压力的分析，尤其对于机械通气而言，其利弊大多与平均气道压力有关。

三、温度的微观解释

理想气体的气体温度T与分子平动动能$\overline{E_k}$的关系可以表达为：

$$\overline{E_k}=\frac{3}{2}kT$$

式中k为玻尔兹曼常数。此式被称为理想气体的能量公式，又叫做温度公式。该式解释了气体温度和气体分子平动动能的关系。气体分子平均平动动能只和气体的温度有关并且和温度呈正比，与气体的类型、性质均无关。

温度公式揭示了气体温度的本质，温度的高低实际上描述了气体分子热运动的剧烈程度。温度越高，气体分子运动得越剧烈；温度越低，气体分子运动得越缓和。因此，温度的概念是针对于气体分子在平均运动表现而言的，如果说一个气体分子的温度，此概念就失去了意义。

第三节　气体的物理特性 微课

呼吸机主要经历了由原始辅助呼吸设备到正负压式呼吸机的发展道路，其实无论是正压式呼吸机还是负压式呼吸机，其组成部分大体均可以分为三个部分：动力部分和气源、连接部分以及机器主机。无论哪一部分，其主要作用对象都是气体本身，因此需要了解气体本身的物理特性才可以更好地理解呼吸机的基本治疗手段。

气体常见的物理特性主要表现在两个方面，包括可压缩性和膨胀性。一定量的气体在温度保持恒定的情况下，如果向其施加压力，那么它的体积就会变小，如果继续加压气体则会被压缩成液体。这样由于压强变化而引起流体密度的变化称为流体的可压缩性。和呼吸机有关的常用的供氧装置有氧气瓶、中心供氧、制氧机和液态氧。以氧气瓶和液态氧为例，医用氧气常常被压缩或液化以储存在钢瓶内，当气体受到光照或受热后，根据理想气体的温度公式可知，其分子热运动加剧，体积不断增大膨胀，其压力也会越大，这就是气体的膨胀性。如果气体膨胀产生的压力超过了钢瓶容器的耐压强度，就会造成爆炸，因此在呼吸治疗中所使用的空气、氧气都应时刻保障其安全性。气体的可压缩性和膨胀性宏观体现在其压强上，微观本质上则定义为单位面积器壁在单位时间内获得的平均冲量，是大量气体分子在一定长的时间内对足够大的器壁面积碰撞所产生的平均效果。因此在使用呼吸治疗设备时，需要使用呼吸机减压装置（简称减压装置、减压器或减压表）将氧气瓶或者中心供氧装置中的高压氧压力水平降至其工作压力水平。同时也需要使用空气压缩泵将空气压缩升压后在空氧混合器中混合氧气，输出一定比例浓度的混合气体供给人体。

一、道尔顿分压定律

在学习呼吸治疗技术的基本原理时，需要接触到许多和气压有关的概念，包括跨气道压、跨肺压、跨胸压等，在本书后面的内容中会详细介绍。因此，了解气体的物理特性，首先要了解气体的压力。1801年英国物理学家约翰·道尔顿通过观察试验总结了理想气体的分压定律。混合气体包含有多种不同成分的气体，如若将彼此不发生化学作用的几种混合气体混合在同一容器中，它们所处的环境、温度均相同，设它们的气体分子数密度，即单位体积当中的气体分子数分别为n_1，n_2，n_3，…，则混合气体分子数密度$n=n_1+n_2+n_3+\cdots$，因为温度相同，根据阿伏伽德罗定律：

$$P=nkT$$

可得混合气体：

$$P=(n_1+n_2+n_3+\cdots)kT=n_1kT+n_2kT+n3kT+\cdots$$

其中$P_1=n_1kT$是容器中只含有第一种气体时的压强，我们称它为第一种气体的分压强，同理$P_2=n_2kT$、$P_2=n_2kT$、…分别表示第二种、第三种、第…种气体的分压强，那么上面的公式就可以改写为：

$$P=P_1+P_2+P_3+\cdots$$

这就是道尔顿分压定律，也叫做气体分压定律（law of partial pressure）。道尔顿分压定律说明，混合气体的压强等于组成它的各气体的分压强之和，各气体的分压强是独体存在的，与其他气体的存在与否无关。

道尔顿分压定律与人体生命活动密切相关，对于某一组分的气体，总是从高分压的地方向低分压处扩散，混合气体总压强P和其他气体组分的分压强只会影响该气体的扩散速度而不能影响其扩散方向。人体肺泡、血液及组织内氧气和二氧化碳的分压见表2-1，运用道尔顿分压定律，我们可以简要分析呼吸系统的工作原理。

表2-1　人体肺泡、血液及组织内氧和二氧化碳的分压

人体部位	$P(O_2)$ kPa	$P(CO_2)$ kPa
肺泡	13.6	5.3
静脉血	5.3	6.1
动脉血	13.3	5.3
组织	4.0	6.7

人体呼吸由呼吸道和肺两部分组成。呼吸过程中，气体在肺泡与肺部毛细血管之间进行交换。图2-6描述了肺部气体交换的基本原理。人体呼吸的空气存储在肺部成千上万个的小囊——肺泡当中。肺泡是肺部储存气体的主要部位，也是肺的基本功能单位。一个成年人的肺泡有3亿~4亿个，总面积接近100平方米，接近25个标准乒乓球桌拼接在一起的大小。每一个肺泡都被充满血液的网状毛细血管包围着。人体通过呼吸得到的气体透过肺泡膜和毛细血管膜进入血液当中后，氧含量较低的静脉血变成了含氧丰富的动脉血。气体弥散的方向可以结合表2-1用道尔顿分压原理简单解释。在呼吸治疗当中，气体交换的主要目标有三个，包括不同程度肺疾病的氧合、通气以及维持酸碱平衡。为了实现

气体交换的目标，需要严格控制在不同情况下患者动脉血氧分压、动脉二氧化碳分压等各压力指标，避免出现额外的肺损伤、高碳酸血症、低氧血症等不良反应。例如研究表明，早期在ARDS（急性呼吸窘迫综合征）和哮喘病患者的治疗当中未限制其气道峰压，其气压伤的发生率要明显高于近期控制气道峰压而避免肺部因过度膨胀而发生气压伤的研究结果。

人体呼吸到肺当中的气体是混合气体，包括了氮气、氧气、二氧化碳及其他稀有气体等，为了方便描述，我们在这里仅探讨氧气和二氧化碳的情况，因为道尔顿分压原理告诉我们，气体分压强是可以独立研究的，这就大大简化了我们的学习思路。我们先讨论一下肺泡中气体交换的情况，首先在肺泡中，通过表2–1知，氧分压为13.6kPa，静脉血中的氧分压是5.3kPa，而气体是向低分压处扩散的，因此氧气从肺泡中扩散进入肺静脉，肺静脉中的肺静脉血得到氧气成为血液循环中的动脉血流向全身并输送给各个器官、组织供以氧气。流过全身的富氧血由各组织、器官不断消耗氧气释放二氧化碳，最终流入肺动脉进入肺部。血液中的二氧化碳分压大于肺泡中的二氧化碳分压，因此血液流经肺部的毛细血管时，血液中的二氧化碳扩散进入肺泡。对于组织中的情况也是类似的，组织内部的氧气分压4.0kPa低于外部血液中的氧分压，氧气便会进入组织器官当中；同时，组织内部的二氧化碳分压6.7kPa高于血液中的二氧化碳分压，于是二氧化碳从组织、器官中扩散进入血液循环当中。

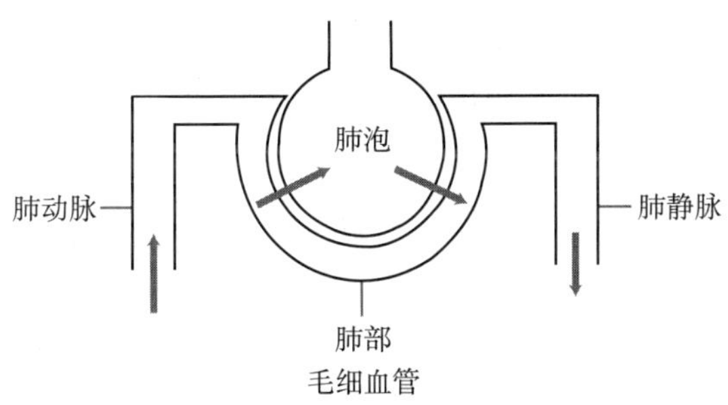

图2–6　肺部气体交换原理

除了肺部的气体交换，呼吸系统与外界的气体交换也和气体的压力密不可分。如图2–7所示，当人体吸气时，人体肺部的肋间肌和膈肌收缩，胸腔扩大，肺扩张，肺内的容积明显增大，此时肺内压是低于大气压的，因此外部气体便会进入到肺部当中；当人体呼气时，肋间肌和膈肌舒张，膈向上运动，胸腔缩小，肺回缩，此时肺内容积减小，肺内压明显高于外部大气压，因此气体便会从肺中呼出，进入到大气之中。对于呼吸治疗技术的机械通气而言，机械通气把呼吸类型分成两种，即自主呼吸和指令通气。自主呼吸如上述，是由患者自主触发并完成的。而指令通气则是由呼吸机送气完成，根据呼吸模式不同，又细分为持续指令通气、间歇指令通气和持续自主呼吸，呼吸机的其他模式都是由此三种派生而来的。呼吸机可以通过压力、流速信号以及膈肌的活动情况等来识别患者的吸气需求。

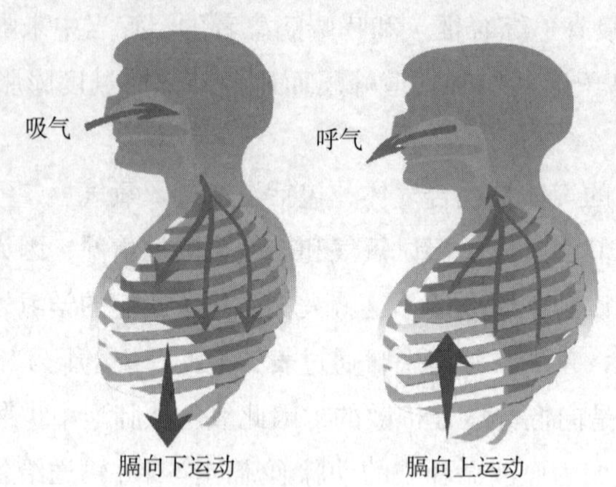

图 2-7　肺部的呼吸运动

呼吸治疗技术，尤其是机械通气技术的发展和应用与气体压力密不可分。早期的机械通气在本质上属于正压通气，即令肺部外的气体压力大于肺内部气体压力，使气体被“吹”进肺部。这种方法可以追溯到古罗马帝国时代著名医学家克劳迪亚斯·盖伦关于动物肺部充气的记载，即通过向已死动物的咽部吹气观察到了肺部膨胀的现象。进入16世纪，通过Andreas Vesalius、William Tossach等人的进一步研究，正压通气逐渐应用于人体。然而自1827年法国学者Leroy向法国科学院提出风箱式正压通气技术粗制滥造、并发症过多（如气胸等）并加以限制后，原始正压式通气逐渐向两个方向展开：19世纪麻醉学的发展和体外负压式通气的发展。

前面介绍过的人体通过收缩横膈膜来扩张胸腔，使空气被吸入肺部充满肺泡并进行气体交换的自主呼吸，从本质上来说就是负压式呼吸。但是这一自主负压式的呼吸过程可能会因为多种原因而被中断，例如睡眠窒息综合征（阻塞性睡眠呼吸暂停低通气综合征）会致使横膈膜肌肉停止收缩，肺部压力失去自主变化的特性导致人体窒息；哮喘可能导致气道发炎，阻塞氧气流通；抑或如新型冠状病毒引起的肺炎，其病毒会攻击肺泡本身，杀死肺部细胞，引发免疫反应、肺部积液甚至致命。这些情况都有可能使自主呼吸暂停，但是机械呼吸机就可以在一定程度上用以替代这一过程，在呼吸系统失去其功能无法正常工作时，让氧气进入身体。呼吸机可以绕过受阻的气道传递富氧空气，帮助受损的肺传递扩散更多氧气。

呼吸机的工作方式主要有两种，即正压式呼吸和负压式呼吸。正压式呼吸即将空气充入患者肺部，而负压式呼吸即让空气被动吸入，其原理在前文中有所介绍，不再赘述。19世纪末期的呼吸治疗技术主要应用的就是负压式呼吸机，这种呼吸治疗技术通过模拟自然呼吸，使得气体在肺部分布更加均匀。早期负压式呼吸机实现的基本步骤是，首先医生在患者身体周围构造一个密闭空间，比如将患者放在木盒或者特殊的密闭房间内，露出头部，接着将密闭的患者的身体的一侧抽真空，这样，患者身体的一侧就处于低气压状态，那么气体便能很容易地从通气的患者头部端进入肺部，实现肺通气。1928年，这样的机器被医生装上了电机和气泵，这就是呼吸机的雏形，这样的呼吸机被称为“铁肺”，成为了20世纪医院的常备装置，这也成为了机械通气史上的里程碑。

然而“铁肺”不仅限制了医生和看护人员的观察，也同时限制了患者的舒适性，因此自1960年，医院转而开始使用正压式呼吸机。对于症状较轻的患者，可以通过氧气面罩覆盖患者口鼻并将加压空气注入患者气道的非侵入方式帮助患者呼吸；对于症状严重的患者而言，则需要接管整个呼吸过程的装备，一根管子会被直接插入患者气道并向肺部直接打入空气，称为气管插管术（endotracheal intubation），通过一系列的气阀和支管，形成患者呼吸的回路，现代呼吸机在此基础上增加了内嵌的电脑系统，可以实时监控患者的呼吸情况，调整气流大小。呼吸机不是常规的治疗手段而是患者在危急情况下的“救命稻草”。呼吸机对于患者而言是一把“双刃剑”，患者在忍受加压空气流入身体的时候需要大量的镇静剂，重复换气也有可能导致长期的肺部损伤。以正压机械通气为例，其并发症包括了肺不张、气压伤、急性肺损伤、肺炎、过度通气、通气不足、氧中毒等，也会影响心脏、肾脏、营养、神经系统、肝脏、气道等生理功能。但在生死的博弈过程当中，呼吸机的确为患者带来生命的希望。因此在临床上，为了达到理想的血气指标而不考虑呼吸机的合理使用，不考虑潮气量、压力、氧浓度设置是欠妥当的，尤其需要关注急性呼吸窘迫综合征（ARDS）、哮喘、慢性阻塞性肺疾病（COPD）等有特殊呼吸力学的患者，其设置应遵循机械通气的原则。在使用呼吸治疗机器时，除非遇到患者氧合状况存在问题或者广泛性心肺功能不全等特殊情况，都应尽量避免使用100%O_2以减少引起氧中毒、低通气肺泡的吸收性肺不张等潜在风险。

二、呼吸功

人体本身的呼吸运动与气体压力密不可分。呼气和吸气是机体与外界大气进行气体交换的主要活动。呼吸的整个过程包括外呼吸和内呼吸两个方面。外呼吸包括肺通气、肺换气以及气体在血液中的运输；内呼吸主要指组织细胞从血液中获取气体和向血液中排放废气的过程以及组织细胞内的氧化代谢。从外呼吸的角度分析，吸气和呼气是有所不同的。在正常自主呼吸的情况下，吸气是主动发生的，而呼气是被动的。当机体用力呼气，那么被动的呼气也会有一定的主动成分。因此，无论是吸气还是呼气，都需要肺部的肌肉参与呼吸活动，呼吸肌正常做功才可以使肺部呼吸正常。

人类的呼吸生命活动必然涉及能量的转化。根据能量守恒定律，能量既不会产生也不会消失，只能从一种形式的能量转换成另外一种形式的能量。做功（W，work）是能量由一种形式转化为另一种形式的过程，在经典力学上定义为一个力F使物体在力的方向上移动了一段距离S，那么这个力在此方向上做的功可以表示为：

$$W=FS\cos\theta$$

θ 是力与运动方向的夹角。

虽然呼气是被动的，呼气的过程主要是将吸气时存储在肺和胸腔中的势能释放出去，但是当用力呼气时，呼吸肌就必然参与主动做功，这一部分能量的转化和肺部及胸部的机械特性有关。对于正常呼吸过程而言，呼吸肌需要克服非弹性阻力（即摩擦力）和弹性阻力两方面的阻力做功才可以使肺通气。其二者（非弹性阻力与弹性阻力）的区别在于只有肺部系统处于运动状态的时候才产生摩擦阻力，包括组织黏滞力和气道阻力。在生理学上，呼吸功用单位时间内跨结构的压力差P（可以理解为在肺部单位区域上的力）和肺在力的作用下发生的容积变化（v）的乘积来表示，即：

$$W=Pv$$

W即是单位时间内的呼吸功，单位是kg · m。对于一个健康的成年人，在正常情况下平静呼吸时的呼吸功为每分钟0.3~0.6kg · m。前面提到过，肺的呼吸肌在一次正常呼吸的过程当中所涉及的总功包含两个方面，是其克服弹性阻力和非弹性阻力而做功的总和。其中用来克服弹性阻力做的功约为2/3，而剩下的1/3则用来克服非弹性阻力。对于弹性高或（和）阻力高的患者，呼吸做功需要的压力会相对增高。呼吸功不是恒定不变的，随着生产劳动、运动的加剧，肺部呼吸频率增加、深度加大，那么呼气逐渐增加了其主动成分的参与，呼吸功甚至可以达到10kg · m。某些疾病，譬如慢性阻塞性肺疾病（COPD）、哮喘等（这类患者在需要呼吸支持的患者中占比很高）由于患者自身气流受限导致气体陷闭，都会相对应地增加患者的呼吸功，导致呼吸肌肉功能障碍，在病情恶化时，尤其需要机械通气的支持。一般而言，无论是平静状态还是运动状态，呼吸耗能仅占全身总耗能的3%~4%。

三、弹性阻力与非弹性阻力

人体呼吸的过程是能量损耗的过程，需要克服阻力做功。这样的阻力主要包括肺部弹性阻力和非弹性阻力两种。肺部弹性阻力指的主要有肺泡表面张力、肺、胸和腹部组织的回缩弹性力等。由于肺泡表面分布有很薄的一层液体，表面张力使液体有回缩的倾向，使肺泡回缩，因此吸气需要克服这样的回缩倾向。肺部实质及各组织的弹性指的是具有弹性的物体在受力发生形变之后恢复原状的物理趋势。肺实质等实质器官均具有弹性蛋白和胶原纤维，是具有弹性的，因此在吸气时也需要克服这样的阻力。

非弹性阻力主要包括肺部组织黏滞力和气道阻力。通气过程中组织会发生位移，这样就会加大通气的总阻力。因此，对于肥胖者、胸膜纤维化及有腹水的患者，其胸部组织黏滞力也会相应增大，需要克服其阻力呼吸需要做的功也就更大。气道阻力指的是气体流经气道所产生的摩擦阻力。

在呼吸治疗技术当中，分析患者呼吸做功的意义在于可以更好地衡量与评估患者的治疗效果。例如在使用吸入气体的主动湿化技术时，呼吸机对于患者努力感应的部位不同，就有可能影响呼吸机是否能对患者努力做出及时恰当的反应。例如湿化器如果位于患者和呼吸机感应部位之间，则有可能会加大气流阻力，导致患者所做的呼吸功增加；而如果将触发感应部位置于患者气道近端（最常用配置），那么湿化器对于气流阻力增加的现象、对患者呼吸做功的影响就相对可以忽略不计了。另外，呼吸机回路和气管导管也会增加患者的呼吸功，其主要源于呼气阀和PEEP装置。在新一代的呼吸机当中，用电子控制的呼气阀替代了原始气阀，减少了由于气阀造成的阻力，同时也减少了患者的呼吸功。同时，当患者需要撤离呼吸机前需要进行自主呼吸试验（SBT）以判断患者是否符合条件撤离呼吸机。然而一些患者出现呼吸肌能力减弱并与负荷之间失去平衡的情况；医源性原因导致的气管局部堵塞、呼吸机环路无效腔等都与气道阻力增加、患者需要做更多的呼吸功有关，进而影响患者自主呼吸试验失败，不能够脱离呼吸支持，撤离呼吸机。

四、吸入气的湿化

人体本身的呼吸气道具有加温、加湿的功能。而呼吸机输出的气体是干燥的混合气体。对于上呼吸道被人工气道旁路而失去上述功能的患者来说，直接使用干燥的混合气体用以呼吸，极有可能引起由于热量丢失和湿化不足而导致的不良生理反应，如呼吸道干燥、黏膜上皮损伤、肺功能下降、肺表面活性物质的活性下降等，在临床上表现为痰液干燥、肺不张或者低氧血症等。大多数呼吸机在吸气管路上连接有气体湿化装置。气体通过湿化装置后再进入人体呼吸道有助于保护气管和支气管的黏膜以防止出现分泌物干结的现象。因此，患者吸入气体的温湿度，需要符合呼吸道不同水平面的正常温湿度。过高的温湿度可能会引起过度湿化的问题，而过低的值也会相应地产生湿化不足的问题，需要视情况分析吸入气的湿化。

呼吸机的湿化器主要分为串联式和并联式两种。串联式的湿化器是指呼吸机送出的气体仅和湿化器液体表面接触，而后直接进入患者呼吸道。根据分子熵运动的原理，湿化器表面的液体分子不断逸出液体表面进入到空气中和呼吸机送出氧气混合，使气体“潮湿”，达到湿润气体的目的。气体不用进入液体内部，只和液面的部分液体分子混合接触，因此其阻力低、湿化效果较差。并联式湿化器指的是呼吸机送出的气体进入湿化器液面以下，和液体充分混合后再逸出液体进入气道。这种湿化器虽然使得气体湿化时受到的阻力较大，但其湿化效果却有了明显的改善。因此在治疗患者时，需要根据患者的通气阻力大小和疾病情况，选择适合的呼吸治疗设备予以治疗。

目标检测

答案解析

一、单选题

1.理想气体的基本含义是（　）

A.不可压缩的气体

B.绝对没有黏滞性的气体

C.分子质量均相同的气体

D.在任何温度和压强下都遵从气体状态方程的气体

E.一个现实生活中存在的气体

2.两种理想气体的温度相同时，则（　）

A.两种气体的压强不同

B.两种气体的分子动能一定相同

C.两种气体的分子动能不一定相同

D.两种气体分子的平均动能相同

E.以上说法均不正确

3.温度和压强相同的两瓶氧气罐，他们的（　）

A.质量一定相同

B.体积一定相同

C.总能量一定相同

D.质量和体积均相同

E.分子密度一定相同

4.一个氧气罐装满了液氧，那么（　）

A.不会有氧分子飞出液面

B.不会有蒸发现象

C.瓶中无任何气态氧

D.瓶中汽液动态平衡

E.以上说法都不对

5.肺泡内氧和二氧化碳分压分别为13.6kPa和5.3kPa；静脉血中氧气和二氧化碳分压分别为5.3kPa和6.1kPa。以下说法正确的是（　）

A.氧气从静脉向肺泡扩散

B.二氧化碳从肺泡向静脉扩散

C.二氧化碳从肺泡中进入血液，氧气从血液中进入肺泡

D.氧气从肺泡中进入血液，二氧化碳从血液中进入肺泡

E.以上说法均不正确

6.湍流的雷诺数（Re）大小范围正确的是（　）

A. $Re<2000$　　B. $Re<3000$

C. $Re<4000$　　D. $2000<Re<3000$

E. $Re>3000$

7.表面活性物质指的是（　）

A.表面张力系数很大的物质

B.表面张力系数很小的物质

C.能使液体表面张力系数变大的物质

D.能使液体表面张力系数减小的物质

E.以上说法均不正确

8.以下关于肺部的呼吸运动，说法正确的是（　）

A.吸气时，膈肌收缩，胸腔扩大，肺扩张，容积增大，肺内压低

B.呼气时，膈肌收缩，胸腔扩大，肺扩张，容积增大，肺内压低

C.呼气时，膈肌收缩，胸腔扩大，肺扩张，容积增大，肺内压高

D.吸气时，膈肌收缩，胸腔扩大，肺缩小，容积减小，肺内压高

E.以上说法均不正确

9.两个半径不同的肺泡相连，在正常情况下（　）

A.大泡减小，小泡增大　　B.大泡增大，小泡减小

C.大泡、小泡均增大　　D.大泡、小泡均减小

E.由于表面活性物质的存在，基本无变化

10.文丘里面罩是呼吸治疗中常用的装备，它的主要原理与（　）有关

A.泊肃叶定律　　B. C和D

C.道尔顿分压定律　　D.伯努利定律

E.以上均不正确

二、思考题

为什么在人体呼吸过程中大小肺泡的容量相对稳定，而不会像连通泡实验那样大泡变大，小泡变小？简述分析过程。

书网融合……

重点回顾

微课

习题

第三章　呼吸治疗药理学基础

PPT

学习目标

通过本章的学习，学生能够：

1. 重点把握常用的呼吸治疗药物：掌握气道廓清药物的药理作用、临床用途、不良反应；熟悉倍氯米松、异丙托溴铵、色甘酸钠、喷托维林的药理作用、临床用途、不良反应；了解祛痰药的药理作用和临床用途。

2. 学会总结不同的呼吸系统疾病的特征及用药特点。

3. 在临床治疗、护理工作中具备实事求是的严谨作风和救死扶伤的医护担当。

岗位情景模拟

情景描述　患者，女，35岁，患支气管哮喘10余年。近日因外出旅游，参观植物园后，出现支气管哮喘急性发作呼吸困难入院，医生给予丙酸倍氯米松和沙丁胺醇雾化吸入。

讨论　1. 为何对该患者应用沙丁胺醇和丙酸倍氯米松？

2. 应用上述药物时要注意哪些问题？

第一节　气道廓清药物

咳、痰、喘为呼吸系统疾病的常见症状，三者可单独存在或同时存在，相互影响。有效排出气道内分泌物是预防和治疗支气管、肺部感染的基本措施。黏液纤毛摆动机制常因为老化、吸烟、环境暴露和支气管扩张等因素受损；而咳嗽能力也会因为脑血管病变、镇静镇痛和肌松药应用或ICU获得性衰弱等因素下降或丧失，导致气道分泌物潴留。能够帮助排出气道分泌物、减少和控制与其相关的并发症的措施就是气道廓清技术，本节就应用气道廓清药物治疗做介绍。

一、呼吸道黏液的病理生理机制

呼吸道共有24级分支，可以分为有纤毛区和无纤毛区。纤毛区分布在第0~19级分支，远端的肺泡管和肺泡囊则无纤毛分布。在无纤毛分布的呼吸区，肺表面活性物质为膜状覆盖在肺泡表面，这种状态一方面有助于肺泡的稳定，防止肺泡出现塌陷和水肿，从而保证通气；另一方面还可以改善清除率，调节气道液体平衡和呼吸道炎症细胞的功能。当肺部存在疾病时，肺泡表面活性物质的组成和含量会受到影响，引起肺泡表面活性降低、肺不张、肺泡填塞等，从而使得肺通气受限，甚至有可能导致呼吸衰竭。

覆盖于气道内衬上皮细胞表面的液体至少存在2层，分别是黏液层（凝胶）和包绕纤毛的纤周层。黏液是漏出液与表面上皮及黏膜下腺体分泌物的混合物，其主要成分是水（95%）和糖蛋白（2%~3%），除此以外还有少量的蛋白聚糖（0.1%~0.5%）、脂类（0.3%~0.5%）、蛋白质和DNA。糖蛋白由分泌型黏蛋白构成，尤其是大分子聚合物MUC5AC和MUC5B，它们能使黏液具有流变性，而黏液是维持水分的可移动屏障，含有抗多种病原体的防御因子。黏液的正常分泌量约为15ml/d，黏液纤毛清除率为50μm/s，黏液分泌量在慢性阻塞性肺病（chronic obstructive pulmonary disease，COPD）中可增至3倍，在囊性纤维化中可增至10倍。黏液的液体样、黏性性质使其能被相关腺体排出，而黏液的固体样和弹性性质特点使其能将由运动的纤毛给予的能量转移、储存并转化成为运动所用。在黏液凝胶和纤周溶胶之间的表面活性物质层作为润滑剂，会促进能量从摆动的纤毛传送到黏液。正常情况下，水分含量为95%，但是黏液成分在疾病状态下可发生改变，例如吸烟者降至90%，囊性纤维化患者降至83%以下。吸烟可能是气道黏液失水的一个促发因素，因为疾病状态下黏蛋白浓度增加，黏液纤毛的清除率会下降，黏附的分泌物只能通过咳嗽才能消除。这种情况下，未清除的黏液则会导致气道梗阻和增加感染风险。

在确定某种药物有促进分泌物清除的作用后，还需要同时考虑黏液纤毛清除功能和咳嗽清除功能。一般来说，能够改善黏液纤毛运输的因素包括：较高的黏液弹性（存储被传输的能量）、较低的黏液黏度（以减少能量损失）、较高的黏附性（阻碍凝胶层波的形成）、较高的可纺性（衡量黏液拉丝能力的指标）、较高的纤毛摆动频率、更薄的黏液层，以及略低于纤毛高度的纤周凝胶层（以改善与纤毛尖端的耦合度）。相反，能提高咳嗽清除功能的因素包括：较高的黏液黏度、较低的黏液弹性（以降低咳嗽剪切的弹回力）、较低的黏附性（以促进凝胶层波的形成）、较低的可纺性（黏液拉丝的能力）、较厚的黏液层，以及高于纤毛高度的纤周层。若痰液脓性增加会导致其黏度、表面张力、弹性系数、接触角增加，并使咳嗽运输能力降低，但这些作用可能继发于水分含量减少。哮喘患者的痰液黏度最高，囊性纤维化患者的痰液黏度较低，而慢性支气管炎、气管扩张患者的痰液黏度居中。

有严重的呼吸系统疾病或咳嗽受损的人，黏液分泌过多可能是病理性的。正常情况下在健康个体中气道纤毛会不断清除黏液，但如果有炎症或感染，黏液分泌会增加，纤毛功能可能会受损，并且痰液的生物和物理特性可能会导致黏液分泌过多，这种情况下还可能同时伴随有肺功能和生活质量下降，咳嗽不适。文献报道，近50%慢阻肺患者存在气道高分泌症状，气道黏液高分泌与慢阻肺患者的肺功能加速下降，急性加重和高住院治疗率密切相关。气道黏液高分泌导致慢阻肺死亡的风险是非气道黏液高分泌患者的3.5倍。哮喘患者的气道黏液纤毛清除功能相较对照者明显下降，20%~40%的患者痰量增加，存在气道黏液高分泌症状，且其气道黏液与慢阻肺相比，更为黏稠，气道还易被胶状黏液栓阻塞，这些都与重症哮喘导致死亡密切相关。支气管扩张症是由于支气管及其周围肺组织慢性化脓性炎症继而纤维化，使支气管壁结构遭到破坏，最终导致支气管变形及持久扩张。气道黏液高分泌也是支气管扩张症的基础病理生理与临床特征之一，痰液长期蓄积在气道中无法排出，导致细菌定植，出现反复咳嗽、咳痰症状。现有研究表明，气道黏液高分泌已成为严重影响患者生活质量的因素之一，呼吸系统疾病治疗时除针对病因控制感染外，还可以配合使用气道廓清药、镇静镇痛药、肌松药等，这样既可以缓解症状，减轻患者痛苦，又可增强疗效，减少并发症的发生。

二、常用气道廓清药物

气道廓清药物主要指的是促黏液活性药物，这类药物能够改变黏液产生、分泌及黏液的性质和组成，或改善黏液与黏液纤毛上皮的相互作用。促黏液活性药物包括黏液溶解剂、黏液调节剂、黏液动力药、祛痰剂。

（一）黏液溶解剂

黏液溶解剂主要包括硫醇和硫醇衍生物等可使二硫键断裂的药物。例如，N-乙酰-L-半胱氨酸（NAC）、2-巯基乙磺酸可直接作用于黏蛋白，使黏液液化以降低其黏度。这些药物可能同时具有其他相关的抗氧化、抗炎和抗菌性质。值得注意的是，硫醇制剂的副作用有恶心、呕吐和过敏反应。

一项meta分析纳入了评估几种黏液溶解剂（如NAC、厄多司坦、羧甲司坦）用于慢性阻塞性肺病的随机试验，发现与安慰剂相比，只有高剂量NAC（1200mg/d）可预防疾病发作（OR=0.56，95%CI=0.35~0.92）。我们认为不同研究结果之间存在差异的原因可能是：NAC的剂量依赖效应（如剂量低于1200mg/d时缺乏抗氧化作用）、口服时较难进入支气管肺泡液，以及同时使用吸入性糖皮质激素的患者中NAC作用降低。早期研究中，NAC是通过吸入给药或支气管镜检查时直接灌注给药，因为人们发现NAC直接应用1分钟内可使黏液液化，在5~10分钟即可达到最大效应。然而，雾化NAC可导致急性支气管痉挛，由于缺乏有效性证据且应用时存在支气管痉挛的潜在风险，哮喘患者应避免使用雾化的NAC。

厄多司坦也是一种巯醇类药物，安全性较高，并且其胃肠道副作用较于其他硫醇衍生物更少。对不能使用ICS联合长效β受体激动剂或长效毒蕈碱类药物的COPD患者，该药可能是治疗COPD频繁发作的一种选择。然而将厄多司坦作为更确切吸入性治疗方案的辅助手段，其减少发作次数和疗效程度的相关证据不一。EQUALIFE研究纳入155例COPD患者进行随机试验，结果发现与安慰剂组相比，治疗组的发作率降低了30%，住院天数减少了58%，健康状况改善，并且COPD相关疾病花费降低。在另一项针对445例中度COPD患者的RESTORE试验中，与安慰剂组相比，常规治疗中加入厄多司坦后明显减少了轻度发作的发生率，但未减少中度和重度发作的发生率，也没有改善圣乔治呼吸问卷测定的生存质量，且厄多司坦治疗患者中还出现了中度或重度COPD发作增加的趋势。在另一项关于未戒烟COPD患者的研究中，它能降低白三烯B_4和氧化应激标志物的水平，提示厄多司坦除黏液溶解特性外，可能还有抗炎作用。

羧甲司坦在中国开展的PEACE研究是一项随机、双盲的试验，其中709例中度至重度COPD患者被随机分配至500mg羧甲司坦（S-甲基半氨酸）治疗组或安慰剂组，一日3次，连续治疗12个月。结果表明与安慰剂组相比，羧甲司坦治疗组的患者每年每人发作次数平均减少了0.34次（分别为1.35次vs1.01次）。圣乔治呼吸问卷调查显示，12个月时治疗组患者的生存质量也得到明显改善。

（二）黏液调节剂

吸入性糖皮质激素是通过影响黏液高分泌的基础病因而起到黏液调节的作用。以倍氯米松为代表，倍氯米松作为地塞米松的衍生物，局部抗炎作用比地塞米松强600倍。气雾吸入可直接作用于呼吸道发挥抗炎平喘作用，治疗效果好且全身不良反应少。研究表明，倍氯米松喷雾剂量>800μg/d时能明显改善慢性支气管炎患者的肺功能。一般用于其他平喘药不能控制的反复发作的哮喘患者，亦可用于过敏性鼻炎。但是对于哮喘持续状态的患者疗效较差，故不宜使用。长期吸入该药，可发生口咽部念珠菌感染，喷药后宜多漱口。目前，尚无官方指南将大环内酯类药物作为经典的祛痰剂，但是对有使用过抗生素的慢阻肺患者可推荐使用大环内酯类药物，达到抗感染和祛痰的双重治疗目的。

（三）黏液动力药

口服祛痰剂（如愈创甘油醚、溴己新及其代谢物氨溴索、土根酊和铵盐）能刺激胃神经，促进迷走神经介导的气道分泌物增加。

1. 氨溴索　是目前临床应用非常广泛的黏液动力药，可刺激呼吸道表面活性剂的形成及调节浆液性与黏液性液体的分泌，同时改善呼吸道纤毛区与无纤毛区的黏液消除作用，降低痰液及纤毛的黏着力，使黏痰容易咳出，亦可以降低COPD患者的急性加重并缓解咳嗽咳痰症状，缩短支气管扩张患者的住院时间。碘制剂通过降低黏液促进蛋白水解酶对蛋白质的分解作用以及增加纤毛的摆动频率，来发挥黏液溶解剂的作用。碘制剂包括碘化钾饱和溶液、多米奥醇和碘丙甘油。但是由于这些制剂存在较多的不良反应，不推荐将其作为COPD患者的黏液溶解剂使用。

2. 桃金娘油类祛痰剂 包括桉柠蒎和标准桃金娘油，主要成分均为桉油精和柠檬烯。标准桃金娘油能够重建上、下呼吸道的黏液纤毛清除系统的清除功能，从而稀化和碱化黏液，同时增强黏液纤毛摆动，增加黏液的移动速度，促进痰液排出。可作为咳痰困难COPD患者的选择之一，改善慢阻肺患者的血气分析结果。

3. 支气管扩张剂 通过改善气流和促进黏液清除而具有黏液动力的作用。β受体激动剂联合抗胆碱能药的双支扩剂能显著改善患者呼吸困难的症状；双支扩剂联合吸入激素的三联药物能进一步降低高风险COPD患者的急性加重风险，改善预后。β受体激动剂主要通过影响纤毛摆动频率来改善气道黏液的清除效果；抗胆碱能药异丙托溴铵可改善气道梗阻，且对黏液纤毛清除力无不良影响。在小型研究中，噻托溴铵对黏液纤毛清除功能的影响与安慰剂相同，但噻托溴铵不如福莫特罗。甲基黄嘌呤类可增加纤毛摆动频率，并促使水流向管腔，这能改善黏液清除，但它们同时也会有增加下呼吸道黏液分泌的风险。口服氨茶碱能增加COPD患者的气管和支气管黏液纤毛清除能力，但不能显著改善肺功能或咳嗽症状。磷酸二酯酶抑制剂罗氟司特虽然不是一种促黏液活性药物，但其对COPD反复发作且为慢性支气管炎表型或伴有较高咳嗽/咳痰评分的患者最为有效。随机试验已证实，使用罗氟司特可减少COPD发作频率，改善FEV，并改善呼吸困难评分。短效支气管扩张剂在用于缓解COPD的间歇性症状时，既可与短效抗胆碱能药物联用，也可单用，毕竟所有短效支气管扩张剂都能改善症状和肺功能。其优点在于起效迅速，缺点是作用时间较短（4~6小时），故通常首选联合治疗。

（四）祛痰剂

高渗盐水气雾剂传统上用于诱导痰液咳出以行诊断性评估。高渗盐水辅助痰液清除的作用主要有：刺激排痰性咳嗽；降低痰液的可纺性（形成拉丝的能力）；降低痰液的黏弹性。但应注意患者对高渗盐水的疗效和治疗反应可能不同，部分患者在高渗盐水雾化过程中易出现喘憋，诱发呼吸困难。因此，临床工作中应注意高渗盐水治疗的适应证。

吸入治疗是很多呼吸系统疾病的重要治疗措施。其优势包括：将药物直接输送到作用部位起效更快，通过减少药物的全身利用度来尽量减少不良反应。吸入装置主要包括压力定量吸入器、干粉吸入器、软雾吸入器和雾化器。

第二节　镇静药及镇痛药

一、呼吸系统疾病的镇静、镇痛药物治疗基础

一般来说，重症加强护理病房（intensive care unit，ICU）患者常常会因为疾病本身、各种有创操作和环境因素出现应激反应。主要表现为躁动，尤其是插管患者或沟通困难的患者。由于躁动会增加交感神经张力，造成不良的生理效应，因此需要控制躁动从而减轻患者的不适。临床需要基于评估进行镇静、镇痛药物的使用。

（一）ICU患者的疼痛、谵妄和躁动评估

1.疼痛　ICU收治的危重症患者经常遭受各种性质和不同部位的疼痛，疼痛引起应激反应。这种反应是一种多因素生理的以及代谢的级联反应，最初表现为患者焦虑、躁动和兴奋，进而引起机体新陈代谢增加，交感神经系统活动增强，循环系统中肾上腺素和去甲肾上腺素水平升高，相应的，副交感神经的活动降低，同时引起包括调节垂体激素交替紊乱的内分泌功能的广泛性变。

常规的患者处理（如吸引、重新摆放体位和理疗）、制动、创伤、手术、气管内导管以及其他监测设备都会引起疼痛。疼痛的证据包括但不限于面部扭曲、退缩、好斗、出汗、过度通气和（或）心动过速。虽然自我报告比疼痛行为量表好，但对于疼痛的评估，疼痛量表仍优于单独的生命体征评估。无论患者是否有沟通能力，都应将疼痛评估与及时治疗视为优先考虑的事情，因为在ICU入住期间，疼痛很可能被少报，一旦转出ICU，就有相当大比例的患者会报告在ICU治疗期间经历了中、重度的疼痛。

2.焦虑　焦虑为对真实或感知威胁产生的反应，伴随出现一种恐惧和自主觉醒的持续状态。对痛苦和死亡的恐惧、丧失自我控制与无法有效沟通所致的受挫是危重症患者焦虑的典型原因。症状和体征包括但不限于头痛、恶心、失眠、厌食、呼吸困难、心悸、头晕、口干、胸痛、虚汗、过度通气、皮肤苍白、心动过速、发抖和（或）过度警觉。

3.谵妄　谵妄是一种器质性精神综合征，可表现为一种急性且潜在可逆的意识和认知功能损害，其严重程度会发生波动。谵妄在ICU患者中的发生率可高达80%，但在年龄较大患者、活动减退型患者和活动减退型谵妄患者中经常未被发现和重视。谵妄可能与潜在的因素（如感染）、医源性因素（如药物）或环境因素相关。在治疗之前，应当评估患者谵妄的诱因。在急性期，谵妄患者表现为短期记忆受损、知觉异常及间歇性定向障碍，症状通常在夜间加重，脑电图可能呈弥漫性慢波。由药物或酒精戒断引起的谵妄通常表现为

活动过度型谵妄，这也是造成危重症患者住院时间延长和死亡的一个危险因素。

谵妄的危险因素主要有电解质紊乱（低钙血症和低钠血症）、高淀粉酶血症、高血糖、氮质血症、肝脏疾病（高胆红素血症和肝酶升高）、感染、药物戒断、酒精戒断、营养不良、癌症、脑血管疾病、心肺疾病、高龄，以及某些药物（苯二氮䓬类、皮质类固醇、抗组胺类、β受体阻滞剂、抗心律失常药、洋地黄糖苷类和阿托品）的作用。

4. 镇静、镇痛的评分标准

（1）镇静评分标准　包括Ramsay镇静评分、镇静-躁动评分（sedation-agitation scale，SAS评分）。SAS评分包括从深度镇静且不能唤醒（1分）到极度危险的躁动（7分），其等级分法要比Ramsay镇静评分更可靠。

（2）镇痛评分标准　包括视觉模拟刻度尺（visual analogue scale，VAS）评分和数字比率刻度尺评分等。这些评分标准对于正确评价疼痛和镇静程度，改善对镇痛或镇静药物的用量调整等方面发挥了重要作用。谵妄评估工具（如ICU意识模糊评估法）用来常规评估危重症患者，并了解觉醒水平可能影响评估。

（二）危重症患者的镇静镇痛管理

应用镇静治疗必须在给予完善镇痛后进行。镇痛欠完善不仅容易导致过度镇静，而且会产生镇静过程中的躁动。

1. 非药物治疗

（1）人文关怀　及时安慰患者、频繁与患者沟通、定期的家属探视。另外，开放的ICU中家属可以陪伴，这种方法已经被越来越多的ICU采用。尽管一些ICU会使用物理约束，但这种方法绝不应作为处理ICU患者躁动的唯一方法，只能作为其他更能接受的镇静方法的补充，并且应短暂使用。

（2）改善环境　通过病房中灯光和背景的日夜变化，为视觉和听觉异常的患者配备眼镜、助听器等，以帮助建立正常的睡眠周期和认知行为治疗。认知行为治疗的方法有影音治疗、意象引导和放松疗法等，最方便的是让患者听音乐和看电影。

2. 药物干预　必要时可使用镇静、镇痛、肌松药和血管活性药物，以减轻患者苦楚，达到治疗目的。

二、镇静药

非药物干预和针对躁动的病因治疗不能充分控制躁动状态时，需要使用镇静药物。美国危重症医学学会（Society of Critica Care Medicne，SCCM）发布了关于重症患者镇静药物选择和启动的指南。该指南指出理想镇静药物的特点是镇静作用强，对呼吸、循环影响小，有一定的镇痛作用，作用时间短，无药物蓄积作用。ICU常用的镇静药物包括：苯二氮䓬类（如地西泮、劳拉西泮），丙泊酚和右美托咪定，巴比妥类药物（如硫喷妥和美比安）等。巴比妥类药物由于不是强效镇静剂且易引起明显的心血管和呼吸抑制，还可减少脑血流量，因此并非理想药物，仅用于对其他药物不耐受或无反应的患者，以控制患者在危重症期间的躁动状态。国内ICU常用的镇静药物主要是地西泮、咪达唑仑、丙泊酚、右美托咪定和氯胺酮。

（一）理想的镇静药物特点

理想的镇静药物应具有的优点：起效迅速，剂量效应可被预测；半衰期短，无蓄积，对呼吸、循环抑制较小；代谢不依赖肝肾功能；具有抗焦虑与致遗忘的作用；停药后能迅速恢复。2018年SCCM的PADIS指南建议使用非苯二氮䓬类药物：如右美托咪定或丙泊酚；而不使用苯二氮䓬类药物：如地西泮和咪达唑仑，理由是前者能缩短机械通气时间和降低谵妄发生率。

（二）常用镇静药

1.咪达唑仑

（1）优点　抗惊厥作用；可用于治疗震颤性谵妄；对血压影响极小。

（2）缺点　呼吸抑制；有致遗忘的作用；在危重症患者中的体内清除情况不可预知；增加谵妄发生率；增加机械通气时间。

2.丙泊酚

（1）优点　镇静效果呈剂量依赖性；起效时间短，适用于程序性镇静和气管插管；谵妄发生率较苯二氮䓬类少；在人机对抗的处理过程中，可用于抑制呼吸驱动力。

（2）缺点　可导致低血压；心脏抑制；呼吸抑制；高甘油三酯血症；丙泊酚相关性输注综合征；脂肪乳剂高热量；不适用于ECMO患者；缺少镇痛效果；经外周末梢输注时会引起灼热感。

3.右美托咪定

（1）优点　对呼吸抑制极少；谵妄发生率较苯二氮䓬类少；停止输注后能快速苏醒；可用于非机械通气患者。

依据PADIS指南，镇静应依据病情和病房医护比，尽可能在保证医疗安全下浅镇静，保持RASS评分为−2到+1，且建议应在达到镇静目标前使用镇痛药物，通常选择阿片类药物。医疗机构应有一个评估工具和具体的流程方案，使用经过有效验证的工具定期进行疼痛和镇静评估，提供明确的药物选择和剂量指导，疼痛治疗管理应优于镇静治疗。支持实际情况中使用多模式药物疗法作为镇痛的组成部分，以减少阿片类药物和镇静剂的使用。

（2）缺点　有时可见暂时性高血压。国外曾有研究报道与治疗相关的发生率大于2%的常见不良反应为低血压、心动过缓及口干。

三、镇痛药

镇痛药是一类作用于中枢或外周神经系统，选择性地消除或缓解痛觉的药物。本部分主要介绍阿片类药物、神经性疼痛药物及其他类镇痛药。

（一）阿片类药物

PADIS指南推荐静脉应用阿片类药物如吗啡（图3-1）、芬太尼等作为一线首选用药治疗非神经病理性疼痛。其作用特点是镇痛作用强大，但反复应用易成瘾，一旦停药会产生强烈的戒断症状，因此称为成瘾性镇痛药或麻醉性镇痛药，其使用应严格依照麻醉药品管理规定。所有可应用的静脉阿片类药物，在滴定至相似的疼痛强度终点时，均具有同等效应。常用阿片类药物的药代动力学见表3-1；常用阿片类药物的药效动力学见表3-2；芬太尼家族镇痛效价见表3-3。

表3-1　常用阿片类药物的药代动力学

项目	吗啡	芬太尼	舒芬太尼	瑞芬太尼
代谢部位	肝脏	肝脏	肝脏	血浆酯酶
排泄部位	多在肾脏、胆道	肾脏	肾脏、胆汁、原形从尿排泄	肾脏
清除率［ml/（kg·min）］	–	13.3	12.7	2800
排泄半衰期（min）	120~180	240	160	5~10
4h持续输注半衰期（min）	–	260	30	3~5
蓄积率	–	于胃壁和肺储存，90min后第二次血峰	很少	很少

表3-2　常用阿片类药物的药效动力学

项目	吗啡	芬太尼	舒芬太尼	瑞芬太尼
作用部位	μ，κ	μ	μ	μ
起效时间（min）	–	2~3	1.3~3.0	1
最大效应时间（min）	20	5~8	3~5	1~2
持续时间	3~4h	25~30min	25~50min	3~6min
等效剂量	10	0.1	0.01	0.1
治疗窗（LD_{50}/ED_{50}）	70~90	277	25211	–

注：ED_{50}（median effective dose）——使半数实验动物发生阳性反应的剂量；LD_{50}（median lethal dose）——使半数实验动物死亡的剂量；TI（therapeutic index）——LD_{50}/ED_{50}（表示药物安全性能的指标）。

表3-3　芬太尼家族镇痛效价

药物（ng/ml）	效价	治疗指数
吗啡	1	70~90
哌替啶	1/10	4~7

续表

药物（ng/ml）	效价	治疗指数
芬太尼	100	277
舒芬太尼（肝功能不全的有蓄积）	1000	25000
瑞芬太尼	300	33000
阿芬太尼	10~20	1080

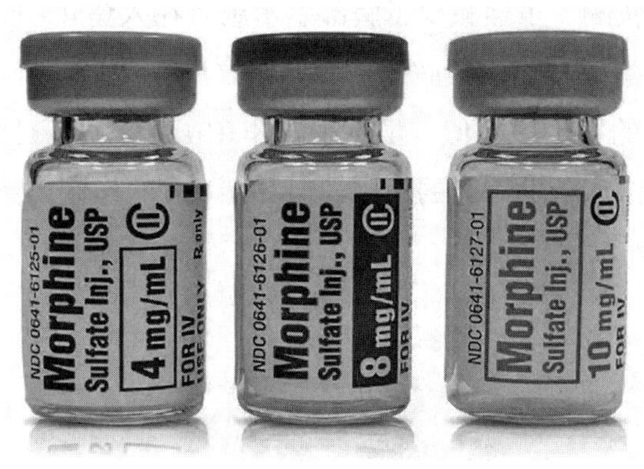

图 3-1　吗啡

（二）神经性疼痛药物

联合使用神经性镇痛药（如加巴喷丁、卡马西平及普瑞巴林）和阿片类药物，可用于神经性疼痛管理中的危重症患者及ICU成年人心血管手术后的疼痛管理。神经性疼痛药物作为阿片类药物的佐剂，其镇痛效果已在患有格林巴利综合征的危重症患者或最近接受心脏手术的成年患者中得到了验证。在这两个群体中，它们的使用显著降低了阿片类药物在其24小时内的用量。在心脏手术患者中，神经性疼痛药物的使用不影响拔管时间或ICU停留时间。

（三）其他类

1.对乙酰氨基酚　使用对乙酰氨基酚作为阿片类药物的辅助剂，以降低危重症患者的疼痛强度和阿片类药物剂量。与围术期安慰剂相比，每6小时静脉注射对乙酰氨基酚1g与术后24小时疼痛强度减弱和阿片类药物使用量减少有关。但是静脉注射对乙酰氨基酚有致低血压的风险，可能会限制在部分患者中的使用。考虑到这些因素，专家组建议使用对乙酰氨基酚（静脉注射、口服或直肠）治疗重症患者的疼痛，特别是对使用阿片类药物相关安全性问题风险较高的患者，以减轻疼痛强度和阿片类药物的使用剂量。

2.奈福泮　尽量使用奈福泮作为阿片类药物的辅助或替代品，以减少阿片类药物的使用。如图3-2所示，奈福泮是一种非阿片类镇痛药，20mg剂量能产生与6mg吗啡静脉注射相当的镇痛效果。与阿片类药物和其他非阿片类镇痛药（如环氧化酶-1选择性非甾体抗炎药）相比，奈福泮具有潜在的安全性优势，因为其对凝血、胃黏膜完整性、肾功能、呼吸抑制和肠运动无任何影响。但奈福泮的不良反应可能有心动过速、致青光眼、癫痫发作及谵妄。在心脏手术中，患者自控镇痛时，奈福泮的镇痛作用类似于静脉注射芬太尼，恶心程度较低。

3. 氯胺酮　低剂量氯胺酮1~2μg/（kg·h）可作为减少术后成年人阿片类药物使用的有效措施。静脉注射氯胺酮，虽然减少了腹部手术患者在入住ICU时对阿片类药物的需求，但没有改善患者主观疼痛的强度。氯胺酮和对照组之间副反应（即恶心、谵妄、幻觉、通气不足、瘙痒和镇静）的发生率相似。虽然来自非ICU患者随机对照试验的间接证据支持氯胺酮作为阿片类药物镇痛辅助用药的作用，但其在ICU的作用仍然是有限的。

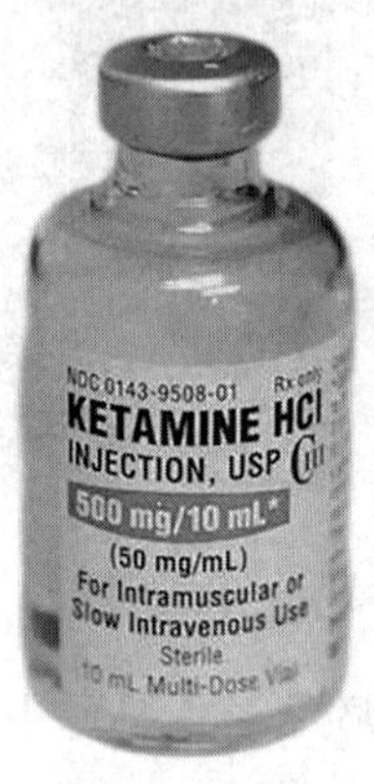

图 3-2　奈福泮

第三节　肌松药

肌松药（即神经-肌肉阻滞剂）是选择性作用于骨骼肌、神经肌间接头的一类药物，通过与N_2胆碱能受体结合，一过性阻断神经与肌肉间的兴奋传递，从而产生肌肉松弛作用。肌松药的主要用途在于全身麻醉，需要在镇静-镇痛基础上使用，其在ICU应用的场景有气管插管，肺保护通气（如重度ARDS 48小时内早期使用），治疗痉挛性疾病（如破伤风、癫痫持续状态、阵挛性抽搐等）和辅助降温治疗等。

一、理想肌松药的特点

非去极化作用；起效快；时效短且可控；恢复迅速；无蓄积作用；无心血管副作用；无组胺释放；能被完全拮抗；药效高；代谢产物无药理学活性。在使用肌松药过程中需注意肌松药的不良反应：干扰自主神经功能；过敏、过敏样反应、组胺释放；恶性高热（去极化肌松药）；肌颤，高钾血症；高眼、颅、胃内压（去极化肌松药）；术后肌松作用残留；长期用药对神经肌肉等的危害。

各种肌松药对自主神经作用、组胺释放的影响详见表3–4。临床常用肌松药2倍ED_{95}的起效时间详见表3–5。去极化肌松药不良反应及防治详见表3–6。非去极化肌松药不良反应及防治详见表3–7。肌松药是麻醉手术期使用的各种药物中引起过敏反应发生率最高的药物之一，但国内文献少见报道。对肌松药能引起过敏反应的现象需有足够的重视，对一种肌松药过敏的患者有可能对另一种肌松药产生交叉过敏。

二、常用肌松药

（一）肌松药对自主神经作用、组胺释放的影响（表3–4）

表 3–4　肌松药对自主神经作用、组胺释放的影响

药物	自主神经节N_1受体	内脏M受体	组胺释放
琥珀胆碱	兴奋	兴奋	轻度
筒箭毒碱	阻滞	无	中度
泮库溴铵	阻滞	阻滞	轻度
维库溴铵	无	无	偶尔
阿曲库铵	无	无	轻度
顺阿曲溴铵	无	无	无
罗库溴铵	无	阻滞弱	轻度
加拉碘铵	无	阻滞弱	轻度
哌库溴铵	无	无	无

（二）临床常用肌松药2倍ED_{95}的起效时间（表3–5）

表 3–5　临床常用肌松药 2 倍 ED_{95} 的起效时间

分类	起效时间	非去极化类		去极化类
特快起效类	<1min	氨基甾类	苄异喹啉类	琥珀胆碱
快速起效类	1~2min	罗库溴铵	–	–
中速起效类	2~4min	维库溴铵、泮库溴铵	米库氯铵	–
慢速起效类	>4min	哌库溴铵	多库氯铵	–

（三）去极化肌松药不良反应及防治（表3-6）

表 3-6　去极化肌松药不良反应及防治

不良反应	防治
窦性心动过缓或室性逸搏心律	预先给予阿托品或格隆溴铵预防；对于婴幼儿，不主张用琥珀胆碱
肌束震颤	预先给予小剂量非去极化肌松药
高钾血症	大面积创伤、烧伤、上运动神经元损伤者与高钾血患者禁用琥珀胆碱
眼内压、颅内压、胃内压升高	闭角型青光眼和颅内压升高患者禁用琥珀胆碱
恶性高热	有恶性高热家族史或易感者禁用琥珀胆碱

（四）非去极化肌松药物的不良反应和防治（表3-7）

表 3-7　非去极化肌松药物的不良反应和防治

非去极化药物	不良反应和防治
阿曲库铵	1. 可引起心血管反应和组胺释放增加
	2. 大剂量及注药速度较快可诱发支气管痉挛，甚至发生惊厥
	3. 哮喘患者禁用阿曲库铵
	4. 减小剂量及缓慢静注可预防血压和心动过速
哌库溴铵	1. 无心血管不良反应，不引起组胺释放增加
	2. 主要由肾脏排泄，故肾功能不全患者禁用

镇静、镇痛和肌松药在ICU特别是机械通气患者中常用，但每种药物都有其优缺点，尤其是还有各自适用的场景。另外还需要临床医生在熟悉各种药物的前提下，依据相关检测结果和不同患者的特点来选择合适的药物，并合理、及时地调整剂量。任何药物都有其“弊”的一面，临床应用始终是利弊的权衡，如符合条件，应尽可能减小剂量和及时停用。凡是药物都需要在临床严密监测下使用，调整各自的剂量时不仅需要相应的量表来指导，还需要医生和护士的配合，并且需要设立相应的流程，然后针对使用过程中的问题，不断进行流程的调整和优化。没有完美的药物，但需要有完美的流程。

第四节　血管活性药物

血管活性药物在抢救休克等危重症患者中至关重要。实际上“血管活性药物”的精确表述应包含变力性药物和血管活性药物。变力性药物主要是指能影响心肌收缩力的一类药物，包括正性变力性药物和负性变力性药物，临床常用的药物如拟交感胺类药物、洋地黄类、磷酸二酯酶抑制剂（如米力农和氨力农）以及近年新出现的钙增敏剂（如左西孟旦）等。

血管活性药物是指通过调节血管舒缩状态，改变血管张力和改善微循环血流灌注的一类药物，如硝酸酯类和血管加压素等。临床上有20%~40%的重症患者在住ICU期间曾使用变力性药物或血管活性药物。而一项回顾性调查发现，超过60%的患者接受了不恰当的变力性药物治疗，有将近80%患者变力性药物的联合使用也是不合适的。药物的不恰当使用主要源自医务人员对药理学机制和临床使用缺乏了解。本节重点讲述的是休克抢救常使用的正性肌力药物和缩血管药物。

一、血管活性药物的机制和效应

为了评估各种血管活性药物的差别，必须充分了解参与调节心脏、血管、细支气管、子宫及胃肠道的儿茶酚胺受体（肾上腺素能受体）的功能。一般将儿茶酚胺受体分成三大类，即①α受体（α_1和α_2）；②β受体（β_1和β_2）；③多巴胺受体（DAR：DA_1和DA_2）。

（一）儿茶酚胺受体的生理及药理作用

α_1受体主要分布于细小动脉及心肌，其受体活性为细小动脉收缩，微弱正性肌力作用及负性变时效应。α_2受体主要分布于交感神经末梢及中枢神经系统，其受体活性为突触前抑制去甲肾上腺素的释放。β_1受体主要分布于心脏（心房、心室、窦房结），其受体活性为正性肌力作用及变时效应，可提高房室传导性。β_2受体主要分布于细小动脉、动脉、静脉、细小支气管、子宫及胃肠道，其受体活性为外周血管扩张。多巴胺受体主要分布于肾脏及肠系膜动脉，其受体活性为肾血管及肠系膜血管扩张，有利于钠及利尿作用。

（二）不同血管活性药物的效应 微课

1.去甲肾上腺素　去甲肾上腺素为去甲肾上腺素能神经末梢释放的神经递质。其激动α受体作用强大，对α_1和α_2受体无选择性；对心脏的β_2受体作用较弱。另外，去甲肾上腺素可以激动血管α_1受体，使血管收缩，主要收缩小动脉和小静脉，皮肤黏膜的血管收缩最明显，其次是肾脏血管。动脉收缩使血流量减少，静脉的显著收缩使总外周阻力增加。由于心脏兴奋、心肌的代谢产物增加，导致冠状血管舒张，同时因血压升高，提高冠状血管的灌注压，使得冠脉血流量增加。去甲肾上腺素激动心脏的β_1受体作用较弱，使心肌收缩性加强，心率加快，传导加速，心排出量增加，整体看来，心率由于血压升高而反射性减慢。另外，由于药物强烈的血管收缩作用，总外周阻力增高，增加心脏射血活力，使心排出量不变或略下降；当增大剂量，心脏自动节律性增加，可能引起心律失常。去甲肾上腺素是感染性休克和心源性休克抢救时的首选升压药物。

2.肾上腺素　肾上腺素是肾上腺髓质分泌的主要激素，其生物合成主要是在髓质嗜铬细胞中首先形成去甲肾上腺素，然后经苯乙胺-N-甲基转移酶的作用，使去甲肾上腺素甲基化从而形成肾上腺素。

肾上腺素主要激动α和β受体。作用于心肌、传导系统和窦房结的β_1及β_2受体，可加强心肌的收缩性，加速传导，加快心率，提高心肌的兴奋性，增加心的排出量，除此之外，还可舒张冠状血管，改善心肌的血供。肾上腺素兴奋心脏，使得心肌耗氧量增加，如剂量过大或静脉注射过快时，可引起心律失常，期前收缩，甚至引起心室纤颤。

肾上腺素可以激动血管平滑肌上的α受体，血管收缩；激动β_2受体，血管舒张。在人体内，各部位血管上肾上腺素受体的种类和密度各不相同，其对血管的作用取决于各器官血管平滑肌上α和β_2受体的分布密度以及给药剂量的大小。小动脉及毛细血管前括约肌血管壁的肾上腺素受体密度高，血管收缩明显；皮肤、黏膜、肾和胃肠道的血管平滑肌α受体在数量上占优势，故收缩最为强烈；而在骨骼肌和肝脏的血管平滑肌上的β_2受体占优势，故小剂量肾上腺素可使得这些血管舒张；肾上腺素也可舒张冠状血管。在皮下注射治疗量或低浓度静脉滴注肾上腺素时，心脏兴奋，皮肤黏膜血管收缩；较大剂量静脉注射时，缩血管反应使收缩压和舒张压均升高。

肾上腺素对平滑肌的作用取决于器官组织上肾上腺素受体的类型。如激动支气管平滑肌的β_2受体，发挥强大的舒张支气管的作用，并能抑制肥大细胞释放组胺等过敏物质；激动支气管黏膜血管的α受体，可使其收缩，降低毛细血管的通透性，有利于消除支气管黏膜水肿；肾上腺素的受体激动作用可使膀胱逼尿肌舒张，而α受体激动作用使三角肌和括约肌收缩，可导致排尿困难和尿潴留。

肾上腺素是过敏性休克抢救时的首选药物，使用时需肌内注射。另外，肾上腺素静脉持续泵注也作为感染性休克重症患者抢救的二线治疗药物。

3. 去氧肾上腺素　去氧肾上腺素为人工合成品，可以直接或间接地激动α受体，对α_1受体选择性较高，又称α_1受体激动药。去氧肾上腺素收缩外周血管，引起外周血管阻力增加，可显著增高血压。与去甲肾上腺素相比，作用相似但较弱，其降低肾血流作用要比去甲肾上腺素更为明显，作用时间也更久。去氧肾上腺素仅作用于α受体而不激动β受体，在升高血压的同时，可反射性引起心率下降，故临床上用于低血压伴心率加快患者的辅助治疗。

4. 异丙肾上腺素　异丙肾上腺素是人工合成品，主要激动β受体，对β_1和β_2受体选择性很低，对α受体几乎无作用。

异丙肾上腺素对心脏β_1受体具有强大的激动作用，表现为正性肌力和正性频率作用，同时缩短收缩期和舒张期。与肾上腺素相比，异丙肾上腺素加快心率、加速传导作用较强，心肌耗氧量增加明显，对窦房结有显著的兴奋作用。既往常用于治疗心动过速，但因其会增加心肌耗氧量，引起或加重心肌缺血，需谨慎应用。异丙肾上腺素还可激动β_2受体，舒张支气管的平滑肌，并且具有抑制组胺等过敏介质释放的作用，但对支气管黏膜的血管无收缩作用，故消除黏膜水肿的作用不如肾上腺素。

5.多巴胺　多巴胺是去甲肾上腺素生物合成的前体物质。多巴胺主要激动α受体、β受体和外周的多巴胺受体，并可促进神经末梢释放去甲肾上腺素，其对心血管的作用与用药浓度有关。多巴胺在低剂量时主要与肾脏、肠系膜和冠状动脉的多巴胺受体结合，导致血管舒张。舒张肾血管，可使肾小球的滤过率增加，具有排钠利尿的作用，但是并不能改善肾功能，因此，临床上不再建议应用小剂量多巴胺。中等剂量的多巴胺作用于心脏上的多巴胺受体，可使心率加快，心肌收缩力增强，心排出量增加，体循环阻力增加不明显，可应用于收缩性心力衰竭患者。另外，多巴胺在高剂量时激动血管的α受体，导致血管收缩，引起体循环外周阻力增加，血压升高，可作为感染性休克的二线治疗用药。

6.多巴酚丁胺　多巴酚丁胺为人工合成品，其化学结构、体内过程与多巴胺相似，主要激动β_1受体，增加心肌收缩力，增加心排量。与异丙肾上腺素相比，其正性肌力作用比正性频率作用显著，较少增加心肌耗氧量，也较少引起心动过速。对于感染性休克患者，当充分进行液体复苏且应用去甲肾上腺素增高平均动脉压后仍存在低灌注伴心肌功能障碍者，应联合使用多巴酚丁胺以改善组织灌注。

7.米力农　米力农为磷酸二酯酶抑制剂，其通过提高心肌细胞内的环磷酸腺苷浓度，增加细胞内的钙浓度，使心肌收缩增强，此效应不依赖于β受体的兴奋作用；通过增加血管平滑肌细胞内的环磷酸腺苷浓度来扩张血管，降低肺血管阻力，发挥正性肌力和血管舒张的双重作用。米力农能增加心排血量，同时降低外周血管阻力和肺动脉压力，临床可单独应用或者与儿茶酚胺类药物联合应用于急性或慢性心力衰竭患者，尤其适用于合并右心功能不全和肺动脉高压者。

8.左西孟旦　左西孟旦是钙离子增敏剂，可与肌钙蛋白C结合，增加肌钙蛋白C与钙离子复合物的构象稳定性，增强心肌收缩力。与传统正性肌力药物不同的是，左西孟旦不增加细胞内的钙浓度，因此不增加心肌耗氧量，也不易诱发恶性心律失常。左西孟旦通过激活ATP敏感的钾通道，扩张冠状动脉从而增加冠脉血流，扩张周围血管以降低外周阻力，扩张肺动脉以降低肺动脉压力，并且具有心肌保护作用。另外，左西孟旦还可增加急性失代偿性心力衰竭患者的心排血量，降低体循环和肺循环阻力，其血流动力学效应可以持续数日，亦可有效治疗慢性失代偿性心力衰竭。

二、常用血管活性药物的配制

由于血管活性药物在危重症患者的救治过程中至关重要，故需要做到安全、精准、有效。血管活性药物的种类多样，用药配制浓度和剂量范围都有相应要求，为方便配制和快速计算给药剂量，浙江大学医学院附属邵逸夫医院总结了常用血管活性药物的配制方法，见表3–8。

表 3-8　ICU 常用血管活性药物配制和剂量转换

药名	剂量/支	配置方式（加至总容量50ml）	剂量转换	常规剂量
多巴胺	20mg × 2ml	kg × 3/5%GS 50ml	1ml/h：1 μg/（kg · min）	5~20μg/（kg · min）
多巴酚丁胺	20mg × 2ml	kg × 3/5%GS 50ml	1ml/h：1 μg/（kg · min）	5~20μg/（kg · min）
肾上腺素	1mg × 1ml	kg × 0.03/5%GS 50ml	1ml/h：0.01 μg/（kg · min）	0.01~0.04μg/（kg · min）
去甲肾上腺素	2mg × 1ml	kg × 0.06/5%GS 50ml	1ml/h：0.02 μg/（kg · min）	0.02μg/（kg · min）起始
去氧肾上腺素	10mg × 1ml	40mg/5%GS 50ml	3ml/h：40 μg/min	40~180μg/min
米力农	5mg × 5ml	kg × 0.3/0.9%NS 50ml	1ml/h：0.1 μg/（kg · min）	0.375~0.75μg/（kg · min）
左西孟旦	12.5mg × 5ml	12.5mg/5%GS 50ml	1ml/h：0.7 μg/（kg · min）	0.05~0.2μg/（kg · min）维持 24h

三、血管活性药物的使用相关说明

临床上在使用血管活性药物时，经常会用到微量注射泵，可以将药物精确、匀速、定量、持续地泵注到患者体内。大多数患者对血管活性药物比较敏感，极小的速度改变或极短时间的中断都可能引起血压、心率的大幅度波动，甚至危及生命。换管时需做到及时、迅速，在剩余药物不多时（5~10ml 以下），及时备好下一组液体并做好更换准备以避免血压在换管时出现大起大落。使用血管活性药物的管路应尽量专管专用，因为混合用药可能改变用药的起始速度，避免同时输液、推注其他药物及抽血。应用缩血管药物及刺激性药物时，容易发生静脉炎或静脉硬化，渗漏时易发生局部缺血甚至坏死，因此应选择中心静脉管路输注。用药期间应密切监测患者的生命体征和其他相关指标，设置合适的配制浓度和初始速度，然后根据患者的血压、心率、心律和灌注指标等监测情况随时调整给药速度，同时应密切注意患者的药效具有个体差异。一般建议应用能达到治疗目标的最低有效剂量，既保证应用疗效，又避免药物使用过量带来的不良反应。

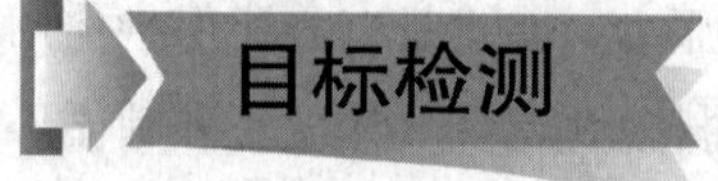

答案解析

一、单选题

1. 控制哮喘发作的首选药物是（　）

A. 肾上腺素　　B. 氨茶碱

C. 沙丁胺醇　　D. 异丙阿托品

E. 色甘酸钠

2. 通过兴奋β_2肾上腺素受体缓解支气管痉挛的药物是（　）

A. 氨茶碱　　B. 倍氯米松

C. 阿托品　　D. 酮替芬

E. 沙丁胺醇

3. 在治疗支气管哮喘过程中，容易出现心血管方面不良反应的药物可能是（　）

A. 沙丁胺醇　　B. 阿托品

C. 泼尼松　　D. 氨茶碱

E. 色甘酸钠

4. 为减少不良反应，用糖皮质激素平喘时宜（　）

A. 口服　　B. 静脉滴注

C. 皮下注射　　D. 气雾吸入

E. 肌内注射

5. 有溃疡病史的慢性支气管炎患者痰多，不能用下列哪个药物（　）

A. 氯化铵　　B. 羧甲司坦

C. 乙酰半胱氨酸　　D. 溴己新

E. 倍氯米松

6. 抢救过敏性休克的首选药物是（　）

A. 肾上腺素　　B. 去甲肾上腺素

C. 沙丁胺醇　　D. 异丙阿托品

E. 多巴胺

7. 下列不是去极化肌松药不良反应的是（　）

A. 心动过缓　　B. 肌束震颤

C. 恶性高热　　D. 眼压升高

E. 贫血

8. 以下不属于中枢性镇痛药的是（　）

A. 吗啡　　B. 阿司匹林

C. 芬太尼　　D. 舒芬太尼

E. 哌替啶

9. 支气管扩张症的基础病理生理与临床特征是（　）

A. 咳嗽　　B. 喘息

C. 呼吸困难　　D. 气道高分泌

E. 气道高反应

10. 临床常用的镇静药物不包括（　）

A. 地西泮　　B. 咪达唑仑

C. 丙泊酚　　D. 氯胺酮

E. 巴比妥

二、思考题

气道廓清药物主要分为哪几类？简述每一类的作用机制。

书网融合……

重点回顾

微课

习题

第四章 常用肺功能检测

PPT

学习目标

通过本章内容学习，学生能够：

1. 掌握血气分析报告的内容及临床意义、通气功能检测和换气功能检测的方法；熟悉通气功能检测和换气功能检测结果的临床意义；了解血气分析的标本采集过程。

2. 学会解读血气分析、通气功能检测、换气功能检测的报告；能熟练指导被检查者进行通气功能和换气功能检测。

3. 具备人文关怀意识、良好的沟通能力和稳定的情绪。

岗位情景模拟

情景描述 患者，男，18岁。就诊自诉反复呕吐14个小时，自感不适。动脉血气结果如下：pH 7.49，PaO_2 95mmHg，$PaCO_2$ 34kPa，HCO_3^- 31mmol/L，Na^+ 138mmol/L，K^+ 3.0mmol/L。

讨论 1. 该患者的血气分析结果如何？

2. 简析患者出现此类酸碱平衡失调的原因。

肺功能检查是运用呼吸生理知识和现代检查技术探索人体呼吸系统功能状态的检查，包括血气分析、肺容积、通气功能、弥散功能、气道阻力、肺血流、呼吸动力学等方面的检查。通过肺功能检查可进行肺实质、肺血管、呼吸肌等功能状态进行评估，本章着重介绍血气分析、通气功能测定、弥散功能测定三方面。

第一节 血气分析

血气主要指血液中所含的氧气（O_2）和二氧化碳（CO_2）两种气体。血气分析就是指通过血气分析仪测定出血液pH、氧分压（PO_2）、二氧化碳分压（PCO_2）三个主要指标，并由这三个指标计算出其他相关指标，包括碳酸氢盐（HCO_3^-）、缓冲碱（BB）、碱剩余（BE）、阴离子间隙（AG）等酸碱平衡指标，从而对患者体内的酸碱平衡、气体交换及氧合作用做出全面判断。

一、气体在血液中的运输

详见第一章。

二、酸碱平衡的调节

正常人体血液的pH在7.34~7.45，维持其稳定依赖于人体有一整套完善的调节酸碱平衡的缓冲体系，主要包括血液缓冲体系、呼吸和肾脏对酸碱平衡的调节机制。人体的酸碱平衡缓冲体系通过排出体内多余的酸性或碱性物质，维持血液中酸性和碱性物质按一定比例构成从而维持pH在正常范围内。肌肉组织、肝脏、骨骼组织等也有一定的酸碱平衡调节作用。

（一）血液的缓冲作用

血液缓冲体系包括血浆缓冲体系和红细胞缓冲体系。血浆缓冲体系包括碳酸氢盐缓冲对（$NaHCO_3/H_2CO_3$）、磷酸氢盐缓冲对（$NaHPO_4/NaH_2PO_4$）等，红细胞中有$KHCO_3/H_2CO_3$、K_2HPO_4/KH_2PO_4、$KHbO_2/HHbO_2$、KHb/HHb等。其中，以碳酸氢盐缓冲对最为重要。

（二）肺对酸碱平衡的调节

H_2CO_3能通过肺以CO_2气体形式排出体外，称为挥发性酸。肺就是通过排出CO_2气体的形式将酸性物质排出而调节酸碱平衡的。颈动脉窦及主动脉弓为主要的外周化学感受器，通过感受血液中pH、$PaCO_2$、PaO_2的变化调节呼吸中枢，从而实现对酸碱平衡的调节。当动脉血中pH下降、$PaCO_2$升高、PaO_2下降时，可通过上述反射途径刺激呼吸中枢，促使呼吸加深加快，排出更多的CO_2，降低血液中酸的含量。相反，当动脉血中pH升高、$PaCO_2$下降时，则使得呼吸减慢从而减少CO_2的排出，升高血液中酸的含量。

（三）肾对酸碱平衡的调节

除挥发性酸外，其他不能经肺排出体外的酸称为固定酸，包括有H_2PO_4、H_2SO_4、乳酸等有机酸。肾则是通过调节HCO_3^-及排泄固定酸进行酸碱平衡的调节。成年人每天可通过肾排出70~100mmol酸性物质。肾对酸碱平衡调节的途径主要包括以下几个方面。

（1）肾小管分泌H^+、重吸收$NaHCO_3$，使得H^+与固定酸根结合，经尿液排出。

（2）肾小管分泌NH_3，与H^+结合形成NH_4^+，经尿液排出体外。

（3）当HCO_3^-升高，浓度超过肾阈值（28mmol/L）时，肾会排出多余的HCO_3^-。

三、血气分析样本的采集及处理

血气分析不同于一般的血液检查，其样本采集的正确与否对结果的影响很大。因此，血气分析样本的正确采集和处理是保证血气分析结果可靠性的重要环节。

（一）血气分析样本的采集

1.采血前准备　采集血液样本时，应让患者处于安静舒适状态以减轻疼痛和紧张感，保持呼吸稳定，因呼吸状态的改变会影响血气分析结果的准确性。如患者可暂停吸氧，应在停止吸氧20分钟后进行采血；若无法停止吸氧，需标注吸氧流量用于计算患者每分钟吸入的氧量；对于体外循环的患者，须在血液得到混匀之后再进行采血。

2.动脉血的采集

（1）血气分析的样本　一般采用动脉血全血，只有在动脉采血非常困难或者有特殊需要时才会采集静脉血。而动脉血的采集常使用的是桡动脉、肱动脉、股动脉等，其中最常用的是桡动脉。

（2）采血　应使用密封性好的2~5ml玻璃注射器，目前常使用专用动脉血气分析采血管（图4-1）。如使用玻璃注射器，需配置肝素（1000U/ml）进行抗凝，若使用专用动脉血气采血管，其内已含有肝素。穿刺针进入动脉后，注射器内芯会随着动脉血进入注射器自动上升，取1~2ml全血即可拔针。动脉抽血拔针后应按压5~10分钟，如患者存在凝血功能障碍按压时间应更长。拔针后，切记不能回吸注射器，只能稍外推，排出第一滴血弃去，以便排尽空气。离体的针头应立即用肝素帽密封，隔绝空气与血液。将注射器针筒在两手间来回滚搓20秒，将肝素与血液充分混匀，并立即送检。

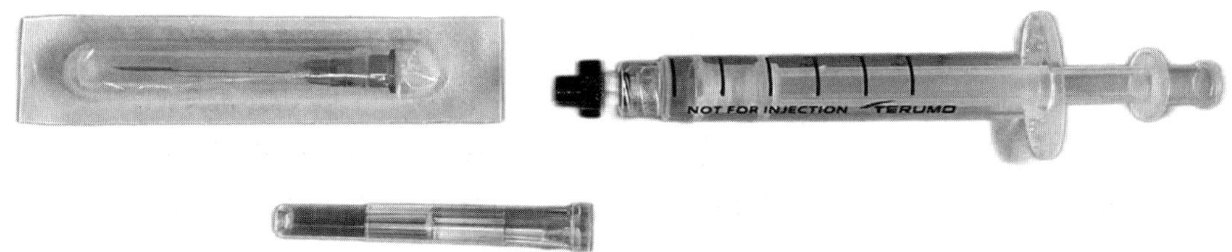

图4-1　专用动脉血气分析采血管（下方为肝素帽）

（二）血气分析样本的处理

血气分析样本应在采血后立即送检，一般不超出30分钟。因采出的全血中活细胞的代谢仍在进行，O_2继续被消耗，CO_2则继续在产生，存放时间的长短会影响结果的准确性。如不能立即送检，则应在4℃进行保存，也不宜超过2小时。

四、血气分析常用的指标与参数

临床常用的血气分析报告主要包括两组重要指标。一组为气体交换指标，如血氧分压（PO_2）、血二氧化碳分压（PCO_2）、血氧饱和度（SO_2）；另一组为酸碱平衡指标，如pH、HCO_3^-、BE等。血气分析常用的指标及参数见表4-1。

表4-1　血气分析常用指标与参数

常用指标	英文缩写	参考值（动脉血）
酸碱度	pH	7.35~7.45
氧分压	PO_2	1.64~13.30kPa（80~100mmHg）
氧饱和度	SO_2	91.9%~99%
二氧化碳分压	PCO_2	4.66~5.99kPa（35~45mmHg）
二氧化碳总量	TCO_2	23~28mmol/L
实际碳酸氢盐	AB	21~28mmol/L
标准碳酸氢盐	SB	23~25mmol/L
缓冲碱	BB	BBb（全血缓冲碱）45~55mmol/L BBp（血浆缓冲碱）41~43mmol/L
碱剩余	BE	-3~+3mmol/L
阴离子间隙	AG	10~14mmol/L

（一）酸碱度（pH）

1.定义及计算　pH是H^+浓度的负对数，临床上常用于血液酸碱度的表示。动脉血pH主要受碳酸氢盐缓冲对（$NaHCO_3/H_2CO_3$）的影响，其计算公式常用亨德森-哈塞尔巴尔赫方程（H-H方程）：

$$pH = pKa + \log\frac{\left[HCO_3^-\right]}{H_2CO_3} = pKa + \log\frac{\left[HCO_3^-\right]}{\alpha \times PaCO_2}$$

在37℃时，p*K*a等于6.1，α（CO_2溶解常数）为0.03mmol/（L·mmHg）。一般情况下，［$NaHCO_3$］/［H_2CO_3］=20∶1，pH为7.40。当其中任何指标发生变化时，血浆pH发生变化。

2.参考区间及临床意义　动脉血pH在7.35~7.45之间。当pH<7.35为失代偿性酸中毒，pH>7.45则为失代偿性碱中毒。但pH在正常范围，也不能排除存在酸碱平衡紊乱。当患者存在酸碱平衡紊乱，但完全代偿，或同时存在强度相等的酸中毒和碱中毒时，血pH可正常。

（二）氧分压（PO_2）

1.定义　PO_2是指物理溶解在血液中的氧气所产生的张力。肺通气和肺换气功能障碍都能引起血PO_2下降。因此，PO_2是判断机体是否缺氧的重要指标。

2. 参考区间及临床意义 动脉血氧分压（PaO_2）正常值为10.64~13.30kPa（80~ 100mmHg）。临床上将PaO_2低于60mmHg作为呼吸衰竭的指标；当PaO_2低于30mmHg时会危及生命。静脉血氧分压在4.65~5.32kPa（35~40mmHg）。

（三）氧饱和度（SO_2）

1. 定义 SO_2是指血液中氧合血红蛋白（HbO_2）与血红蛋白（Hb）总量的比值。SO_2大小常取决于PO_2同时还受PCO_2、2，3-二磷酸甘油酸、CO及Hb的质和量的影响。

2. 参考区间及临床意义 动脉血氧饱和度（SaO_2）正常范围在91.9%~99%，可反映肺的氧合情况及Hb的携氧能力，但反映机体是否缺氧PaO_2比SaO_2更敏感。贫血时，因Hb总量减少，虽SaO_2正常但机体可能存在缺氧；在CO中毒时，PaO_2可正常，但SaO_2却是降低的，释放O_2减少，组织细胞存在缺氧情况。静脉血氧饱和度（SvO_2）在60%~85%。

（四）二氧化碳分压（PCO_2）

1. 定义 PCO_2是指物理溶解在血液中的二氧化碳所产生的张力，是反映呼吸性酸、碱失衡的重要指标。由于CO_2的弥散能力是O_2的20倍，因此测量动脉血二氧化碳分压（$PaCO_2$）可了解肺泡通气量的情况，$PaCO_2$升高时提示通气不足，$PaCO_2$降低则提示通气过度。

2. 参考区间及临床意义 $PaCO_2$正常范围在4.66~5.99kPa（35~45mmHg）。当$PaCO_2$高于45mmHg时，为高碳酸血症，提示肺通气不足，患者存在呼吸性酸中毒或代谢性碱中毒的代偿期。当$PaCO_2$低于35mmHg时，为低碳酸血症，提示肺通气过度，患者存在呼吸性碱中毒或代谢性酸中毒的代偿期。

（五）二氧化碳总量（TCO_2）

1. 定义 TCO_2是指血浆中各种形式存在的CO_2总量，包括HCO_3^-、物理溶解的CO_2、极少量的H_2CO_3等。TCO_2是代谢性酸碱中毒的指标之一，但受体内呼吸及代谢两方面因素的影响。

2. 参考区间及临床意义 动脉血TCO_2参考值为23~28mmol/L。TCO_2升高可见于代谢性碱中毒或呼吸性酸中毒，降低则见于代谢性酸中毒或呼吸性碱中毒。

（六）实际碳酸氢盐（AB）及标准碳酸氢盐（SB）

1. 定义 AB指血浆中HCO_3^-的实际浓度，SB是指在标准条件下（温度37℃，血液样本经PCO_2为40mmHg、PO_2为100mmHg的混合气体平衡），所测出的血浆HCO_3^-含量。AB虽是代谢性酸、碱中毒的指标，但受到呼吸因素的影响，SB则排除了呼吸因素的影响。因此，SB是反映代谢性酸、碱中毒的可靠指标。

2. 参考区间及临床意义 动脉血AB为21~28mmol/L；动脉血SB为21~25mmol/L。SB升高为代谢性碱中毒，SB降低为代谢性酸中毒。AB与SB相结合可进一步分析酸碱失衡发生的主要因素。当AB、SB均降低，反映代偿性酸中毒；AB、SB均升高，为代偿性碱中毒；AB>SB为呼吸性酸中毒，AB<SB为呼吸性碱中毒。

（七）缓冲碱（BB）

1. 定义 BB指全血中具有缓冲作用的阴离子总和，包括HCO_3^-、Hb、血浆蛋白质、少量的有机酸盐和无机磷酸盐等，分为全血缓冲碱（BBb）和血浆缓冲碱（BBp）两种。BB代表血液中碱储备的所有成分，但因受到Hb、血浆蛋白质、电解质、呼吸因素等多重因素的影响，一般认为它不能确切反映代谢性酸碱平衡的状态。

2. 参考区间及临床意义 BBb为45~55mmol/L；BBp为41~43mmol/L。当BB增高时见于代谢性碱中毒或呼吸性酸中毒，降低则见于代谢性酸中毒或呼吸碱中毒。

（八）碱剩余（BE）

1. 定义 BE指在标准条件下（温度37℃，标准大气压下，PCO_2为40mmHg、Hb完全氧合），将1L全血的pH调整到7.40时所需要加入的酸量或碱量。当需要加入酸时，表示BE为正值，碱过量；当需要加入碱时，则表示BE为负值，酸过量。BE是诊断代谢性酸、碱失衡的客观指标。

2. 参考区间及临床意义 动脉血BE为–3~3mmol/L。BE正值为代谢性碱中毒，BE负值为代谢性酸中毒。

（九）阴离子间隙（AG）

1. 定义 AG是指未测定阴离子（UA）与未测定阳离子（UC）之差。未测定阴离子指除经常测定的Cl^-和HCO_3^-之外的其他阴离子，包括硫酸、磷酸等某些无机酸以及乳酸、β–羟丁酸、乙酰乙酸等有机酸。未测定阳离子指除经常测定的Na^+、K^+之外的其他阳离子，包括Ca^{2+}、Mg^{2+}等。一般情况下，血液中的阴离子和阳离子的当量数相等，因此，可以通过计算常规测定的阳离子与阴离子的差值算出AG。具体计算公式如下（血液中K^+量很低，可忽略不计）：

$$Na^++K^++UC=Cl^-+HCO_3^-+UA$$

$$AG=(UA-UC)=Na^+-(Cl^-+HCO_3^-)$$

2. 参考区间及临床意义 AG为10~14mmol/L，平均值为12mmol/L。在肾衰竭、糖尿病酮症酸中毒、乳酸中毒等代谢性酸中毒时，AG增高为高AG型代谢性酸中毒，临床上多以AG>16mmol/L作为诊断指标。部分代谢性酸中毒患者AG不高，多见于肠瘘、肾小管病变、胆瘘等HCO_3^-丢失所致者，此时HCO_3^-减少由Cl^-增加代偿，AG值无明显变化，称为高氯性代谢性酸中毒。

五、常见酸碱平衡紊乱

一般将酸碱平衡分为两大类，pH降低为酸中毒，pH升高为碱中毒。由于HCO_3^-的改变主要与机体代谢因素变化相关，因此将原发性HCO_3^-的变化视为代谢性酸碱平衡紊乱的判断指标。HCO_3^-降低时，为代谢性酸中毒；HCO_3^-升高时，为代谢性碱中毒。H_2CO_3反映的是机体呼吸性因素的变化，因此用其来判断呼吸性酸碱失衡。在临床中常用的观察指标是$PaCO_2$。当$H_2CO_3/PaCO_2$升高时，为呼吸性酸中毒；当$H_2CO_3/PaCO_2$降低时，为呼吸性碱中毒。

在临床实际中，患者情况通常是很复杂的，同一个患者在同一时间可发生两种或两种以上的酸碱平衡紊乱。如果患者仅存在一种酸碱平衡紊乱，称为单纯性酸碱平衡紊乱，而同时存在两种或两种以上酸碱平衡紊乱，则称为混合性酸碱平衡紊乱。

（一）单纯性酸碱平衡紊乱

1.代谢性酸中毒

（1）指标变化　①原发性HCO_3^-减少，$[HCO_3^-]/[H_2CO_3]$比值下降，血液pH降低；②pH可正常（完全代偿）或下降（不完全代偿或失代偿）；③$PaCO_2$代偿性下降；④血钾增高；⑤当固定酸增多时，AG比值升高，即为AG增高性代谢性酸中毒；当体内碱丢失过多时，AG比值无改变，Cl^-浓度增高，此时多见K^+浓度下降。

（2）常见病因　①固定酸产生或摄入增加并超过了肾排泄酸的能力范围。如糖尿病酮症酸中毒、乳酸酸中毒、严重缺氧、休克，摄入过多酸性食物或药物也可引起；②酸性物质排泄减少，如肾功能衰竭；③体内碱丢失过多，如腹泻。

2.代谢性碱中毒

（1）指标变化　①原发性HCO_3^-升高，$[HCO_3^-]/[H_2CO_3]$比值升高，血液pH升高；②pH可正常（完全代偿）或升高（不完全代偿或失代偿）；③$PaCO_2$代偿性升高。

（2）常见病因　①酸性物质丢失：如呕吐、胃肠减压等胃液的大量丢失；②摄入过多碱性物质；③大量使用利尿剂时可造成Cl^-大量丢失导致低氯性碱中毒；④低钾血症患者，肾小管K^+–Na^+交换减弱，H^+–Na^+交换增强，使$NaHCO_3$重吸收增多而导致代谢性碱中毒。

3.呼吸性酸中毒

（1）指标变化　①原发性CO_2潴留，使H_2CO_3增多，$[HCO_3^-]/[H_2CO_3]$比值降低，血液pH降低；②pH可正常（完全代偿）或升高（不完全代偿或失代偿）；③$PaCO_2$原发性升高；④HCO_3^-代偿性升高，AB>SB。

（2）常见病因　①最常见的呼吸性酸中毒的病因是慢性阻塞性肺疾病、严重的支气管哮喘、慢性呼吸衰竭等；②呼吸中枢受到抑制时，也可以导致呼吸性酸中毒，如中枢神经系统抑制药（镇静药、麻醉药等）过量时、中枢神经系统损伤等。

4.呼吸性碱中毒

（1）指标变化　①原发性CO_2排出增多，使H_2CO_3减少，［HCO_3^-］/［H_2CO_3］比值升高，血液pH升高；②pH可正常（完全代偿）或升高（不完全代偿或失代偿）；③$PaCO_2$原发性下降；④HCO_3^-代偿性下降，AB<SB；⑤Ca^+、K^+由细胞外进入细胞内，血Ca^+、血K^+常下降。

（2）常见病因　①非肺部因素刺激呼吸中枢致呼吸过度，如精神紧张、甲状腺功能亢进、中枢神经系统感染、脑血管意外、代谢性脑病等；②肺部疾病导致呼吸过度如肺炎、支气管哮喘早期等；③因使用呼吸支持设备引起通气过度亦可导致。

单纯性酸碱平衡紊乱时，使得［HCO_3^-］/［H_2CO_3］比值的一方发生原发性变化。机体可通过血液缓冲系统、肺（呼吸性）和肾（代谢性）的继发性调节，令［HCO_3^-］/［H_2CO_3］比值的另一方发生与原发性变化同方向的升高或降低，从而使［HCO_3^-］/［H_2CO_3］比值恢复至正常水平，即pH值正常，称为代偿过程。经过代偿，血液pH恢复在7.35~7.45，称为代偿性酸中毒或代偿性碱中毒。但是这种代偿作用是有限度的，如果病情严重，超出了机体可以调节的限度，pH超出正常范围，称为失代偿性酸中毒或失代偿性碱中毒。单纯性酸碱平衡紊乱的分类及血气分析指标变化见表4-2。

表4-2　单纯性酸碱平衡紊乱的分类及血气分析指标

		pH	PCO_2	AB	SB	BB	BE
代谢性酸中毒	未完全代偿	↓	↓	↓	↓	↓	负值降低
	完全代偿	正常	↓	↓	↓	↓	负值降低
代谢性碱中毒	未完全代偿	↑	↑	↑	↑	↑	正值增大
	完全代偿	正常	↑↑	↑	↑	↑	正值增大
呼吸性酸中毒	未完全代偿	↓	↑	稍↑	↑	稍↑	正常
	完全代偿	正常	↑	↑	↑	↑	正值增大
呼吸性碱中毒	未完全代偿	↑	↓	稍↓	↓	稍↓	正常
	完全代偿	正常	↓	↓	↓	↓	负值降低

（二）混合性酸碱平衡紊乱

在发生酸碱平衡紊乱时，机体会出现相继代偿表现，但因超过代偿限度而出现不符合代偿规律的变化时，常常提示可能同时存在两种或两种以上单纯性酸碱平衡紊乱，即混合性酸碱平衡紊乱。

1.相加型二重酸碱平衡紊乱　当机体同时发生两种性质的酸中毒和碱中毒时，HCO_3^-及H_2CO_3呈反向变化，使得pH变化显著。如代谢性酸中毒合并呼吸性酸中毒，此型常见于严重呼吸功能不全、心搏骤停等，pH降低明显，常有AG升高，血K^+升高，如血K^+下降表示严重K^+缺乏。代谢性碱中毒合并呼吸性碱中毒多见于临终前患者，也可见于严重肝病伴呕吐或利尿失K^+患者。

2.相抵型二重酸碱平衡紊乱　当机体发生某型酸中毒伴有某型碱中毒，且两者均为原发性病变时，即为相抵型二重酸碱平衡紊乱。该类型酸碱平衡紊乱，可因为［HCO_3^-］/［H_2CO_3］比值的双方出现同向变化而使得pH正常，如双方变化程度不同，也可出现pH异常。如原发性代谢性酸中毒合并原发性呼吸性碱中毒，见于水杨酸中毒、肾衰竭伴高热呼吸过度者；原发性代谢性碱中毒合并原发性呼吸性酸中毒，可见于慢性呼吸功能不全患者呕吐或过度利尿丢失K^+时；原发性代谢性酸中毒合并原发性代谢性碱中毒，见于肾衰竭、糖尿病酮症酸中毒、乳酸性酸中毒患者出现剧烈呕吐或进行胃液引流时。

3.三重性酸碱平衡紊乱　在代谢性酸中毒和代谢性碱中毒的基础上，再伴有一种呼吸性酸碱失衡，即为三重性酸碱平衡紊乱。如呼吸性酸中毒合并代谢性酸中毒和代谢性碱中毒，见于严重呼吸功能不全患者存在明显缺氧同时伴有钾离子排出过多时。另外，呼吸性碱中毒合并代谢性酸中毒和代谢性碱中毒，可见于酮症酸中毒、肝衰竭患者伴有剧烈呕吐的情况。

六、酸碱平衡紊乱的判断方法

对患者进行酸碱平衡紊乱判断时，应充分了解患者病史、临床表现、吸氧及用药情况、肺通气状况等基础上，结合血气分析结果，通过一定的步骤，必要时需要借助一些图表或工具来完成。目前临床上常用六步判断法进行酸碱平衡紊乱的判断。

（一）第一步：判断血气数值的内在一致性

首先，通过血气分析结果中的$PaCO_2$和AB计算血液中H^+浓度。然后参照pH与［H^+］对应估计值表（表4–3）查出正确pH。若血气分析结果中的pH与查出的pH不同，则需考虑该血气分析结果可能是错误的。下方为血液中H^+浓度计算公式：

$$[H^+]=(PaCO_2/AB)\times 24$$

表4–3　pH与［H^+］对应估计值表

pH	7.00	7.05	7.10	7.15	7.20	7.25	7.30	7.35	7.40	7.45	7.50	7.55	7.60	7.65
估计［H^+］(mmol/L)	100	89	79	71	63	56	40	45	40	35	32	28	25	22

（二）第二步：判断是否存在酸中毒或碱中毒

1.pH异常 pH<7.35为酸中毒，pH>7.45为碱中毒。

2.pH正常 存在以下两种可能性。

（1）完全代偿性酸碱平衡紊乱。

（2）相抵性混合性酸碱平衡紊乱。

（三）第三步：判断酸碱平衡紊乱的原发因素

对酸碱平衡紊乱进行原发因素的判断时，需结合患者的临床表现进行。当患者以呕吐、腹泻、肝肾功能不全等代谢或酸排泄障碍等为主要疾病基础时，考虑代谢性因素为原发性；当患者以呼吸系统疾病如慢性阻塞性肺疾病、支气管哮喘、严重肺炎、重症肺结核等为主要疾病基础时，考虑呼吸性因素为原发性。分析血气分析报告，可以以pH为7.40作为界定值。当pH低于7.40时，认为酸中毒因素为原发性；当pH高于7.40时，认为碱中毒因素为原发性。

（四）第四步：判断是否存在混合性酸碱平衡紊乱

机体发生酸碱平衡紊乱时，机体会进行代偿，但代偿存在一定的限度，临床中可通过表4-4计算单纯性酸碱平衡紊乱的代偿预计值。如果血气分析报告中的代偿性［HCO_3^-］或［$PaCO_2$］改变是在代偿预期范围内，为单纯性酸碱平衡紊乱；而若血气分析报告中的代偿性［HCO_3^-］或［$PaCO_2$］改变超出代偿预期范围之外，则存在混合性酸碱平衡紊乱。

表4-4 单纯性酸碱平衡紊乱的代偿预期值

		原发变化	代偿变化	代偿预期值计算公式	代偿极限
代谢性酸中毒		HCO_3^-↓	$PaCO_2$↓	$PaCO_2$=｛40+（［HCO_3^-］−24）×1.2｝±2	10mmHg
代谢性碱中毒		HCO_3^-↑	$PaCO_2$↑	$PaCO_2$=｛40+（［HCO_3^-］−24）×0.9｝±5	55mmHg
呼吸性酸中毒	急性	$PaCO_2$↑	HCO_3^-↑	［HCO_3^-］=｛24+（［$PaCO_2$］−40）×0.07｝±1.5	30mmol/L
	慢性	$PaCO_2$↑	HCO_3^-↑	［HCO_3^-］=｛24+（［$PaCO_2$］−40）×0.4｝±2.5	45mmol/L
呼吸性碱中毒	急性	$PaCO_2$↓	HCO_3^-↓	［HCO_3^-］=｛24+（40−［$PaCO_2$］）×0.2｝±2.5	18mmol/L
	慢性	$PaCO_2$↓	HCO_3^-↓	［HCO_3^-］=｛24+（40−［$PaCO_2$］）×0.5｝±2.5	15mmol/L

（五）第五步：计算阴离子间隙

通过计算阴离子间隙（AG）判断是否存在高AG性代谢性酸中毒或正常AG代谢性酸中毒（高氯性代谢性酸中毒）。AG计算公式见本节“阴离子间隙”部分。当AG>16mmol/L时提示存在高AG性代谢性酸中毒；AG>30mmol/L时，肯定有高AG性代谢性酸中毒。

（六）第六步：判断是否存在代谢性酸中毒或代谢性碱中毒

此步骤需要计算潜在碳酸氢根（PB）的值，通过PB值确定是否存在代谢性酸中毒或代谢性碱中毒。PB的计算公式如下：

$$PB=AB+\Delta AG=AB+(AG-12)$$

PB<22提示为代谢性酸中毒，PB>26提示存在代谢性碱中毒，22<PB<26则为单纯性酸碱平衡紊乱。

酸碱平衡紊乱简要六步判断法见图4-2。

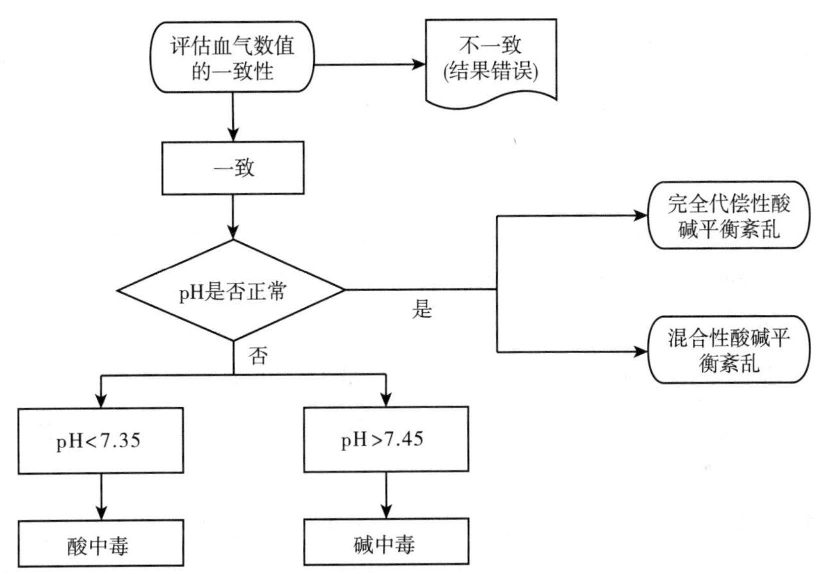

图 4-2 血气分析结果判断流程图

第二节 通气功能检查

肺通气功能检查可用于早期检出呼吸道及肺部病变、鉴别呼吸困难的原因、判断气道阻塞的部位及程度、评估肺部疾病的严重程度、评估外科手术耐受力及术后并发症发生可能性以及健康体检、劳动耐受力评估等方面。

进行肺通气功能检测前应详细了解被检查者的病史，明确是否存在禁忌证。

绝对禁忌证包括有：①近3个月内患急性心肌梗死、休克；②近4周内有严重心功能不全、心绞痛发作、大咯血、癫痫大发作、未控制的高血压（收缩压>200mmHg，舒张压>100mmHg）；③主动脉瘤、严重甲亢患者。

相对禁忌证有：①心率>120次/分；②气胸（为进行MVV的绝对禁忌证）、巨大肺大疱且不准备手术治疗者、妊娠期；③鼓膜穿孔患者需在堵塞患侧耳道后进行检查；④妊娠妇女；⑤压力性尿失禁；⑥近4周有呼吸道感染；⑦免疫力低下易被感染者。

一、肺容积检查

肺容积（lung volume）是指在静息状态下，测定一次呼吸所出现的容积变化。因此，肺容积测定不受时间限制，具有静态解剖学意义，又被称为慢肺活量检查。肺容积受肺与胸部扩张或回缩的影响发生相应改变而形成四种基础肺容积和四种基础肺容量。基础肺容积之间彼此不重叠，包括潮气容积、补吸气容积、补呼气容积和残气量；基础肺容量是由两个或两个以上基础肺容积组成，包括深吸气量、功能残气量、肺活量和肺总量。其中，肺活量是肺功能检查中简单易行且最有价值的参数之一。

（一）肺容积

1.潮气容积（tidalvolume，VT） 潮气容积是指平静呼吸时一次吸入或呼出的气体量。正常成人约为500ml。VT受吸气肌功能影响，尤其是膈肌的运动，呼吸肌功能不全或呼吸受抑制变浅时VT降低。

2.补吸气容积（inspiratory reserve volume，IRV） IRV是指平静吸气末，再用最大力量吸气所能吸入的气体量。正常男性的IRV约2160ml，女性约1400ml。IRV受吸气肌功能的影响。

3.补呼气容积（expiratory reserve volume，ERV） ERV是指平静呼气末，再用最大力量呼气所能呼出的气体量。正常男性ERV为（1609 ± 492）ml，女性ERV为（1126 ± 338）ml。ERV受呼气肌功能的影响。

4.残气容积（residual volume，RV） RV是指最大呼气末残留在肺内的气体量。这些气体量能保证进行肺内气体交换（弥散呼吸）所需。正常成人男性RV为（1615 ± 397）ml，女性为（1245 ± 336）ml。临床上常用RV与肺总量的比值（RV/TLC%）作为判断指标，正常成年男性约30.7%，女性约29%，通常≤35%。当RV/TLC%>40%提示肺气肿。

5.深吸气量（inspiratory capacity，IC） IC是指在平静呼气末用最大力量吸气，能吸入的最大气量。IC=VC+IRV。正常成年男性的IC为（2617 ± 548）ml，女性IC为（1970 ± 381）ml。正常情况下，IC占肺活量的2/3~4/5。当呼吸功能不全、吸气肌功能障碍、限制性通气障碍、阻塞性通气障碍等均可表现为IC下降。

6.肺活量（vital capacity，VC） 肺活量为最大吸气后缓慢而又完全呼出的最大气量。VC=IC+ERV或VC=VT+IRV+ERV。正常成年男性的VC为（4217 ± 690）ml，女性VC为（3105 ± 452）ml。一般情况下，实测值占肺活量预计值80%及以上为正常。肺活量预计值与被检者的年龄、性别、身高相关。实测VC在60%~79%预计值者为轻度下降，在

40%~59% 预计值者为中度下降，<40% 预计值者为重度下降。

肺活量下降提示限制性或阻塞性通气功能障碍，临床上常见于胸廓畸形以及各种呼吸系统疾病，如慢性阻塞性肺疾病、支气管哮喘、大量胸腔积液、气胸、肺不张等。大量腹腔积液、腹腔巨大肿瘤等腹腔疾病限制胸腔扩张，或是重症肌无力、膈肌麻痹等呼吸肌功能不全时也可出现肺活量下降。

7. 功能残气量（functional residual capacity，FRC） FRC是指平静呼气末残留在肺内的气量，FRC=RV+ERV。正常成年男性的FRC为（3112 ± 611）ml，女性FRC为（2348 ± 479）ml。FRC在生理上起着稳定肺泡气体分压的缓冲作用，减少了通气间歇时对肺泡内气体交换的影响。FRC增加可见于肺气肿、慢性阻塞性肺疾病等。

8. 肺总量（total lung capacity，TLC） TLC是指最大限度吸气后肺内所含气体量。TLC=VC+RV，即肺活量加残气量。正常成年男性参考值为（5.09 ± 0.87）L，女性为（4.00 ± 0.83）L，TLC减少常见于广泛肺部病变，如胸腔积液、气胸、肺不张、肺水肿等。TLC增加可见于肺气肿。

肺容积及其组成可见图4–3。

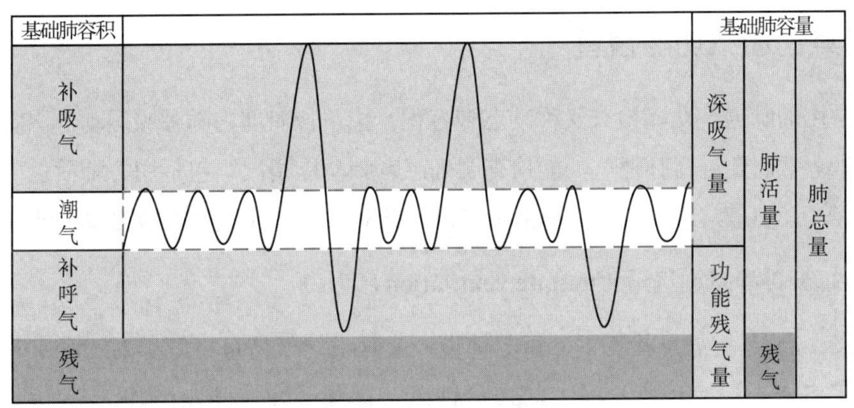

图 4–3 肺容积及其组成

（二）检查方法

1. 肺容积组成中，潮气容积、补呼气容积、深吸气量、肺活量可通过肺功能仪（简称“肺量计”）直接测得，并可作出容积变化图。肺量计包括单筒肺量计、机械肺量计、电子肺量计等，分为容积型和流量型，目前临床普遍使用的是流量型。肺量计可进行肺容积、肺通气功能等常规肺功能项目的检查。测量前，被检查者需安静休息15分钟以上，肺量计须以体温、大气压、饱和水蒸气压进行校正。经校正后，嘱被检者取坐位或立位，加鼻夹，双唇包住含口气，平静呼吸3~5次后开始测定。

2. 残气容积不能用肺量计直接测得，因此，包含有残气容积的功能残气量和肺总量均不能直接测出。以上三者需应用气体分析法间接测算。气体分析法所选用的必须是不能进行肺换气的气体，常用的有氦气和氮气。包括有密闭式氦稀释法和密闭式氮稀释法。FRC测定时只需被检者进行平静呼吸。RC测定需要被检者配合进行用力深呼吸，因此RC的测定结果受到被检查者用力程度和配合好坏的影响。

3.慢肺活量检查操作标准：受检者需放松，双唇包裹含口气，避免漏气，一定要夹住鼻夹。测试时令其在平静呼吸至少3次后，在最后一次平静呼气末进行最大深吸气至肺总量位，后做缓慢呼气至残气位，随后恢复平静呼吸2~3次。

4.慢肺活量检查质控标准

（1）测试前至少记录到3次稳定的潮气呼吸，潮气呼吸基线平稳，3次通气容积之间的差值<100ml。

（2）呼气末及吸气末曲线均应达到平台，每秒呼出气体容积变化应<25ml。

（3）最多测量4次，每次测量时间间隔1分钟。至少获得3次可接受的肺活量曲线，且两次最佳肺活量之间的差值不超过5%或绝对值不超过150ml，一般取较大值。

（4）IC、ERV应从至少3次的可接受肺活量曲线中得到，取平均值。

二、其他通气功能检查

临床常用的肺通气功能检查又称动态肺容积，指单位时间内随呼吸运动进出肺的气量和流速。临床上常需要进行肺通气功能检查明确患者肺功能情况，包括用力肺活量、支气管反应性检查等，其中最常用的为用力肺活量。以下针对常用的通气功能检测项目进行阐述。

（一）每分钟静息通气量（minute ventilation，VE）

1.定义 VE是指静息状态下，每分钟吸入或呼出的气体量，等于潮气量 × 呼吸频率。

2.测定方法 被检查者安静休息15分钟以上，调试好肺量计。嘱被检查者平静呼吸，测量2分钟，测试仪会同时记录呼吸曲线与自动耗氧量等。选择呼吸曲线平稳、基线呈水平状态、氧摄取曲线均匀的1分钟，计算VE，并经BTPS校正（37℃，相对湿度100%，标准大气压）。

3.参考区间及临床意义 正常男性为（6663 ± 200）ml，女性为（4217 ± 160）ml。当VE>10L/min为通气过度，<3L/min为通气不足。一般来说，机体的通气功能有很大的储备，没有严重通气障碍时较少出现VE的下降。

（二）最大自主通气量（maximal voluntary ventilation，MVV）

1.定义 MVV是指以最快呼吸频率和最大呼吸幅度进行呼吸，连续1分钟所测得的通气量。

2. 测定方法　有密闭式和开放式两种测量方法，目前临床常用的是开放式。测定前应询问病史，排除禁忌证。嘱受检者取立位，双唇包裹含口气，加鼻夹，平静呼吸4~5次后尽最大的力量，以最快的速度持续重复呼吸12秒或15秒。测试时要求呼吸频率达10~15次/分，休息10分钟后应重复1次。两次测定结果差异应<8%。测定后，选择呼吸速度均匀、幅度一致连续达到12秒或15秒的一段最大曲线，将所测得的呼吸所得气量乘以5/4即可算出MVV。

3. 参考区间及临床意义　正常男性约为（104 ± 2.71）L，女性约为（82.5 ± 2.71）L。一般以实测值占预计值百分比进行判断，实测值<80%预计值为异常。MVV能用于评估肺组织弹性、气道阻力、胸廓弹性以及呼吸肌的力量，常用于胸腹部手术前肺功能状况的评价和职业病劳动能力鉴定等方面。当用于通气功能储备能力的考核时，常使用通气储备百分比表示，计算公式如下：

$$\text{通气储备百分比}=\frac{MVV-VE}{MVV}\times 100\%$$

通气储备百分比>95%为正常，<86%提示通气功能储备不足。若患者需进行胸外科手术时，通气储备百分比<70%为禁忌证。

（三）用力肺活量（forced vital capacity，FVC）

1. 定义　FVC指深吸气至肺总量后，以最大力量、最快速度所能呼出的最大气量。正常人3秒内能将肺活量全部呼出，一般第1、2、3秒所呼出的气量各占FVC的83%、96%、99%。其中，第1秒用力呼气容积（forced expiratory volume in one second，FEV_1）为最大吸气至肺总量位后以最大力量、最快速度呼气，开始呼气第1秒钟内所呼出的气量，是用于通气功能障碍判断的常用指标，临床意义较大。

2. 测定方法　被检者取立位，双唇包裹住含口气，平静呼吸3次后做最大吸气至肺总量位，屏气1秒后以最大力量、最快速度呼气至残气量位，再深吸气至肺总量位，记录完整的流量–容积曲线（F–V曲线），见图4–4。

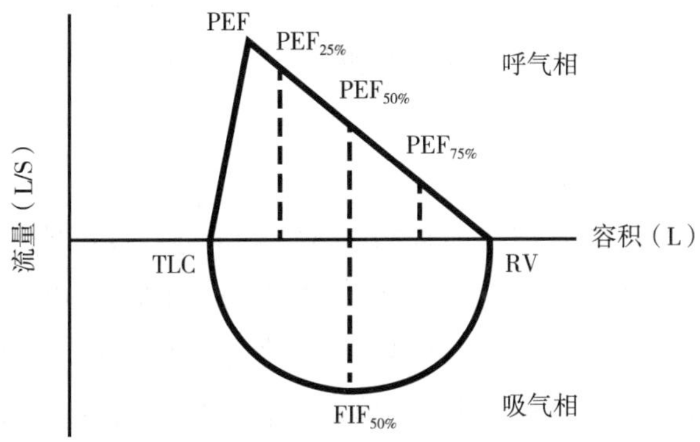

图4–4　标准流量–容积曲线（F–V曲线）

3.参考区间及临床意义 正常男性FVC参考值为（3179±117）ml，女性为（2314±48）ml。用力肺活量是判断呼吸道有无阻力的重要指标，其中FEV_1/FVC%（1秒率）是判断是否存在阻塞性通气障碍的主要指标，而评估通气障碍严重程度则多用FEV_1占预计值的百分比（FEV_1%）来进行。FEV_1/FVC%正常值为83%，下降常见于慢性阻塞性肺疾病、支气管哮喘等阻塞性通气障碍的患者，而限制性通气功能障碍（如胸廓畸形、肥胖、腹腔疾病等）患者该指标可正常或升高。对于支气管哮喘等可逆性气流受限的患者，在吸入支气管扩张剂（常用沙丁胺醇）后，FEV_1较前明显改善。而慢性阻塞性肺疾病患者主要为不完全可逆性气流受限，在吸入支气管扩张剂后，FEV_1改善不明显。上述检查方法及标准详见本节第（五）点"气道反应性检查"。

（四）最大呼气中段流量（maximal midexpiratory flow，MMF）

1.定义 MMF是通过FVC曲线计算得到的用力呼出25%~75%的平均流量。

2.测定方法 先测得FVC曲线，将FVC曲线起、止两点间分为四等份，取中间2/4段的呼气量与其所用的呼气时间的比值。

3.参考区间及临床意义 正常成年男性为（3452±1160）ml/s，女性为（2836±946）ml/s。由于MMF主要取决于非用力依赖部分，与用力无关，且包括MMF在内的低肺容量位流量的改变，受小气道直径的影响大，因此其降低较FEV_1/FVC%能更好地反映小气道阻塞情况。MMF降低见于气道阻力增加的疾病（如慢性阻塞性肺疾病、支气管哮喘等）、肺组织损害（如肺炎、肺结核、肺水肿、肺间质纤维化等）、神经-肌肉病变（如麻醉类药物过量、脑炎、重症肌无力等）、胸廓胸膜病变（如肋骨骨折、气胸、大量胸腔积液等）。

（五）气道反应性检查

气道反应性（airway responsiveness）是指气道因接触各种物理、化学、变应原等刺激所发生的气道阻力变化。一般情况下，正常人的气道对这些刺激物的刺激并不发生收缩反应或仅有微弱反应，而部分人的气道则在相同刺激下发生过度的收缩反应，引起气道管腔狭窄和气道阻力明显增高，称为气道高反应性。临床上可通过支气管激发试验来测定气道高反应性。另外，可通过支气管舒张试验来判断气道阻塞有无可逆性。

1.支气管舒张试验 支气管舒张试验是通过测定受检者吸入支气管扩张剂前后的肺功能指标以判断气道阻塞有无可逆性。

（1）测定方法 应在测试前24小时停用支气管舒张剂，行常规用力肺活量测定。当检测结果提示FEV_1或FEV_1/FVC%下降时，给受检者吸入沙丁胺醇（0.2mg）或特布他林等常用支气管扩张剂。吸入药物后15~20分钟再进行用力肺活量测定，当通气改善率>15%，且FEV_1绝对值增加>200ml，为支气管舒张试验阳性。通气改善率在15%~24%为轻度可逆，25%~40%为中度可逆，>40%为高度可逆。通气改善率计算公式如下：

$$通气改善率=\frac{吸入药物MVV_1-用药前的FEV_1}{用药前的FEV_1}\times 100\%$$

（2）临床意义　可逆性气流受限是支气管哮喘诊断的重要依据。如果吸入支气管扩张剂后，$FEV_1\%$仍小于80%，$FEV_1/FVC\%<70\%$，提示气流受限不完全可逆，是诊断慢性阻塞性肺疾病的必要依据。

2.支气管激发试验　支气管激发试验是采用某种刺激物诱发气道平滑肌收缩，测定肺通气功能指标对支气管收缩的程度来判断气道反应性，再通过刺激物的量化及相应的反应程度来判断气道高反应性的程度。因支气管激发试验可能会诱发支气管哮喘发作，有一定风险，在心肺功能不全、大动脉瘤、严重高血压、甲亢、妊娠等情况不宜行此检查。受试者试验前$FEV_1<70\%$预计值者也不能行支气管激发试验。

（1）测定方法　目前临床上常用乙酰胆碱、组胺等药物进行支气管激发试验。当使用乙酰胆碱进行支气管激发试验时，将乙酰胆碱或组胺与生理盐水配置成按1倍或2倍或4倍浓度递增的液体，从小剂量开始，逐步提高吸入变应原浓度。吸入激发剂前首先测定基础肺功能。后嘱受试者在功能残气位做5次缓慢深吸气，每次吸入时间约0.6秒，于吸入后3分钟再测肺功能，当FEV_1下降大于20%时，支气管激发试验阳性。

（2）临床意义　典型的支气管哮喘通过临床表现诊断并不困难，对于发作不典型者，可用支气管激发试验进行协助诊断。另外，支气管激发试验阴性结果意义较大，可基本排除支气管哮喘。

三、通气功能障碍的判断

通气功能障碍分为阻塞性、限制性和混合性三种。

（一）阻塞性通气障碍

特点是以流速降低为主，主要判断指标为$FEV_1/FVC\%<70\%$。常见于慢性阻塞性肺疾病、支气管哮喘、咽喉部肿瘤、水肿，气道周围疾病等。若患者被确定为阻塞性通气障碍，则常用$FEV_1\%$作为评估阻塞性通气功能障碍严重程度的指标，具体评价见表4-5。

表4-5　阻塞性通气功能障碍严重程度评价标准

$FEV_1/FVC\%$	$FEV_1\%$	通气功能障碍严重程度
<70%	≥80%	Ⅰ级（轻度）
	50%~79%	Ⅱ级（中度）
	30%~49%	Ⅲ级（重度）
	<30%，或<50%伴呼吸衰竭	Ⅳ级（极重度）

（二）限制性通气障碍

指肺扩张受限所引起的通气功能障碍，常见于肺占位性病变、气胸、胸腔积液、胸廓畸形、肥胖等，肺功能检查结果多以肺容积指标下降为主，见表4-6。

表 4-6　通气功能障碍类型的鉴别

	VC	$FEV_1/FVC\%$	RV	RV/TLC	MVV
阻塞性通气障碍	正常或↓	↓	↑↑	↑↑	↓↓
限制性通气障碍	↓↓	正常或↑	↓	正常或↓	↓或正常
混合性通气障碍	↓	↓	不等	不等	↓

第三节　弥散功能测定

肺弥散功能（DL）是指某种肺泡-毛细血管膜从肺泡内向毛细血管扩散到达血液内并与血红蛋白结合的能力。肺换气功能主要与肺弥散功能及通气血流比例相关，因此测定肺弥散功能是检测肺换气功能的主要内容。

一、弥散功能测定的适应证和禁忌证

（一）肺弥散功能测定的适应证

（1）辅助诊断、定量评价和随访累及肺间质的疾病进展，如肺气肿、肺水肿、间质性肺疾病等。

（2）了解通气功能障碍患者是否合并弥散功能障碍。

（3）呼吸困难或活动后气促查因，如不明原因低血氧、怀疑有肺损伤者。

（4）胸部外科手术或有呼吸系统相关疾病的手术患者术前风险评估及术后变化监测。

（5）评价系统性疾病的肺部受累，如风湿性疾病、糖尿病、血液系统疾病等。

（6）评价药物对肺的影响，监测药物及其他干预性治疗如心肺康复治疗的效果。

（7）运动、高原、航天及潜水等医学研究。

（8）公共卫生流行病学调查。

（9）职业性肺疾病劳动力鉴定。

（二）肺弥散功能测定的禁忌证

（1）严重呼吸困难、剧烈咳嗽、配合欠佳（不能配合屏气）、最大屏气时间少于7秒者。

（2）肺活量<1L者。

（3）极重度贫血患者（血红蛋白<30g/L）。

二、肺弥散功能测定方法

（一）常用气体

1915年，Krogh首先提出了使用一氧化碳（CO）测定肺弥散量。在肺换气过程中，进行气体交换的气体主要是氧气（O_2）和二氧化碳（CO_2）。若直接测定O_2的弥散量需测定肺毛细血管血氧平均分压，方法复杂且易受干扰。CO透过肺泡–毛细血管膜及进入血液后与血红蛋白的反应速率与O_2相似，正常人（除大量吸烟者外）血浆中CO含量几乎为零，便于计算CO的摄取量。另外，CO与血红蛋白的结合力比O_2大210倍，且CO在转运过程中极少溶解在血浆中。因此，CO是测定肺弥散功能的理想气体。

（二）测定方法

肺弥散功能测定常用的方法包括有一口气呼吸法、CO摄取法、恒定状态法、重复呼吸法、内呼吸法（无需屏气）等，目前临床最常用的是一口气呼吸法肺一氧化碳弥散功能测定法（DLco single-breath method，DLco-sb），本节主要阐述此方法。

1.测试气体准备 配备标准测试气体，包括CO和其他指示气体（氦气、甲烷、乙炔等），在校准好测试气体浓度后方可进行检查。不同大气压下、使用不同气体分析仪时，所要求的测试气体的组成及浓度不同，需根据具体情况进行配备。如在海平面水平，电化学气体分析仪要求的测试气体成分为：21%O_2、10%氦气、0.3%CO，剩余气体由氮气填充平衡。

2.受检者准备 ①准确测量身高和体重；②详细询问病史、了解血红蛋白值便于进行血红蛋白校对。停止吸烟至少24小时（吸烟者均应注明吸烟情况及时间），停止喝酒至少2小时，测试前2小时应避免饱餐和剧烈运动。需要吸氧者，若情况允许建议至少停止吸氧10分钟，若病情较重不能停止吸氧，应注明吸氧情况；③受检者在进行检测前安静休息5分钟以上，检查过程中取坐位并尽量避免运动；④进行肺弥散功能检查前，应先准确测试受检者的肺活量或用力肺活量。

3.检查方法及步骤 受检者双唇包裹含口气、夹上鼻夹，嘱其平静呼吸4~5个周期，待基线平稳后，呼气至残气量位，然后进行快速均匀吸气至肺总量位（应在2秒内完成吸气，阻塞性通气障碍患者应在4秒内完成），屏气10秒，后持续匀速中速呼气完全至残气量位（2~4秒内完成呼气）。

三、肺弥散功能检测指标

（一）肺一氧化碳弥散量（DLco）

DLco的单位是ml/（min・mmHg）或mmol/（min・kPa），指单位时间及单位压力差（1mmHg

或0.133kPa）条件下从肺泡转移至肺泡毛细血管内并与Hb结合的CO的量。因血红蛋白、吸入气体氧分压（PiO_2）和碳氧血红蛋白（COHb）等异常可影响DLco的结果，因此，应结合受检者上述指标进行DLco值的校正。临床上常用DLco校正值来进行肺弥散功能损害的评估，用DLco占预计值百分比进行结果判断，<80%预计值视为下降。肺弥散功能损害严重程度分级见表4-7。

表4-7　肺弥散功能损害严重程度分级

损害程度	DLco占预计值百分比
正常	≥80%
轻度	60%~79%
中度	40%~59%
重度	<40%

（二）肺泡通气量（V_A）

V_A是指每分钟吸入气量中能达到肺泡并进行气体交换的有效通气量，其单位是ml。呼吸过程中，呼吸性细支气管以上的气道仅起气体传导作用，不参与肺泡气体交换，称为解剖无效腔。部分进入肺泡的气体因无相应的肺泡毛细血管流之间进行气体交换，称为肺泡无效腔。正常情况下（通气/血流比值正常），肺泡无效腔可忽略不计，人体的生理无效腔即为解剖无效腔容积，成年男性约为128ml，女性约为120ml。肺泡通气量可通过下方公式算出：

肺泡通气量（V_A）=（潮气量－无效腔气量）×呼吸频率

正常者肺泡通气量与肺总量（TLC）大致相等，V_A减少可导致DLco减少，因此测出V_A可辅助进行弥散功能评价。

（三）肺一氧化碳弥散量与肺泡通气量比值（DLco/V_A）

DLco/V_A也称单位肺泡容积的弥散量或比弥散量。DLco/V_A更容易区分肺部的病理生理改变。

四、检查注意事项

1. 整个检查过程中应保证无漏气，特别需注意口角和呼气阀无漏气。

2. 在检测开始前应详细告知受检者测试过程中的配合要素，并进行示范，保证测试过程中受检者的配合正确度。吸气流速不宜过低、时间过长；屏气方法应正确，提醒受检者在深吸气后放松声门或继续保持吸气动作；整个测试过程中不要出现顿挫或梯级样的呼吸动作。

3. 重复检查至少应间隔4分钟，阻塞性通气障碍患者需间隔更长时间。

目标检测

答案解析

一、选择题

1. 以下为血气分析仪直接检测出来的指标的是（　）

A. pH　　B. BE

C. BB　　D. AB

E. SB

2. 下列是排除了呼吸影响，能全面反映代谢因素改变的血气分析指标的是（　）

A. BE　　B. AB

C. SB　　D. CO_2CP

E. pH

3. 肺活量包括（　）

A. 潮气量+补吸气量+补呼气量　　B. 潮气量+补呼气量+残气量

C. 潮气量+补呼气量+功能残气量　　D. 补吸气量+补呼气量+残气量

E. 以上都不包括

4. 正常成人的潮气量为（　）

A. 约 500ml　　B. 约 800ml

C. 约 1000ml　　D. 约 1500ml

E. 约 4000ml

5. 以下可作为判断阻塞性通气功能障碍的标准的是（　）

A. FEV_1% 明显下降　　B. MVV 增加

C. VC 增加　　D. FVC 下降

E. 气速指数 >1.0

6. 以下肺通气功能指标正常的是（　）

A. VC>80%，FEV_1%>70%　　B. VC>85%，FEV_1%>80%

C. VC>90%，FEV_1%>80%　　D. VC>85%，FEV_1%>75%

E. VC>70%，FEV_1%>80%

7. 以下不是肺弥散功能测定的适应证的是（　）

A. 辅助诊断、定量评价和随访累及肺间质的疾病进展

B. 了解通气功能障碍患者是否合并弥散功能障碍

C. 呼吸困难或活动后气促查因

D. 极重度贫血患者

E. 评价药物对肺的影响

8. 常用于测定肺弥散功能的气体为（ ）

A. O_2

B. CO_2

C. CO

D. N_2

E. H_2

9. 以下指标能提示肺气肿的是（ ）

A. IRV>2500ml

B. IC>2500ml

C. VC>4500ml

D. FRC>2500ml

E. RV/TLC%>40%

10. 患者，男，65岁。因“发热、咳嗽、咳痰加重3天，气促1天”入院，有COPD病史10余年。入院时查动脉血气分析：pH 7.29，$PaCO_2$ 56.6mmHg，HCO_3^- 26mmol/L，BE 0.9mmol/L，PaO_2 89.5mmHg，SaO_2 95%。该患者存在的酸碱失衡是（ ）

A. 呼吸性酸中毒

B. 代谢性酸中毒

C. 呼吸性碱中毒

D. 代谢性碱中毒

E. 代偿性呼吸性酸中毒

11. 某患者近日出现发热、咳嗽，入院查胸片示右上肺大片实变阴影。血气分析提示pH7.49，$PaCO_2$ 30mmHg，PaO_2 66mmHg，BE −3.8mmol/L。该患者存在的酸碱失衡是（ ）

A. 呼吸性酸中毒

B. 代谢性酸中毒

C. 呼吸性碱中毒

D. 代谢性碱中毒

E. 代偿性呼吸性酸中毒

二、思考题

一名20岁年轻女性因急性气促送入急诊室，X线胸片正常。血气分析结果：pH 7.55，HCO_3^- 22mmol/L，$PaCO_2$ 27mmHg，PaO_2 93mmHg，阴离子间隙正常。

1. 该患者存在什么酸碱失衡情况？有无代偿？

2. 简述分析过程。

书网融合……

重点回顾

习题

第五章　呼吸系统疾病营养学基础

PPT

学习目标

通过本章内容学习，学生能够：

1.掌握人体必需营养素（宏量营养素和微量营养素）及在人体中的主要功能；呼吸系统各疾病所需宏量营养素的每日推荐量；掌握营养不良“五阶梯治疗”原则。

2.了解中国居民平衡膳食的八大准则的相关内容。

3.学会使用营养风险筛查表（NRS2002）、微型营养评定表对住院患者进行营养不良筛查；计算慢性阻塞性肺疾病每日总能量供应量，计算人体体重指数及BMI值的分类意义，计算人体每日基础代谢能量消耗值。肠内、肠外营养支持方法的适应证、禁忌证。

岗位情景模拟

情景描述　患者，女，72岁。身高165cm，体重50kg，退休职工。行左肺下叶癌切除术后，近3个月体重减轻10kg。

讨论　1.该患者体重指数是多少？

2.该患者营养风险筛查结果如何？

第一节　营养学基础知识

一、营养的概念

营养指的是人体吸收、利用食物中营养素和其他活性物质，从而满足机体生理需求的生物学过程，包括摄取、消化、吸收和代谢等。为维持机体正常的生理功能和新陈代谢，满足劳动及工作的需要，人体从外界环境中及各种食物组成的膳食中获得所需的各种营养物质，称为营养素，是保证人体健康的物质基础。

人体维持生存和正常的生命活动，离不开食物中各种营养成分的作用。人体利用自身的器官和组织，通过摄食、消化、吸收、代谢等各种活动，将食物的营养成分转化为人体需要的能量和构成人体所必需的物质。一方面如果组成人体的器官或组织结构和（或）功能出现异常，就会影响营养素的消化、吸收或代谢过程，进而影响人体的健康或生存。例如，如果消化系统受损（慢性胃炎、胃恶性肿瘤），可影响能量和蛋白质等各种营养素的摄入和吸收，导致身体所需的脂肪和蛋白质不能有效地吸收和消化，身体的质量和抵抗力下降，导致营养不良；如果人体的肝脏受损，可引起多种营养素代谢异常，如肝硬化引起蛋白质和氨基酸代谢紊乱，出现肝性脑病；胰腺受损引起糖代谢障碍导致糖尿病的发生等。另一方面，人体营养状况的改变也会影响组织器官的结构和功能。缺铁会引起贫血，导致食欲下降和学习困难；蛋白质的缺乏引起儿童生长发育迟缓、智力发育落后等问题都属于营养不良影响器官健康的情况。因此，在人体构成、食物的消化吸收与人体营养状况三者之间存在着密切关系。

二、必需营养素

人体必需营养素（essential nutrient）是一类人体生长发育所必需，但不能由机体自身合成或合成不足，而必须从食物中获得的营养素，主要包括宏量营养素（脂肪、蛋白质、碳水化合物）和微量营养素（各种维生素和各种矿物质）。机体缺乏必需营养素可造成特异性功能异常或营养缺乏病。人体必需营养素见表5-1。

表5-1　人体的必需营养素

氨基酸	异亮氨酸、亮氨酸、赖氨酸、蛋氨酸、苯丙氨酸、苏氨酸、色氨酸、缬氨酸、组氨酸
脂肪酸	亚油酸、α-亚麻油
碳水化合物	
常量元素	钾、钠、钙、镁、硫、磷、氯
微量元素	碘、硒、铜、钼、铬、钴、铁、锌
维生素	维生素A、维生素D、维生素E、维生素K、维生素B_1、维生素B_2、泛酸、烟酸、维生素B_6、生物素、叶酸、维生素B_{12}、胆碱、维生素C
水	

（一）蛋白质

蛋白质是生命活动的物质基础。生命机体中的每一个细胞和机体所有重要组成部分中均有蛋白质的参与。正常成人体内16%~19%是蛋白质。人体内的蛋白质始终处于不断地分解与合成的动态平衡之中。

1.定义　蛋白质（protein）是由氨基酸以肽链连接在一起并形成一定空间结构的高分

子有机化合物。氨基酸（amino acid）是组成蛋白质的基本单位。我们已知的能构成蛋白质的氨基酸有20余种之多，分为三大类（必需氨基酸、非必需氨基酸、条件必需氨基酸）。其中9种氨基酸，因人体不能自己制造或产生速度达不到人体所需，被称为必需氨基酸（essential amino acid，EAA），必需氨基酸需由食物提供。人体能自身合成，不需通过食物供给的氨基酸称为非必需氨基酸（nonessential amino acid）。半胱氨酸、酪氨酸在人体体内可分别由蛋氨酸和苯丙氨酸转化而成，因此人体对半胱氨酸、酪氨酸的需要量可分别减少30%及50%，故而被称为条件必需氨基酸（conditionally essential amino acid）。氨基酸的平衡和适量的供应是人体健康的基本前提。任何一种氨基酸供应缺乏，都会影响免疫系统和其他器官正常功能的发挥，使人处于亚健康状态。人体内的氨基酸见表5–2。

表5–2 人体内的氨基酸

必需氨基酸	异亮氨酸、亮氨酸、赖氨酸、蛋氨酸、苯丙氨酸、苏氨酸、色氨酸、缬氨酸、组氨酸
非必需氨基酸	天门冬氨酸、天门冬酰胺、谷氨酸、谷氨酰胺、甘氨酸、脯氨酸、丝氨酸
条件必需氨基酸	半胱氨酸、酪氨酸

2.蛋白质的主要功能

（1）人体组织的构成和修补　人体中所有重要组织、器官的构成都有蛋白质的参与，如神经、肌肉、骨骼及心、肝、肾等器官都含有蛋白质。蛋白质在人体细胞中的含量仅次于水，占细胞干重的50%以上。人身体的生长发育、创伤的愈合修复等都离不开蛋白质。

（2）生物活性物质的构成成分　人体的新陈代谢是在酶的催化作用下通过各种化学反应来实现的，而机体大多数酶都是具有特异性生物活性的蛋白质。蛋白质或蛋白质衍生物构成了某些激素，如胰岛素、肾上腺素等。激素是机体重要的调节物质，调节各种生理过程并维持内环境稳定。抗体是一类能与抗原特异性结合的免疫球蛋白，能有效地清除侵入机体的微生物及其有害物质，发挥机体免疫调节的作用。血液中的脂蛋白、转铁蛋白具有运送营养素的作用；血红蛋白具有携带、运送氧的功能。另外，蛋白质还可起到维持机体的渗透压和酸碱平衡，当蛋白质丢失过多可引起水肿。视觉的形成、肌肉的收缩都与蛋白质密切相关。

（3）供给机体能量　能量供给不是蛋白质的主要生理功能，但当能量供应严重不足时，特别是碳水化合物严重不足时，蛋白质可以被分解释放能量。1克蛋白质在体内约产生16.7KJ（4.0kcal）的热能。

（4）氨基酸、肽的特殊功能　氨基酸是蛋白质的最终产物，除了可以促进蛋白质的合成，同时可以被人体制造成抗体蛋白对抗细菌和病毒的入侵。肽是蛋白质的次级产物，有参与机体的免疫调节、促进矿物质的吸收、调节血压、调节血脂及清除自由基等作用。

3.蛋白质与疾病　人体一般通过食物摄取蛋白质，蛋白质缺乏往往导致各种疾病的发生，如蛋白质-能量营养不良。蛋白质缺乏会导致儿童身材矮小、发育不良、头发稀疏等；成人可表现出体力下降、水肿、抵抗力下降、易感冒、疲劳、生殖能力降低、贫血、易衰老、脱发、指甲分叉断裂、伤口不易愈合等。蛋白质是人体的重要组成部分，人体细胞中的固体成分70%是蛋白质，因此说没有蛋白就没有生命。人体吃进食物蛋白质，首先在胃中由蛋白酶将蛋白质切割为单个的氨基酸，然后在肠道吸收，用作生产和修补免疫细胞和分子的原料。优质蛋白质就是其所含有的各种氨基酸种类和比值更接近于人体内的蛋白质氨基酸组成，易于被人体消化吸收，通常使用氨基酸评分（AAS）对食物蛋白质营养价值进行评价。氨基酸评分（AAS）又叫蛋白质化学评分，是反映被测食物蛋白质氨基酸构成和利用率的指标。其不仅适用于单一食物蛋白质的评价，还可用于混合食物蛋白质的评价。一种食物蛋白质的氨基酸的评分即为该食物中最低的必需氨基酸评分值。氨基酸评分越高，其蛋白质营养价值越高。日常食物中蛋白质含量及氨基酸评分见表5-3。

AAS是每克待测蛋白质中必需氨基酸含量占每克参考蛋白质中相应必需氨基酸含量的比值。AAS值计算公式如下：

$$AAS\% = \frac{\text{每克待测蛋白质中必需氨基酸含量（mg/g）}}{\text{每克参考蛋白质中必需氨基酸含量（mg/g）}} \times 100$$

表5-3　日常食物中蛋白质含量及氨基酸评分

食物名称	蛋白质含量g/100g（平均值）	氨基酸评分（代表值）
全鸡蛋	13.1	106
全牛奶（液态）	3.3	98
鱼肉	18	100
瘦牛肉	22.6	100
瘦猪肉	20.7	92
虾肉	16.8	91
鸡肉	20.3	91
瘦羊肉	20.5	91
鸭肉	15.5	90
大豆（干）	35	63

AAS是目前广为应用的一种食物蛋白质营养价值评价方法，优点是方法比较简单，缺点是没有考虑食物蛋白质的消化率。

（二）脂类

脂类是人类重要的营养物质，广泛存在于动植物组织中，不溶于水，易溶于乙醚、苯、氯仿等有机溶剂的物质，是脂肪和类脂的统称。

1. 定义　脂肪（fat）又称甘油酯，是由1分子甘油和1~3分子脂肪酸所形成的脂。包括甘油一酯、甘油二酯、甘油三酯。膳食脂肪主要为甘油三酯。脂肪酸根据饱和程度，可分为饱和脂肪酸（saturated fatty acid，SFA），如棕榈酸、月桂酸等；单不饱和脂肪酸（monounsaturated fatty acid，MUFA），如油酸；多不饱和脂肪酸（polyunsaturated fatty acid，PUFA），如亚油酸、亚麻酸等。根据人体需要，可分为必需脂肪酸（essential fatty acid，EFA）以及非必需脂肪酸。其中，EFA包括有亚油酸和α-亚麻酸。根据空间结构，脂肪酸可分为顺式脂肪酸（cis-fatty acid）和反式脂肪酸（trans-fatty acid）。

类脂（phospholipid）是指类似脂肪或油的有机化合物的总称。

类脂（lipids）包括磷脂（phospholipids）、固醇（sterol）及其酯（sterol ester）三大类。最重要的磷脂是卵磷脂，最重要的固醇是胆固醇。

2.脂类的主要功能

（1）脂肪　是人体重要的能量来源，1g脂肪在体内彻底氧化可释放37.7KJ（9kcal）的能量，是等量的蛋白质和碳水化合物的近两倍。合理膳食能量中的20%~30%由脂肪供给。能量除供人体活动和生理代谢所需外，多余的部分转化为脂肪贮存于体内。机体需要时，可把脂肪组织所贮存的脂肪动员出来，用于能量供应。脂肪可以协助脂溶性维生素吸收和利用。同时脂肪能维持人体体温恒定及抵御寒冷。脂肪作为填充衬垫，可减少因震动而造成的对脏器、组织、关节的损害，对人体器官起到保护作用。

（2）类脂　是细胞膜的组成成分，具有维持生物膜的结构与功能的作用。磷脂的缺乏会造成膜结构和功能的改变，引起湿疹、鳞屑样皮炎。磷脂是脑和神经组织的结构脂，胆固醇是神经冲动定向传导的结构基础。人体内许多活性物质如胆汁、肾上腺素和维生素D等都以胆固醇为原料合成。

（3）脂肪酸　单不饱和脂肪酸具有降低血胆固醇、甘油三酯和低密度脂蛋白胆固醇效果，可以预防动脉硬化。多不饱和脂肪酸（polyunsaturated fatty acid，PUFA），特别是n-3系列PUFA在预防冠心病、高血压、关节炎、其他炎症和自身免疫性疾病及肿瘤中发挥重要作用。例如：n-3系列PUFA能够显著降低2型糖尿病患者糖化血红蛋白（HbA1c）的水平。PUFA还与癌症的发生发展密切相关，如n-3系列PUFA可显著降低乳腺癌、胰腺癌等癌症的发病风险。

3.脂类与疾病　脂肪摄取过多，导致体内堆积，使体重增加，引起肥胖。肥胖会引起高血压、糖尿病、动脉硬化及脂肪肝等疾病。同时流行病学调查显示：高脂膳食与肠癌、肝癌、乳腺癌等发病有一定关系。

（三）碳水化合物

1.定义及分类　碳水化合物（carbohydrate）也称糖类。根据碳水化合物的聚合度，膳食中主要碳水化合物可分为糖、寡糖和多糖三类，分类详见表5-4。

表 5-4 主要膳食碳水化合物的分类

分类	亚组	组成
糖	单糖	葡萄糖、半乳糖、果糖
	双糖	蔗糖、乳糖、麦芽糖、海藻糖
	糖醇	山梨糖、甘露糖醇
寡糖	麦芽低聚糖	麦芽糊精
	其他寡糖	棉籽糖、水苏糖、低聚果糖
多糖	淀粉	直链淀粉、支链淀粉、变性淀粉
	非淀粉多糖	糖原、纤维素、半纤维素、果胶、亲水胶物质

（1）单糖（monosaccharide） 单糖是最简单的碳水化合物，一般不能被水解。包括有葡萄糖、果糖、半乳糖。葡萄糖（glucose）又名右旋糖（D-葡萄糖），是自然界最丰富的有机物。在血液、脑脊液、淋巴液、水果、蜂蜜以及多种植物液中都以游离形式存在，是构成多种寡糖和多糖的基本单位。

（2）糖醇（sugar alcohol） 糖醇是由单糖衍生而来，属于特殊食品原料。麦芽糖醇常作为甜味剂用于糖尿病患者的专用食品及许多药品中。木糖醇可预防龋齿。临床上常用20%或25%的山梨醇溶液作脱水剂，使周围组织及脑实质脱水，从而降低颅内压，消除水肿。

（3）寡糖（oligosaccharide） 寡糖是由3~9个单糖聚合而成的，其甜度只有蔗糖的30%~60%。

（4）多糖（polysaccharide） 多糖是由10个以上单糖聚合而成的，一般不溶于水，无甜味，不形成结晶，无还原性。多糖可分为淀粉多糖和非淀粉多糖，非淀粉多糖又称膳食纤维。

2.碳水化合物的主要功能

（1）供给和储存能量 1g葡萄糖在体内彻底氧化可释放16.7kJ（4kcal）的能量，它能为人体提供2/3的热量。

（2）构成机体组织 碳水化合物是构成机体组织的重要物质，并参与重要的生命活动。人体每个细胞都含有碳水化合物，主要以糖脂、糖蛋白、蛋白多糖等形式存在。

（3）节约蛋白质作用 当机体缺少葡萄糖时，会通过分解蛋白质来实现合成葡萄糖，摄入足够碳水化合物能预防体内蛋白质消耗。

（4）抗生酮和解毒作用 碳水化合物可防止代谢性酸中毒的发生，增强肝脏解毒功能。

（5）增强肠道功能，有利于粪便排出 膳食纤维能促进肠蠕动和吸水膨胀，能使肠道肌肉保持健康和张力，有助于通便。

3.碳水化合物与疾病 碳水化合物摄入不足，机体会分解大量脂肪。脂肪分解过程中因氧化不全而产生过量酮体，影响体内的酸碱平衡。缺乏碳水化合物将导致全身无力、疲乏、血糖含量降低，产生头晕、心悸、脑功能障碍等，严重者会导致低血糖昏迷。碳水化合物的摄入量对血脂、低密度脂蛋白胆固醇浓度有明显影响。当膳食中碳水化合物过多时，会转化成脂肪储存于体内，使人过于肥胖导致各类疾病如高血脂、糖尿病、心脏病等发生。

（四）维生素

1.定义及分类　维生素（vitamin）是维持生物生长和代谢所必需的一类微量有机化合物，对机体的新陈代谢、生长、发育、健康有极重要的作用。但在人体内不能合成或合成量不足，必须由食物供给。维生素是个庞大的家族，目前所知的维生素就有几十种，分为脂溶性维生素和水溶性微生物两大类。维生素的分类见表5-5。

表5-5　维生素的分类

分类	亚组	性质
水溶性维生素	维生素B族 维生素C	①具有水溶性 ②可随尿液排出 ③必须经常摄取
脂溶性维生素	维生素A 维生素D 维生素E 维生素K	①具有脂溶性 ②随脂类一同消化吸收 ③易存于体内而不易排出（维生素K除外） ④过量可以引起中毒

2.维生素的主要功能及缺陷病　脂溶性维生素是指不溶于水而溶于脂肪及有机溶剂（如苯、乙醚、氯仿等）的维生素。脂溶性维生素的共性包括：①吸收与肠道中的脂类密切相关；②易储存于体内（主要在肝脏），而不易排出体外（维生素K除外）；③若摄入过少，可缓慢地出现缺乏症状；④脂溶性维生素摄取过多，易在体内蓄积而导致毒性作用。一般长期摄入5~10倍DRIs（RNI）量以上，即可出现中毒症状。因此，维生素摄入必须遵循合理原则，不宜盲目加大剂量。脂溶性维生素的分类、功能及相关缺陷病见表5-6。

表5-6　脂溶性维生素的分类、功能及相关缺陷病

分类	代表	生理功能	缺陷病
维生素A	视黄醇	①维持正常视觉 ②维持皮肤黏膜层的完整性 ③维持机体正常免疫功能 ④促进生长发育和维持生殖功能	暗适应能力下降、夜盲症、干眼症、皮肤干燥，容易感染
维生素D	胆钙化醇	①促进肾小管对钙、磷的重吸收，减少丢失 ②促进小肠钙的吸收 ③参与体内免疫调节	儿童佝偻病、中老年人的骨质疏松
维生素E	α-生育酚	①抗氧化作用 ②抗动脉粥样硬化 ③与动物生殖功能和精子生成有关 ④对神经系统和骨骼肌有保护作用	具有抗氧化作用。可以关系到一些雄性个体精子的形成。一些中老年人服用生育酚，可以减少机体中自由基的含量，防止衰老
维生素K	叶绿醌	①调节凝血蛋白质合成 ②调节骨组织钙化 ③抑制血管及尿路钙化	凝血缺陷和出血

水溶性维生素：是指可溶于水的一类有机化学物，不溶于脂肪及脂溶剂。水溶性维生素一般无毒性，当机体需要量饱和后，多摄入的维生素从尿中排出，反之，若组织中水溶性维生素耗竭，则摄入的维生素将大量被组织摄取利用，故从尿中排出量减少，因此，可利用尿负荷试验对水溶性维生素的营养水平进行鉴定；若摄入过少，可较快地出现缺乏症状。水溶性维生素的分类、功能及相关缺陷病见表5-7。

表 5-7　水溶性维生素的分类、功能及相关缺陷病

分类	代表	生理功能	缺陷病
维生素 B_1	硫胺素	维持神经、肌肉正常功能及维持肠蠕动及消化液分泌有重要作用	脚气病
维生素 B_2	核黄素	参与体内生物氧化与能量代谢	唇、舌、口腔黏膜、会阴处，出现咽喉炎、口角炎、四肢皮炎及阴道炎等
维生素 B_6	吡哆醇	参与氨基酸代谢、血红蛋白合成、烟酸形成，维持免疫功能	
烟酸	烟酰胺	构成辅酶Ⅰ和辅酶Ⅱ，参与物质和能量代谢；构成葡萄糖耐量因子	“癞皮症”，可出现皮炎、腹泻和痴呆，称三“D”症状
叶酸	蝶酰谷氨酸	①参与核酸形成 ②参与氨基酸代谢 ③参与血红蛋白及重要甲基化合物合成 ④参与神经递质合成 ⑤预防恶性贫血 ⑥提高免疫力	巨幼细胞贫血、婴儿神经管畸形、高同型半胱氨酸血症
维生素 B_{12}	氰钴氨	①保护神经系统功能 ②提高叶酸利用率 ③促进红细胞发育和成熟，使机体造血功能处于正常状态，预防恶性贫血	婴幼儿生长、发育迟缓、视网膜功能紊乱
维生素 C	抗坏血酸	①参与体内羟化反应：促进胶原蛋白合成，促进神经递质合成，预防动脉粥样硬化发生，增强药物或毒物解读过程 ②抗氧化作用 ③增强机体免疫功能	坏血病

（五）矿物质

1. 定义及分类　构成人体组织，维持生理功能、生化代谢所必需的元素中除了碳、氢、氧和氮主要以有机化合物形式存在外，其余的无机物统称为矿物质（无机盐）。碳、氢、氧和氮构成约占体重96%的有机物和水，剩余4%由50余种不同无机盐组成。其中，含量大于0.01%体重或膳食中摄入量大于100mg/d的元素称为常量元素，另一些低于此值的称为微量元素（21种）。矿物质分类见表5-8。

表 5-8　矿物质的分类

分类	元素名称
常量元素	钙、磷、硫、钾、钠、氯、镁
微量元素	铁、氟、锌、硅、铜、硒、碘、锡、锰、钼、钒、镍、钴、铬

2. 主要矿物质的功能及缺陷病　常量元素是人体组成和体现生命的必需元素，几乎遍及身体各个部位，发挥着多种多样的作用。如构成人体的重要组分；存在于细胞内液或细胞外液，对调节细胞内、外液的渗透压，控制水分流动，维持体液的稳定性起着重要作用；作为酶系统中的组成成分、辅基或激活剂参与物质代谢；参与血液凝固过程。

微量元素在体内的含量极少，但也有重要的生理功能。如构成酶和维生素的组成成分或辅助因子；构成某些激素或参与激素的作用；参与基因的调控和核酸代谢等作用。部分矿物质的功能及缺陷病见表5-9。

表 5-9　部分矿物质的功能及缺陷病

矿物质	生理功能	缺陷病或缺乏引起症状
钙	①构成骨骼和牙齿的成分 ②维持神经和肌肉的活动 ③参与细胞信息传递 ④调节机体酶的活性 ⑤维持细胞膜的稳定性 ⑥参与激素分泌、维持体液酸碱平衡等	儿童佝偻病 骨质疏松
铁	①铁是血红蛋白、肌红蛋白、细胞色素、细胞色素氧化酶等的组成成分，直接或间接参与体内氧的运送和组织呼吸过程 ②维持正常的造血功能 ③参与维持正常的免疫功能	缺铁性贫血
锌	①众多金属酶的组成成分或酶的激活剂，参与组织呼吸、能量代谢及抗氧化过程 ②促进生长发育和组织再生，是促进伤口愈合非常重要的微量元素 ③促进生长发育和性功能发育正常 ④促进食欲，对皮肤和视力有保护作用 ⑤提高机体免疫功能 ⑥促进生长发育	锌缺乏常见症状是味觉障碍、偏食、厌食或异食 精子萎缩，睾丸发育迟缓 伤口愈合不良 反复性口腔溃疡 反复感染
硒	①硒是谷胱甘肽过氧化酶的组成部分，具有抗氧化功能 ②保护心血管和心肌的健康 ③有毒重金属的解毒作用 ④抗肿瘤及增强免疫力作用	克山病 大骨节病
磷	①骨骼和牙齿的重要构成成分 ②参与能量代谢和糖脂代谢 ③细胞膜的重要构成成分 ④构成遗传物质和某些功能因子的重要成分	佝偻病 病理性骨折
镁	①激活多种酶的活性 ②对钾、钙离子通道的抑制作用 ③对激素的调节作用 ④促进骨骼生长 ⑤调节胃肠道功能	低钙血症 神经–肌肉兴奋性亢进
钾	①参与糖和蛋白质代谢 ②维持细胞渗透压和酸碱平衡 ③维持神经肌肉的应激性和正常功能 ④维持心肌的正常功能 ⑤降低血压的作用	肌肉无力及瘫痪、心律失常、横纹肌肉裂解症及肾功能障碍

续表

矿物质	生理功能	缺陷病或缺乏引起症状
碘	①调节新陈代谢 ②促进体格生长发育 ③促进神经系统发育 ④垂体激素作用 ⑤其他：促进维生素的吸收和利用、调节组织中的水盐代谢	胎儿期：流产、死胎、地方性克汀病 新生儿期：新生儿甲状腺功能减退 儿童期和青春期：甲状腺肿、青春期甲状腺功能减退、智力发育障碍、体格发育障碍 成人期：甲状腺肿及并发症、甲状腺功能减退、智力障碍

（六）营养素与能量的膳食摄入量

膳食营养素参考摄入量（dietary reference intake，DRI）：是满足人群健康个体基本营养所需的能量和特定营养素的摄入量，是在推荐膳食营养素供能量（recommended nutrient intake，RNI）基础上发展的一组每日膳食营养素摄入量的参考值。它是衡量人们所摄入的营养素是否适宜的尺度，包括4项内容，即平均需要量（EAR）、推荐摄入量（RNI）、适宜摄入量（AI）和可耐受最高摄入量（UL）。

健康人每天都需要从膳食中获得一定量的各种必需营养成分。如果人体摄入某种营养素长期不足或其他途径长期过量摄入某种营养素时就可能发生缺乏或者过量的危害作用。因此，营养素的摄入量应该维持在推荐摄入量（RNI）和可耐受最高摄入量（UL）之间的水平，以保证人体在一定时间内摄入的营养素是充足而安全的。长期以来，国内外的营养专家都使用RNI来指导人们的合理膳食摄入。在上述安全摄入范围概念的基础上，自20世纪90年代各国营养学术团体开始建立适用于本国居民的膳食营养素参考摄入量（DRI）。

1. 平均需要量（estimated average requirement，EAR） EAR是根据个体需要量的研究资料制定的；是根据某些指标判断可以满足某一特定性别、年龄及生理状况群体中50%个体需要量的摄入水平。这一摄入水平不能满足群体中另外50%个体对该营养素的需求。

2. 推荐摄入量（recommended nutrient intake，RNI） RNI是在研究确定的群体EAR基础上再加2个标准差计算所得，是可以满足某一特定性别、年龄及生理状况群体中绝大多数个体（97%~98%）需要量的营养素摄入水平。长期摄入RNI水平的营养素，可以满足身体对该营养素的需求，保持健康和维持组织中有适当的储备。RNI是以EAR为基础制定的，主要用途是作为个体每日摄入该营养素的目标值。针对个别身高、体重超过此参考范围较多的个体，可能需要按每公斤体重的需要量调整其RNI。

3. 适宜摄入量（adequate intake，AI） AI是通过观察或实验获得的健康群体某种营养素的摄入量。AI可作为目标人群中个体营养素摄入量的目标值，但准确性远不如RNI。一般大于EAR，也可能大于RNI，但小于UL。

4. 可耐受最高摄入量（tolerable upper intake level，UL） UL是指人体平均每日可摄入某营养素的最高量。这个量对一般人群中的几乎所有个体都不至于损害健康，但超过UL

有可能对机体有害。

三、人体所需的能量

（一）能量

人的一切生命活动都需要能量，如物质代谢的合成反应、肌肉收缩、腺体分泌等。能量不是营养素。人体内的能量，一部分转变为热量，一部分维持机体各种生理活动的正常运行。一个人一天所需的能量与其年龄、性别、体型、生活方式、劳动特点、健康状况等密切相关。人体的能量来源于每天所摄入的食物，但食物中不是所有营养素都能产能。碳水化合物、脂肪和蛋白质经过体内氧化作用可释放出能量。这些在体内代谢过程中能够产生能量的营养素称为“产能营养素（energy source nutrient）”。

国际上通用的能量单位是焦耳（joule，J）、千焦耳（kilo joule，KJ）和兆焦耳（mega joule，MJ）。产能营养素的产热量换算见表5-10。

表 5-10　产能营养素的产热量换算

产能营养素	产热量值
1g碳水化合物	16.7KJ（4.0kcal）
1g脂肪	36.7KJ（9.0kcal）
1g蛋白质	16.7KJ（4.0kacl）
1g乙醇	29.3KJ（7.0kcal）

人体的能量消耗主要包括基础代谢、体力活动和食物的热效应三个方面。机体在新陈代谢过程中，摄入体内的能量不断被消耗利用，完成机体的各种生理功能活动

（二）基础能量消耗

基础代谢（basal metabolism，BM）是指维持生命的最低能量消耗，即在清晨而又极端安静状态下，禁食12小时后，不受精神紧张、肌肉活动、食物和环境温度等因素影响时的能量消耗。基础代谢占人体总能量消耗的60%~70%。影响人体基础代谢的因素包括体型和机体构成、年龄、性别、内分泌系统及应激状态。

基础能量消耗（basic energy expenditure，BEE）是指机体维持正常生理功能和内环境稳定及交感神经系统活动所消耗的能量。若需计算机体的基础能量消耗值，可通过先测定基础代谢率（basal metabolic rate，BMR）获得，或是直接进行计算。基础代谢率是指人体处于基础代谢状态下，每小时每平方米体表面积（或每公斤体重）的能量消耗。

1. 用体表面积进行计算　可先计算体表面积，再按年龄、性别查出相应BMR值，从而计算出24小时基础代谢水平。目前常用的体表面积计算公式是我国赵松山于1984年提出

的公式：

$$体表面积（m^2）=0.00659\times身高（cm）+0.0126\times体重（kg）-0.1603$$

根据这个公式人在熟睡时，能量消耗比基础代谢约减少10%，所以计算时，应扣除睡眠时少消耗的这部分能量。

正常成人的BMR比较稳定，一般实际测定的BMR不超过正常平均值的10%~15%。当相差超过±20%时，可能是病理现象。例如甲状腺功能改变时对基础代谢率影响较大，甲状腺功能亢进时，基础代谢率可比正常值高25%~80%；甲状腺功能低下时，基础代谢率比正常值低20%~40%。发热时基础代谢率会升高，体温每升高1℃，基础代谢率可增加13%。测定基础代谢率有助于某些疾病的诊断。人体基础代谢率见表5-11。

表5-11　人体基础代谢率（单位：kcal/m²）

年龄（岁）	男性	女性	年龄（岁）	男性	女性	年龄（岁）	男性	女性	年龄（岁）	男性	女性
1~	53.0	53.0	13~	42.3	40.3	30~	36.8	35.1	60~	34.9	32.7
3~	51.3	51.2	15~	41.8	37.9	35~	36.5	35.0	65~	34.4	32.2
5~	49.3	48.4	17~	40.8	36.3	40~	36.3	34.9	70~	33.8	31.7
7~	47.3	45.4	19~	39.2	35.5	45~	36.2	34.5	75~	33.2	31.3
9~	45.2	42.8	20~	38.6	35.3	50~	35.8	33.9	80~	33.0	30.9
11~	43.0	42.0	25~	37.5	35.2	55~	35.4	33.3			

2.直接公式计算　Harris和Benedict提出了下列公式，可根据年龄、身高和体重直接计算基础代谢能量消耗（basic energy expenditure，BEE）：

$$男性BEE（kcal/24h）=66.4730+13.751W+5.0033H-6.7550A$$

$$女性BEE（kcal/24h）=655.0955+9.463W+1.8496H-4.6756A$$

注：W表示体重，H表示身高，A表示年龄

3.简单计算法　成年男性按每千克体重每小时1kcal（4.18KJ），女性按0.95kcal（3.97KJ），和体重相乘，直接计算，结果相对粗略。公式如下：

$$男：BEE=体重（kg）\times1（kcal）/4.18（KJ）$$

$$女：BEE=体重（kg）\times0.95（kcal）/3.97（KJ）$$

（三）体力活动

通常情况下，各种体力活动所消耗的能量占人体总能量消耗的15%~30%。随着人活动量的增加，其能量消耗也会相应增加。

（四）食物热效应

食物热效应（thermic effect of food，TEF）是指由于进食而引起能量消耗增加的现象。

人体在摄食过程中，因为要对食物中的营养素进行消化吸收及代谢转化，还需要额外消耗能量。营养学家把这种因为摄食而引起的热能的额外消耗称为食物热效应，又叫食物的特殊动力作用（specific dynamic action，SDA）。食物的成分不同，所产生的热效应差别很大。脂肪的食物热效应占其热能的4%~5%，碳水化合物为5%~6%，而蛋白质还要更高，能达到30%。

第二节 《中国居民膳食指南》节选

膳食指南是营养工作者根据营养学原理提出的一组以食物为基础的建议性意见，以指导人们合理选择与搭配食物。它提倡平衡膳食、合理营养，以减少与膳食相关的疾病，促进全民健康和慢性疾病的预防。中国居民膳食指南是根据中国人的饮食习惯和特点制定的。

一、平衡膳食模式

平衡膳食模式（balanced diet model）指一段时间内，膳食组成中的食物种类和比例最大限度地满足不同年龄、不同能量水平健康人群的营养和健康需求。世界上存在多种多样的膳食模式，这是由于地域、文化、资源和信仰不同而长期传递所形成的结果。我国传统膳食的特点是以植物性食物为主，膳食纤维含量丰富。缺陷是谷类食物摄入量过多，动物性食物摄入量偏少，且奶类和水果长期缺乏。随着经济发展，人民生活水平提高，膳食结构也在发生变化，但总体上膳食结构仍不合理，主要表现在禽肉类和油脂摄入过多，而粗杂粮、薯类食物摄入锐减，从而导致营养素摄入不均衡和肥胖、高血脂、糖尿病等慢性病高发等新的营养问题。

2022版《中国居民膳食指南》所提出的“中国居民平衡膳食模式”结合了中国各地的传统健康饮食优势，既纳入了北方地区适度摄入全谷杂豆和薯类的传统，又汇集了东南沿海地区丰富水产品、多样化蔬菜和摄盐量较低的膳食优势，并鼓励摄入奶类食物，体现了中国人对我国传统膳食的文化自信，可以最好地满足中国人的营养需求。具体而言中国居民平衡膳食模式的设计和修订依据有以下几点：①符合营养科学原理和中国居民膳食营养素参考摄入量；②结合最新的我国居民营养与健康研究，特别是中国居民营养与慢性病状况报告数据；③参考食物与健康关系证据研究；④考虑我国食物资源、饮食文化特点和食物系统的可持续发展等。

二、平衡膳食的准则

根据《中国居民膳食指南（2022）》，一般人群平衡膳食指南（适用于2岁以上健康人群）共有8条指导准则，具体内容如下。

（一）食物多样，合理搭配

除喂养6月龄内婴儿的母乳外，没有任何一种天然食物可以满足人体所需的能量及全部营养素。只有经过合理的食物搭配的膳食，才能满足人体对能量及营养素的日常所需。为了帮助群众能更直观地理解膳食平衡的概念，并能够运用到日常生活中。为了方便大众记忆和理解，根据《中国居民膳食指南（2022）》的准则和核心推荐，把平衡膳食原则转化为各类食物的数量和所占比例的图形化表示，形成了中国居民平衡膳食宝塔（Chinese Food Guide Pagoda，以下简称“宝塔”），见图5-1。平衡膳食能够满足人体生长发育以及各种生理需要，以及劳动强度、生活环境的需要，并且在各种营养素间建立起营养生理上的平衡关系。

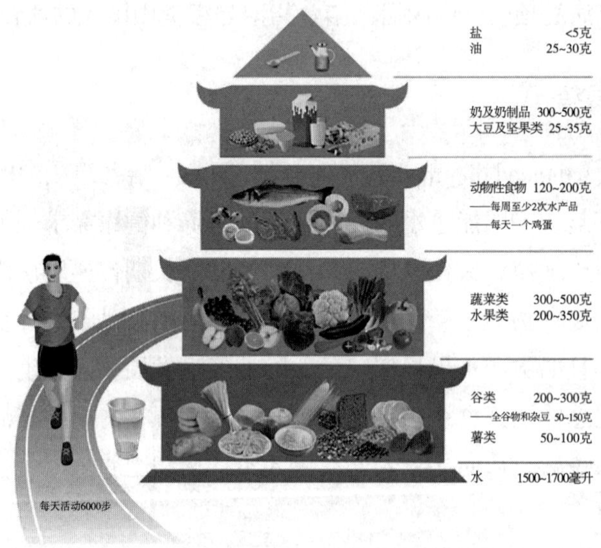

图5-1　中国居民平衡膳食宝塔（2022）

膳食宝塔共分为五层，包括了我们每天应吃的主要食物种类。宝塔各层的位置和面积各不相同，这在一定程度上体现5大类食物在膳食中所占地位及应占的比重。5大类食物包括谷薯类、蔬菜水果、畜禽鱼蛋奶类、大豆和坚果类以及烹调用油盐。膳食宝塔没有建议糖的摄入量，是因为目前我国居民平均吃糖的量还不多。但随着年轻人饮用奶茶、碳水饮料、奶油蛋糕等含糖量食物的增多，也需要引起重视。水是一切生命必需的物质，其需要量受年龄、环境温度、活动强度等因素影响，在温和气候条件下轻体力活动的成年人每日至少饮用约1200ml水，高温及强体力活动下需求增加。适当的身体活动也是健康的必备条件。

食物多样性是指平均每天摄入12种以上食物，每周摄入25种以上，合理搭配一日三餐。合理搭配是指食物种类和重量的合理化。平衡膳食中碳水化合物、蛋白质、脂肪提供的能量见表5-12。

表5-12　平衡膳食中的能量来源

能量营养素	供能比例	食物来源
蛋白质	10%~15%	奶及奶制品、大豆、鱼类、肉类
脂肪	20%~30%	植物油、动物油脂
碳水化合物	50%~65%	谷类、薯类

科学合理的营养膳食能有效改善营养状况，增强抵抗力。维持免疫力须依靠合理膳食和多种营养素的联合作用，其中蛋白质起到主要作用，是生命的物质基础。蛋白质-能量营养不良与免疫力降低、感染易感性增加关系确凿。而食物中的碳水化合物进入人体后经过消化分解成单糖，随后进入血液循环，进而影响血糖水平。糖尿病患者需要合理摄入碳水化合物量。

（二）吃动平衡，健康体重

能量的摄入与能量消耗的平衡是人体能量代谢的理想状态。能量过剩或能量缺乏都会影响身体的健康。体重的变化是判断一段时间内人体能量平衡与否的一个最简单易行的指标，也是判断吃与动是否平衡的指标。当人的体重过重时，我们需要考虑是否摄入相对过多或者运动不足，引起体重超重或身体肥胖。超重或肥胖是引起心血管疾病、2型糖尿病、激素分泌异常、结肠癌等疾病的高危风险因素，是慢性疾病的独立危险因素。当人的体重超轻时，一般考虑是营养的摄入相对不足或营养不良，儿童会影响生长发育，成年人会导致免疫能力降低，发生疾病风险大大增加。

体重指数（body mass index，BMI）是目前判断健康体重的常用指标。计算公式如下：

$$\text{BMI}=\text{体重（kg）}\div\text{身高的平方（m}^2\text{）}$$

我国健康成年人（18~64岁）的BMI范围应该在18.5~23.9kg/m²，老年人在20~26.9kg/m²。由于儿童处在生长发育阶段，除了体重和身高外，还需要有性别、年龄的差异作为衡量标准。我国成年人BMI值分类见表5-13。

表5-13　中国成年人BMI值分类

分类	BMI（kg/m²）
肥胖	BMI≥28.0
超重	24.0≤BMI<28.0
体重正常	18.5≤BMI<24.0
体重过低	BMI<18.5

一个人一天需要吃多少食物是根据所需能量计算出来的，而能量的需求又受到包括年

龄、性别、身体活动水平、怀孕或哺乳状态、基础代谢率等因素影响。

身体活动包括职业性身体活动、交通往来活动、家务活动和休闲时间进行的身体活动，通常将身体活动水平（physical activity level，PAL）分为轻、中、重三级。一般身体活动量占总能量消耗的15%~30%。

（三）多吃蔬果、奶类、全谷、大豆

（1）蔬菜水果是平衡膳食的最主要的组成部分，奶类、大豆富含钙和优质蛋白质。蔬菜水果能提供丰富的微量元素、膳食纤维和植物化学物，后者包括类胡萝卜素、植物固醇等。

每餐都应该摄入蔬菜，推荐成人每天摄入不少于300g的新鲜蔬菜，深色蔬菜应占1/2。深色蔬菜指深绿色、红色、橘红色和紫红色蔬菜，它们是β-胡萝卜素、维生素C、叶酸、钙、镁、钾的重要来源，特别是β-胡萝卜素和维生素C在其他类食物中很难获得，所以蔬菜有其独特的营养价值。增加蔬菜水果摄入量，可降低心血管、糖尿病等慢性疾病的发生风险，可降低食道癌、结肠癌的发生风险。每天需保证摄入200~350g的新鲜水果，果汁不能代替鲜果。蔬菜和水果是不同食物种类，尽管两者在营养成分和健康效应方面有很多相似之处，但蔬菜的维生素、矿物质、膳食纤维和植物化学物的含量远远高于水果。而水果中的果糖含量高，游离糖、有机酸等含量也比蔬菜多。两者均需要适量摄入。

（2）吃各种各样的奶制品，摄入量相当于每天300ml以上液态奶。奶类提供优质的蛋白质、维生素B_2和钙。奶制品内钙质较易吸收，因此多摄入奶制品有利于儿童少年的生长发育，也可增加成人骨密度，预防骨质疏松，图5-2为钙含量相当于300ml液态奶的乳制品的量。酸奶有改善便秘、乳糖不耐受的作用。牛奶中蛋白质含量平均为3%，其必需氨基酸比例符合人体需要，属于优质蛋白质。脂肪含量为3%~4%。

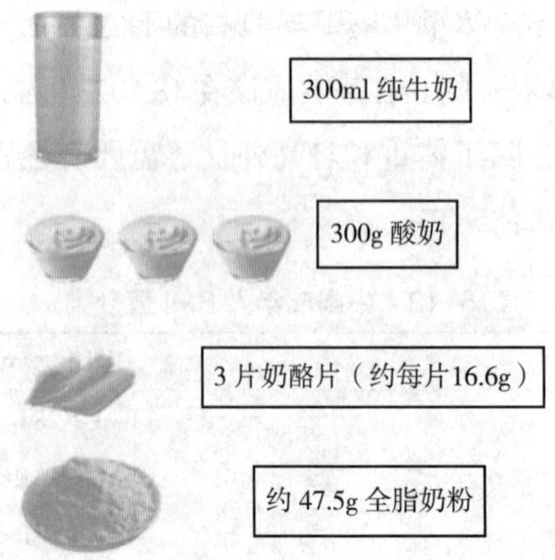

图 5-2　相当于 300ml 液态奶的乳制品量（以钙含量为基准）

（3）谷类含有丰富的碳水化合物，是最经济的膳食能量来源，也是B族维生素、矿物质、蛋白质和膳食纤维的重要来源。全谷物食物富含膳食纤维，可降低血糖生成指数，可降低2型糖尿病、心血管疾病、肿瘤等膳食相关疾病的发生风险。推荐每天吃全谷物食物50~150g。

（四）适量吃鱼、禽、蛋、瘦肉

鱼、禽、蛋和瘦肉含有丰富的蛋白质、脂类、脂溶性维生素、铁、锌等营养素，属于动物性食物。动物性食物中不仅蛋白质含量高，而且氨基酸组成更适合人体需求，特别是赖氨酸和蛋氨酸，与谷类或豆类食物搭配食用，可发挥蛋白质互补作用。但动物性食物含有一定量的饱和脂肪酸和胆固醇，过量摄入增加心血管疾病的发生风险。

鱼、禽、蛋类和瘦肉摄入要适量，平均每天120~200g。每周最好吃鱼2次或300~500g，蛋类300~350g，禽肉类300~500g。优先选择鱼，少吃肥肉、烟熏和腌制肉制品，少吃深加工肉制品。鸡蛋营养丰富，建议吃鸡蛋不弃蛋黄。

（1）鱼类蛋白质含量为15%~22%，鱼类蛋白质的氨基酸组成较为平衡，与人体需求接近，利用率更高。脂肪含量为1%~10%，不同鱼种含脂肪量有较大差异。含碳水化合物较低，约1.5%。鱼类脂肪多由不饱和脂肪酸组成，包括亚油酸、亚麻酸、二十碳五烯酸（EPA）和二十二碳六烯酸（DHA），研究表明对预防血脂异常、心血管疾病以及降低脑卒中、中老年痴呆及认知功能障碍的发生风险有一定作用。同时鱼油和鱼肝油是维生素A和维生素D的重要来源。

（2）禽类蛋白质含量为16%~20%，以鸡肉含量最高。禽类不饱和脂肪酸以单不饱和脂肪酸为主，多不饱和脂肪酸偏低，胆固醇在肝脏中含量较高。禽类含有多种矿物质，其中铁以血红素形式存在，消化吸收率高。

（3）畜肉包括猪、牛、羊等的肌肉和内脏。因其肌色较深，呈暗红色，故又称“红肉”。畜肉蛋白质含量为10%~20%，牛羊肉的蛋白质含量一般高于猪肉。畜肉脂肪含量较高，平均为15%，其中猪肉最高，牛肉最低。除猪肉外，畜肉脂肪组成多以饱和脂肪酸为主。尤其在动物内脏中，胆固醇含量高，每100g内脏含300mg左右胆固醇，是肌肉中的2~3倍；动物内脏中碳水化合物含量较低，维生素以B族维生素和维生素A为主。肝脏中维生素A的含量丰富，如每100g猪肝中含6502μgRAE（RAE为“视黄醇活性当量”，是膳食维生素A的计量单位），是肌肉中维生素A含量的100倍。过量摄入畜肉可增加2型糖尿病、结直肠癌、肥胖等疾病风险。适量摄入可降低贫血发生风险。

（五）少盐少油，控糖限酒

1.少盐少油 在我国大多数菜肴以咸作为基础味道，并使用油作为主要的烹调方式。食盐和油增加了食物的风味，也让我们享受到了美味佳肴。高血压流行病学调查显示，高血压的患病率与食盐的摄入量密切相关。过多的摄入食盐会增加脑卒中、冠心病、骨质疏松等疾病的发生风险，增加肾脏代谢负担。油是人体必需脂肪酸和维生素E等的重要来源，但油脂摄入过多会增加肥胖、冠心病、脂肪肝等疾病的发生率。因此，我国居民膳食指南推荐：培养清淡饮食习惯，少吃高盐和油炸食品。成年人每天摄入食盐不超过5g，烹调油25~30g，反式脂肪酸每天摄入量不应超过2g。

2. 控糖　主要是控制摄入添加糖的量。添加糖是指人工加入到食品中的糖类，包括饮料中的糖，以及糕点、巧克力、冰激凌、果酱中的糖。过多的摄入糖会增加龋齿、肥胖及2型糖尿病等慢性疾病的发生风险。我国居民膳食指南推荐：控制添加糖的摄入量，每天不超过50g，最好控制在25g以下，不喝或少喝含糖饮料。

3. 限酒　酒是我国饮食文化的一部分，但是酒的主要化学成分是乙醇，没有任何营养元素。许多科学证据提示过量饮酒对肝脏带来损害，同时也会增加胎儿酒精综合征、痛风、结直肠癌、乳腺癌及心血管疾病发生风险。我国居民膳食指南推荐：儿童青少年、孕妇、乳母及慢性病患者不应饮酒。成年人如饮酒，一天饮用的酒精量不超过15g。儿童青少年饮酒会影响生长发育，同时也会导致注意力、记忆力、学习能力下降；孕妇饮酒会影响胎儿发育，甚至导致畸胎。

（六）规律进餐，足量饮水

（1）合理安排一日三餐，定时定量，不漏餐，每天吃早餐。不规律饮食、暴饮暴食或者过度节食都会增加身体发生疾病的风险。

（2）足量饮水、少量多次。在温和气候条件下，低身体活动水平，成年男性每天喝水1700ml，成年女性每天喝水1500ml。推荐喝白水或茶水，少喝或不喝含糖饮料，不用饮料代替白水。水分是人体非常重要的参与新陈代谢的物质之一，也是人体重要组成部分，水占人体体重70%~75%，新生儿体内含水最多，约占体重80%。人体在各种不同的组织细胞中，水分的含量也有所差别，其中人体血液中含有的水分是最多的，占血液总量的92%左右。水是生命之源，能促进机体新陈代谢，有利于营养物质的消化、吸收、运输以及代谢废物的排泄。一旦摄入水分不足或丢失过多，会导致机体处于脱水状态，甚至危及生命。相反，摄入量过多或者排泄过少将导致水潴留，甚至水中毒。正常情况下，人体24小时液体出入量处于平衡状态，为2000~2500ml，见表5-14。

表5-14　正常成年人24小时液体出入量的平衡

摄入量（ml）	排出量（ml）
饮水1000~1500	尿1000~1500
食物水700	粪150
内生水300	无形失水850（呼吸蒸发350+皮肤蒸发500）
总入量2000~2500	总出量2000~2500

无形失水是指人体在正常生理条件下，皮肤和呼吸蒸发的水分，每日约850ml，因为是不显的，又称为不显性失水。即使在高度缺水时，这部分水的丢失也是不可避免的，是人只要进行正常生理活动就必然丢失的水分。异常情况下，体温每增高1℃，每日每千克体重将增加失水3~5ml，气管切开患者呼吸失水量是正常时的2~3倍；大面积烧伤病患者失水量更是惊人。内生水是指机体在新陈代谢过程中，物质氧化到最终生成CO_2和水，这部分水约300ml。因量不多，正常情况下对整体影响不大。但在急性肾衰竭时，需严格限制入水量，则必须将内生水计入出入量。临床上我们可以通过体重变化、血浆渗透压、尿液指标等检测手段及计算24小时液体出入量来判断患者是否存在脱水或水中毒情况。

（七）会烹会选，会看标签

随着我国社会经济的发展，市场上的食物丰富多样，包装食品琳琅满目，学会认识食物和挑选食物是懂得健康生活的第一步。了解各种食物的营养特点，学会看懂食品包装上的营养标签，按类选择食物是合理膳食的第一步。学习传统烹调技能，做到按需备餐、营养配餐，也是维护健康生活的步骤。

（八）公筷分餐，杜绝浪费

我国各地结合地域文化和资源环境，有着独特的烹饪方式和传统美食，这需要我们传承传统饮食文化的基础上，将现代营养学的理念融入其中，才能做出更健康美味的饮食。同时我国是个人口大国，我国人口占世界人口1/5。对于个体及家庭而言，我们有义务做好食物系统可持续发展的推动者，改变饮食结构和就餐方式，杜绝浪费。推动文明餐饮，既是弘扬中华民族勤俭节约的传统美德，也是为人类可持续发展作出贡献。

第三节　住院患者营养支持

一、营养风险筛查与评估

营养不良是指营养摄入或摄取不足导致的人体成分和体细胞块改变，进而引起体力和智力下降，疾病临床结局受损的状态。营养不良特指三大宏量营养素（糖类、脂肪及蛋白质）或能量与蛋白质摄入不足或吸收障碍造成的营养不足，即通常所称的蛋白质-能量营养不良（protein-energy malnutrition，PEM），可由饥饿、疾病或衰老单独或联合引起。根据是否合并疾病，将营养不良分为疾病相关营养不良（disease-related malnutrition，DRM）（如慢性阻塞性肺疾病营养不良）和饥饿相关营养不良；根据是否伴有炎症反应，将DRM又分为伴有炎症的营养不良（如肿瘤营养不良）和没有炎性的营养不良（如神经性厌食营养不良）。住院患者常因吞咽困难、代谢异常、消化功能欠佳或病情需要禁食等原因导致摄入不足，引起营养不良。营养不良又反过来加重病情恶化及影响临床治疗的效果，直接影响患者疾病的转归。

营养筛查（nutritional screening）是采用合适的工具快速识别受试者是否存在营养不良风险的过程，对象为所有患者，尤其是住院患者。营养筛查的内容包括营养风险筛查、营养不良风险筛查和营养不良筛查三个方面。目前没有一种特定的筛查工具能够作为识别营养不良的金标准。国内外在临床工作中较常应用的营养筛查工具包括微型营养评定（Mini Nutritional Assessment，MNA）、营养不良通用筛查工具（Malnutrition Universal Screening Tool，MUST）、营养风险筛查（Nutrition Risk Screening 2002，NRS 2002）、危重症营养风险评分量表（The Nutrition Risk in Critically Score，Nutric）。MNA目前被广泛应用于老年住院患者营养状况分级的评估及流行病学检查；MUST工具主要用于蛋白质-能量营养不良及其风险筛查；NRS 2002是目前唯一具有循证基础的筛查工具，可动态预测患者营养状态的变化情况；Nutric评分对于危重症患者的干预具有有效性。具体内容见表5-15。

表5-15 营养筛查

	营养风险筛查	营养不良风险筛查	营养不良筛查
工具	NRS 2002	MUST、MST、MNA^R	BMI、标准体重
目的	发现不利临床结局的风险	发现营养不良的风险	发现营养不良并对其进行分类

注：MNA^R，新版MNS。

（一）常用营养筛查

1.营养风险筛查表（NRS 2002） NRS 2002是2002年丹麦肠外肠内营养学会基于128篇随机对照临床试验所开发的一种筛查方法，内容包括初筛和最终筛查（表5-16）。2013年4月18日发布的中华人民共和国卫生行业标准《临床营养分析筛查》规定：NRS 2002适用对象为年龄18~90岁、住院过夜、入院次日8小时前未进行急诊手术、神志清醒、愿意接受筛查的成年住院患者。入院24小时内，首次筛查不存在营养风险的患者，应在一周后再次进行筛查。

NRS 2002由第一步（初步）筛查和第二步（最终）筛查两部分组成。第一步内容包括4个判断性问题；第二步内容包括营养状态受损评分（0~3分）、疾病严重程度评分（0~3分）及年龄（0~1分）三个评分。

表 5-16　住院患者营养风险筛查表（NRS 2002）

第一步：初步营养筛查

问　题	是	否
1.体重指数<20.5kg/m^2（18.5kg/m^2）？	□	□
2.患者在过去3个月有体重下降吗？	□	□
3.患者在过去1周内有摄食减少吗？	□	□
4.患者有严重疾病吗（如ICU治疗）？	□	□

说明：

1. BMI：中国人BMI正常使用下限为18.5kg/m^2，所以对中国患者进行营养风险筛查时，询问患者BMI是否小于18.5kg/m^2。

2. 如果对以上任一问题答“是”，则直接进入第二步筛查，即最终筛查；如上述所有问题均答“否”，说明患者目前没有营养风险，无需进行第二步筛查，但需要一周后重筛。

第二步：最终营养筛查

评分项目	0分	1分	2分	3分
营养状态受损评分	正常营养状态：BMI≥18.5kg/m^2，且1~3个月体重无变化，近一周摄食量无变化	3个月内体重丢失>5%；或食物摄入比正常需要量低25%~50%	2个月内体重丢失>5%；或一般情况差；或食物摄入比正常需求低51%~75%	1个月内体重丢失>5%（或3个月丢失>15%）；或体重指数<18.5kg/m^{2}且一般情况差；或前1周食物摄入比正常需要量低76%~100%
疾病严重程度评分	正常营养需求量	需求量轻度增加：髋关节骨折，慢性疾病有急性并发症者，肝硬化，COPD，长期血透，糖尿病，一般肿瘤患者	需求量中度增加：腹部大手术、卒中、重症肺炎、血液系统恶性肿瘤	需求量明显增加：颅脑损伤，骨髓移植、ICU患者（APACHE>10）
年龄评分	18~69岁	≥70岁		

总分＝营养状态受损评分（　）＋疾病严重程度评分（　）＋年龄得分（　）

说明：

①“疾病严重程度”项下分数不累加，以最高者计。如同时存在“糖尿病”及“重症肺炎”的患者，在“疾病严重程度”一栏的得分以“重症肺炎”计，为2分，而不是1+2=3分。

②无法得到可靠体重指数的患者，考虑用白蛋白水平（<30g/L）或前白蛋白（<160mg/L）评估。

③APACHE-Ⅱ评分（急性生理与慢性健康评分）

④疾病严重程度的定义：a.1分。慢性疾病患者因出现并发症而住院，患者虚弱但不需要卧床。蛋白质需要量略有增加，但可以通过口服补充剂来弥补。b.2分。患者需要卧床，如腹部大手术后。蛋白质需要量相应增加，但大多数人仍可以通过人工营养得到恢复。c.3分。患者在重症病房中靠机械通气支持，蛋白质需要量相应增加，且不能被人工营养支持所弥补，但是通过人工营养可以使蛋白质分解和氮丢失明显减少。

结果判定：总分值≥3分存在营养风险，开始制订营养治疗计划；总分值<3分，每周复查营养分析筛查。若患者被安排有大手术，需考虑预防性的营养支持，以避免大手术所伴随的风险。

初筛是从BMI、体重、饮食情况、疾病是否严重等方面评估，最终筛查包括营养不良状况、年龄、营养不良状态等方面评估，通过评分结果判断是否需要进行营养支持。

注意事项：①免鞋后测量身高。实际体重应尽可能空腹并穿住院服进行测量，计算出体质指数到小数点后1位；②近期（1~3个月）体重是否下降。应先询问患者近期内是否有体重变化，如果下降且超过5%，问清楚是在3个月内还是2个月内或1个月内；③询问1周内进食量的变化；④NRS 2002病种有限，临床上需灵活运用。

NRS 2002使用的局限性在于如果患者卧床无法测量体重，或因水肿、腹水等影响体重的测量，或因意识不清患者无法回答评估者的提问时，该工具的使用将受限。

2.微型营养评定（MNA） MNA是1996年由Guigoz等创立发展的专门评价老年人营养状况的简易营养评分法，仅需要10分钟即可完成，且不需要实验室检查。目前分为传统MNA、旧版MNA-SF、新版MNS(MNA^R ）及新版MNA-SF。本篇主要介绍新版MNS(MNA^R ）操作方法与标准。该工具常用于老年营养不良风险的患者，也可以用于已发生营养不良的老年住院患者。住院患者简易营养评估记录表见表5-17。

表5-17 住院患者简易营养评估记录表

患者姓名：______________ 病 案 号：________

所在医院：______________ 填写日期：______年____月____日

MNS营养筛查内容	分值
1.既往3个月内，是否由于食欲下降、咀嚼或吞咽等消化问题导致食物摄入减少？ 0分=食欲完全丧失，1分=食欲中等度下降，2分=食欲正常	
2.近3个月内体重有否减轻？ 0分=体重减轻大于3kg，1分=不清楚，2分=体重减轻1~3kg，3分=无体重减轻	
3.活动情况如何？ 0分=需卧床或长期坐着，1分=能离床或椅子，但不能外出 2分=能独立外出	
4.在过去3个月内是否受过心理创伤或患者急性疾病？ 0分=是，1分=否	
5.有否神经心理问题 0分=严重痴呆或抑郁，1分=轻度痴呆，2分=无心理问题	
6.体重指数（BMI）是多少？ 0分=BMI<19kg/m², 1分=19~<21kg/m², 2分=21~<23kg/m², 3分=BMI ≥ 23kg/m²	
营养筛检小计分数（小计满分为14分） ≥12分，表示正常（无营养不良危险性），无需进行以下评价 ≤11分，提示可能营养不良，请继续以下第二步评估	

一般评估	分数
7.是否独立生活（无护理或不住院）？ 0分=否，1分=是	

续表

一般评估	分数
8.每日应用处方药超过三种？ 0分=是，1分=否	
9.有压力性疼痛或皮肤溃疡吗？ 0分=是，1分=否	
10.每日可以吃几餐完整的餐食？ 0分=一餐，1分=两餐，2分=三餐	
11.蛋白质摄入量是多少？ 每日至少一份奶制品？ A）是 B）否 每周2~3份豆制品或鸡蛋？ A）是 B）否 每日吃肉、鱼或家禽？ A）是 B）否 0分=0或1个“是”，0.5分=2个“是”，1分=3个“是”	
12.每日食用两份或两份以上蔬菜或水果？ 0分=否，1分=是	
13.每日喝多少液体（水、果汁、咖啡、茶、奶等）？ 0分=每日喝液体<3杯， 0.5分=每日喝液体3~5杯，1分=每日喝液体>5杯	
14.喂养方式？ 0分=无法独立进食，1分=独立进食稍有困难，2分=完全独立进食	
15.对营养状况的自我评价如何？ 0分=营养不良，1分=不能确定，2分=营养良好	
16.与同龄人相比，你如何评价自己的健康状况？ 0分=不太好，0.5分=不知道，1分=好，2分=较好	
17.上臂围（MAC）（cm）是多少？ 0分=MAC<21，0.5分=MAC 21~22，1分=MAD>22	
18.腓肠肌围（CC）（cm）是多少？ 0分=CC<31，1分=CC ≥ 31	
一般评估小计分数（小计满分为16分）：	
MNA总分（营养筛查+一般评估）：总分为30分	
分级标准： 总分 ≥ 24，表示营养状况良好 总分17~23，为存在营养不良的危险 总分 ≤ 16，明确为营养不良	

（二）营养评估

营养评估是指临床上营养专业人员通过对膳食的调查、人体营养状态的测量、生化检查、临床实验室检查及综合性分析等方法，对患者营养代谢和机体功能等进行检查和评定，目的是发现有无营养不良并判断营养不良的严重程度，为制定营养治疗方案提供科学依据。

营养评估方法具体包括有营养评估量表、人体测量（A，Anthropometry）（如：体重、身高、皮褶厚度、上臂围与上臂肌围等）、生化指标（B，Biochemistry）（如：血清白蛋白、血清肌酐值、维生素测定、生化八项等）、临床评估（C，Clinical）、膳食调查（D，Dietary）和环境评估（E，Environment），即“ABCDE”评估，见表5-18。

表 5-18 “ABCDE”评估内容

项目	主要内容
A人体测量	1.身高、体重、BMI近期变化 2.腹围、臀围、小腿围 3.皮褶厚度（三头肌皮褶厚度、上臂围等） 4.人体成分分析
B生化指标	1.血常规：白细胞计数、血红蛋白值等 2.肝功能：白蛋白、胆红素等 3.肾功能：血清肌酐值、尿素氮 4.血电解质：钠、钾、氯、钙等 5.微量营养素：水溶性维生素、微量元素等
C临床评估	1.个人史：年龄、性别 2.既往病史：恶性肿瘤、感染、消化道疾病、精神心理疾病等 3.体格检查：发育、水肿、四肢肌力、神经反射等 4.功能评估：握力、认知状态、步速等 5.药物不良反应
D膳食调查	1.近期进食量的改变情况 2.长期偏爱的饮食模式、分量、烹饪方法及食物类型 3.过敏或不耐受食物
E环境评估	1.教育文化水平 2.家庭支持 3.经济状况

1.测三头肌皮褶厚度（triceps skinfold thickness，TSF） 方法是：受试者左上臂自然下垂，测量者站在被测者身后，以二指紧捏（肩胛骨的肩峰至尺骨突的中点上约2cm处），皮肤与皮下脂肪向上提使肌肉、脂肪分开，测量皮褶厚度，具体方法见表5-19。

表 5-19 TSF 值诊断标准

性别	轻度营养不良（mm）	中度营养不良（mm）	重度营养不良（mm）
女	11.92~13.41	8.94~11.91	<8.94
男	9.04~10.17	6.78~9.03	<6.78

2.常见临床生化指标 临床医生对患者进行营养治疗前必须对患者的营养状况作出正确的判断，以便合理地进行临床营养治疗。而营养不良是一个逐渐发展的过程，许多患者在出现临床症状之前，人体某些营养素的含量已发生变化，生化检验的结果可早期发现营养缺乏的种类及缺乏程度。成人常用营养不良评估的指标见表5-20。

表 5-20 成人常用营养不良评估的指标

指标	标准值	正常	轻度营养不良	中度营养不良	重度营养不良
标准体重%	100	>90	80~90	60~80	<60
血清白蛋白（g/L）	45	35~45	30~35	25~30	<25
血清转铁蛋白（g/L）	2.5~3.0	>2.0	1.5~2.0	1.0~1.5	<1.0
前白蛋白（mg/L）	150~300	>150	100~150	50~100	<50
氮平衡（g/d）	±1	±1	-5~-10	-10~-15	<-15
淋巴细胞总数（$\times 10^9$/L）	>1.7	>1.7	1.2~1.7	0.8~1.2	<0.8

二、医院膳食

医院膳食是住院患者获取营养的主要途径，根据人体的营养需要和各种疾病的治疗需求，通常可分为基本膳食、治疗膳食、诊断用的试验膳食、儿科膳食等。

（一）基本膳食

基本膳食是医院膳食的基础，约50%以上的住院患者采用此类膳食，主要有普食、软食、半流质及流质四种。

1.普食 普食与健康人膳食基本类似，对营养素种类及含量没有特殊要求。主要适用于体温正常、无咀嚼或吞咽困难、消化功能无障碍及不需限制任何营养素的恢复期患者。膳食配制应以食物种类丰富、营养均衡为原则。每日供应早、午、晚三餐。每餐之间间隔4~6小时。

2.软食 软食质软，便于咀嚼，易于消化。主要适用于低热、消化不良、咀嚼能力差、肠道疾患的恢复期，以及老年患者和幼儿，也可以作为术后恢复患者的过渡饮食。每日供应3~5餐，一日能量供给量为1800~2200kcal。建议食物易消化、便于咀嚼，食物要切碎、煮烂。可食用食物包括鱼片、虾仁、鸡丁、鸡丝、炒蛋、番茄、碎菜、土豆、豆腐等。

3.半流质饮食 半流质饮食是比软食更细软，呈半流体状。主要适用于高热、身体虚弱、吞咽咀嚼困难及耳、鼻、咽、喉术后患者等。每日供给5~6餐，每餐食物的总容量为300ml左右。能量供给量为1500~1600kcal。全日蛋白质50~60g。食物需制作成细，软碎，少粗纤维，易咀嚼，易吞咽。建议少量多餐，每餐间隔2~3小时，每次约300ml。可食用的食物包括馄饨、面条、豆腐花、菜泥、肉泥、虾泥、蛋花等。不用或少用多纤维、胀气、油炸食物及刺激性调味品。

4.流质饮食 流质饮食是一种将全部食物制作成流体，无需咀嚼，易于吞咽，此膳食所提供的能量低、其他营养素不足，不推荐长期使用。适用于高热、危重症、吞咽困难、急性消化道炎症、大手术后及极度衰弱的患者。一日能量供给量为800~1000kcal，蛋白质供给20~40g，脂肪供给约30g，碳水化合物供给约130g。建议少量多餐，每日6~7次，定时进餐，每次250~400ml，每日总量2000ml左右。可食用的食物包括稠米汤、蛋羹、酸奶、豆浆、菜汤、鲜果汁，避免过甜或过咸以及油腻厚味食物。

（二）治疗膳食

治疗膳食是根据患者不同的病情，调整营养素，以满足疾病治疗对营养素的需求，以治疗疾病和促进健康。

1. 高蛋白膳食（high protein diet） 高蛋白膳食是指蛋白质含量高于正常人的膳食。当机体蛋白质过量消耗或者长期缺乏等情况下，需要短期内补充蛋白质以提高机体营养，帮助组织再生和修复。适用于营养不良、肾病综合征、烧伤、创伤患者及慢性消耗性疾病（如肺结核、恶性肿瘤、贫血）等疾病。一般情况下不需要进行特殊膳食，只需要在普通膳食基础上增加蛋白质的摄入及增加优质蛋白质的比例即可。

高蛋白膳食=基本膳食+高蛋白质食物。即在供给所需能量的基础上，以千克体重算，增加1.2~2.0g/（d·kg）优质蛋白。此类饮食蛋白质的摄入量以占总能量的15%~20%为宜。建议成年人每日摄入蛋白质总量为90~120g，其中蛋、奶、鱼、肉等优质蛋白质占1/2~2/3。常见高蛋白食物见表5-21。

表5-21 常见高蛋白食物列表（每100克食物蛋白质含量）

食物名称	含量（克）	食物名称	含量（克）
燕麦	15.6	虾米	43.7
牛奶	3.5	酸奶	2.3
黄豆	36.3	豆腐干	35.0
蚕豆	28.2	猪肉（瘦）	20.3
核桃	15.4	牛肉（瘦）	20.0
松子	16.7	羊肉（瘦）	18.5
奶酪	25.7	青鱼	20.1
紫菜（干）	26.7	鱿鱼	15.1
鸡肉	21.5	带鱼	17.7
鸡蛋	14.7	墨鱼	15.2
猪肝	19.2	对虾	18.6

2. 低蛋白膳食（protein restricted diet） 低蛋白膳食是指蛋白质低于正常人膳食，用于减少含氮代谢物的产生，降低肝肾负担。适用于肝肾疾病患者（急性肾炎、急慢性肾

功能不全、尿毒症、肝性脑病、严重肝硬化、肝昏迷）。蛋白质和氨基酸在肝脏分解会产生含氮代谢产物，经过肾脏排出体外。肝肾代谢功能下降时，会出现排泄障碍，导致代谢废物在体内堆积加重机体损害，所以要限制膳食中蛋白质含量，减少代谢产物产生。例如肾衰竭患者，需要根据肾功能受损的程度来确定蛋白质的摄入量。轻度受损者，每日0.7~1.0g/kg或按40~60g/d；肾功能中重度受损者每日0.4~0.6g/kg或按30~40g/d。

3. 限钠（盐）膳食（sodium restricted diet） 限钠（盐）膳食是指通过限制膳食中的钠含量纠正代谢紊乱引起的水、钠潴留，以维持机体水、电解质的平衡。食盐是钠的主要来源。此种膳食控制全日膳食总含盐量在1~4g，适用于高血压、心功能不全、急慢性肾炎、肝硬化腹水、水肿、各种原因引起的水钠潴留等。

4. 高能量膳食（high calorie diet） 高能量膳食是指能量供给高于正常人膳食供给标准。每日需要提高总能量在2000kcal以上，这样的膳食可以给机体迅速补充能量和营养素，改善患者营养不良状态。在遵循平均膳食的原则基础上，适当增加餐次，少食多餐，循序渐进。适用于甲亢、严重烧伤和创伤、高热、体重过低、贫血、结核病、伤寒，或体力消耗增加者，如运动员、重体力劳动者。

治疗膳食还包括有低能量膳食、限脂肪膳食、高纤维膳食、少渣膳食、低胆固醇膳食、低嘌呤膳食、糖尿病膳食等，治疗膳食的基本原则是以平衡膳食为基础，在允许的范围内，根据不同病情合理选择合适的治疗膳食。

（三）试验膳食

试验膳食是指在临床诊断或治疗过程中，短期内暂时调整患者的膳食内容，以配合辅助临床诊断或观察疗效的膳食。包括胆囊造影检查膳食、内生肌酐试验膳食、葡萄糖耐量试验膳食、纤维肠镜检查膳食、潜血试验膳食、结肠造影膳食及钙、磷代谢试验膳食等。

三、营养治疗

进行营养风险评估后，在饮食摄入不足或不能摄入的情况下，通过肠内或肠外途径为患者提供适宜的营养素，从而促进疾病康复的方法叫营养治疗。营养治疗的目的是使人体获得营养素保证新陈代谢正常进行，抵抗疾病侵袭进而改善患者的临床结局，包括降低感染性并发症发生率，减少住院时间等，使患者受益。营养治疗的原则是：通过评估合理选择合适的营养支持方式；严格掌握适应证和禁忌证，减少并发症的发生。

（一）营养治疗方法

营养治疗方法包括肠内营养（enteral nutrition，EN）和肠外营养（parenteral nutrition，PN）。

1.肠内营养（EN）

（1）概述　EN是经胃肠道口服或管饲等途径为机体提高代谢需要的能量及营养基质的营养治疗方法。当患者胃肠道功能允许时，应首选肠内营养。重症患者早期肠内营养是首选喂养方式，不仅能改善患者的营养状况，同时能保持患者肠道黏膜结构和功能的完整，促进疾病的康复。而神经系统疾病患者常伴发营养问题，出现神经源性呕吐、神经源性吞咽障碍等并发症加重营养不良发生，指南指出对卒中、颅脑外伤、神经系统变性疾病等神经系统伴随吞咽困难的患者，早期予以营养评估及营养支持，以降低病死率、减少并发症、减少神经功能残疾和缩短住院时间。

（2）肠内营养的适应证　吞咽和咀嚼困难、意识障碍或昏迷、消化道损伤、梗阻或手术、急性胰腺炎、慢性消耗性疾病、术前准备和纠正及预防手术前后营养不良等。

（3）肠内营养的禁忌证　①严重感染、衰竭及术后消化道麻痹引起的肠功能障碍；②完全性器质性肠梗阻；③活动性消化道出血；④高流量小肠瘘；⑤严重腹泻和极度吸收不良时；⑥严重腹腔内感染。

（4）肠内营养的支持途径　包括经口营养补充和管饲营养补充，其中管饲营养分为鼻胃管、鼻肠管和造口。鼻饲管经鼻腔插入导管，导管末端可置于胃、十二指肠或空肠等处。造口根据患者疾病发生部位及严重程度可留置咽造口、食道造口、胃造口、空肠造口等。

（5）肠内营养常用制剂　肠内营养能有效支持患者营养素需求。目前临床上常用的肠内营养制剂的组成不同，可分为要素制剂（如高脂肪要素制剂、高氮要素制剂等）、非要素制剂（如匀浆制剂、混合奶等）、组件制剂（如蛋白质组件、糖类组件等）、特殊应用制剂（如糖尿病适用型、肝病适用型等）。临床上应根据营养评估及患者不同病情需求有针对性地为患者提供合适的营养制剂。

2.肠外营养（PN）

（1）概述　PN又称静脉营养，指通过静脉输注为无法经胃肠道摄取或摄取不足的患者提供氨基酸、葡萄糖、脂类、电解质、维生素和微量元素等营养素，以维持机体正常代谢，改善其营养状况，是临床营养支持治疗不可或缺的重要部分。PN包括全肠外营养（total parenteral nutrition，TPN）和部分肠外营养（partial parenteral nutrition，PPN）。当胃肠功能严重障碍时，机体能量需求常以TPN供给。当EN供给不足（<总能量需求60%）时，可联合部分肠外营养支持治疗（EN+PPN）。

（2）肠外营养的适应证　在临床营养实践中，营养支持的适应证是需要根据患者是否从营养支持中获益来决定的。总的来说，凡需要营养支持，但又不能或者不宜接受EN的患者均为PN的适应证。

需进行PN的情况是：①长时间（>7天）不能进食或经肠内途径摄取每日所需能量及

营养素者；②由于严重胃肠道功能障碍或不能耐受EN而需要营养支持者；③通过EN无法达到机体需要的目标量（<总能量需求60%）时需配合PPN补充。

具体适应证包括：①广泛小肠切除、小肠疾病、放射性肠炎、严重腹泻、顽固性呕吐等；②接受大剂量放、化疗的营养不良患者；③进行骨髓移植患者；无法进行或不能耐受EN的重症胰腺炎患者；④消化道功能障碍的严重营养不良患者；⑤严重分解代谢状态下患者（如颅脑外伤、严重创伤、严重烧伤等），在5~7天内无法利用其胃肠道的。

（3）肠外营养禁忌证　①心血管功能紊乱或严重代谢紊乱尚未控制或纠正期；②休克、器官功能衰竭终末期。

（4）肠外营养的输注途径

①周围静脉置管（peripheral venous catheter，PVC），适合短期（10~14天）应用。PVC需在四肢或头皮等浅表静脉留置短导管或钢针。超过10%葡萄糖和（或）含超过5%的蛋白质的制剂、pH<5或>9的液体或药物、渗透压<500mosm/L的液体或药物不适合通过PVC输注。

②中心静脉血管通路适合于需要短、中、长期输液治疗，但外周静脉条件差的患者，包括有经锁骨下静脉、锁骨上静脉、颈内静脉、股静脉置入的中心静脉导管（central venous catheter，CVC），经颈内静脉或锁骨下静脉的完全植入式导管的输液管（implantable venous access port），经外周静脉置入的中心静脉导管（peripherally inserted central catheter，PICC）。其中CVC管径粗、液体流速快，输入液体很快被血液稀释，不引起对血管壁的刺激，不受浓度和速度限制，同时还能减少因反复穿刺静脉给患者带来痛苦；PICC导管留置时间可以近2年，同时可以避免直接经皮穿刺中心静脉置管引起的血胸、气胸、神经及淋巴管损伤等并发症，适合长期接受治疗患者。

（5）肠外营养常用制剂　临床上使用的肠外营养剂是按照药品生产要求将各种营养素配制成符合标准的静脉输注混合液。包括有脂肪乳剂（长链脂肪乳剂、鱼油脂肪乳剂等）、氨基酸（平衡氨基酸、肝病适用型氨基酸、肾病适用型氨基酸等）、微量元素制剂、维生素制剂、多腔袋全合一肠外营养制剂（二腔袋、三腔袋）。

肠内营养、肠外营养适应证、禁忌证及并发症见表5-22。

表5-22　肠内营养、肠外营养适应证、禁忌证及并发症

	适应证	禁忌证	并发症
肠内营养	①吞咽和咀嚼困难 ②经口摄食不足：大面积烧伤、化疗时 ③炎性肠道疾病、消化道损伤 ④急性胰腺炎 ⑤意识障碍或昏迷 ⑥术前准备和纠正及预防手术前后营养不良	①肠麻痹、肠梗阻 ②急性上消化道出血 ③急性腹膜炎 ④急性腹泻 ⑤休克	①吸入性肺炎 ②水和电解质平衡紊乱 ③维生素及微量元素缺乏 ④腹泻或便秘 ⑤留置鼻胃管并发症 ⑥造口并发症

续表

	适应证	禁忌证	并发症
肠外营养	①胃肠道梗阻 ②高代谢状态（大面积烧伤等） ③因疾病需要禁食患者 ④顽固性呕吐 ⑤肛管、结肠手术前 ⑥急性消化道出血 ⑦急性肠胃炎	①休克 ②器官功能衰竭终末期 ③重度脓毒症	①穿刺或置管并发症 ②高血糖和低血糖 ③营养不良 ④电解质平衡紊乱

在临床诊疗过程中需要根据患者营养评估结果、疾病病程、身体状态的多方面综合评估来决定采取何种营养支持方案。

（二）营养治疗工作流程

临床上营养治疗的基本工作流程分为六步走，即营养风险筛查→综合营养评价→制订营养治疗目标和方案→方案实施与监测、评估、调整→出院前评估→出院后随访，辅以全程的营养宣教。下方为以肺癌晚期患者为例进行营养筛查、评定及营养治疗的流程图（图5-3）。

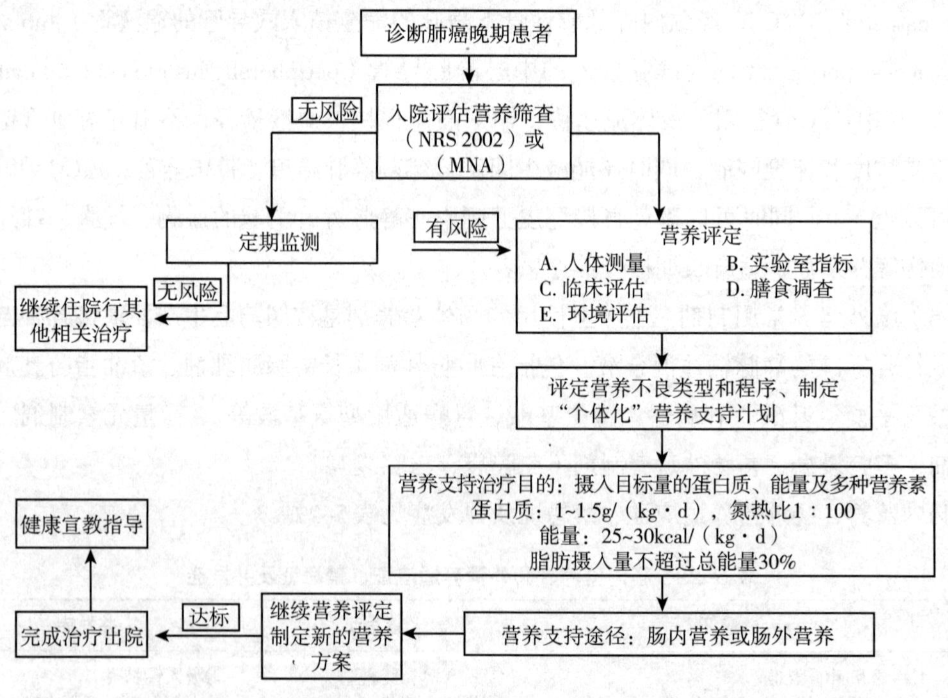

图5-3　肺癌晚期患者营养筛查、评定及营养治疗流程图

第四节　呼吸系统疾病患者的营养支持治疗

住院患者，尤其是危重患者所存在的营养风险或（和）营养不良，会降低机体抵抗力，使患者的手术和麻醉耐受能力减弱，导致并发症发生率、疾病死亡率增加，住院时间延长、医疗成本与费用增加等不良临床结局。临床营养在治疗学中的作用已经远超营养供给的范畴，它不仅为患者提供能量和蛋白质等营养物质，而且可以调控免疫、减轻氧化应激、维护胃肠功能与结构、降低炎症反应和改善患者生存率，对危重症与营养不良患者起着补充、治疗和药理作用，朝着维护细胞、组织器官功能、促进患者康复的方向不断发展。

在所有呼吸系统疾病的治疗过程中，营养支持治疗是治疗的重要部分。营养不良会导致呼吸肌萎缩和减弱呼吸肌力，改变通气能力及损害肺免疫防御功能；慢性营养不良会影响肺实质的结构和功能，导致肺功能的下降。伴有营养不良的呼吸系统疾病患者，自主呼吸时，其呼吸强度和通气动力减弱，会引起咳嗽能力下降和肺不张，最后引起肺炎；机械通气时，可致撤机延迟。同时COPD患者的预后受到许多因素的影响，营养不良是其中之一。本章着重讲述呼吸系统疾病患者的营养支持治疗。

一、慢性阻塞性肺疾病患者的营养支持治疗

慢性阻塞性肺疾病（chronic obstructive pulmonary disease，COPD）是一种常见的、可预防和治疗的慢性气道疾病，简称“慢阻肺”。其特点是以持续呼吸道症状和气流受限为特征的一类疾病，好发于中老年人，包括慢性支气管炎、肺气肿以及气道阻塞等。

最常见的呼吸道症状包括呼吸困难、气短及慢性咳嗽或咳痰。慢阻肺患者常表现为营养不良、肌肉衰减症和骨质疏松症，可能出现恶病质。分为疾病缓解期和急性发作期。缓解期营养支持目的是指导患者科学营养饮食，使患者体重接近理想体重，增强免疫力，从而改善患者呼吸肌肌力和运动耐力，减少并发症发生概率；急性发作期营养支持目的是尽量维持良好营养状况，限制进行性呼吸肌消耗，帮助恢复呼吸肌功能，以利于患者度过急性感染期。

（一）COPD患者营养不良发生机制

有研究指出，营养不良是慢性阻塞性肺疾病患者预后不良的独立危险因素。导致COPD患者营养不良发生的原因是多方面的，目前发生机制尚未完全明确，但大多数学者认为主要是能量消耗增加但摄入不足等因素所致。

1.基础能量消耗增加 有研究显示，COPD患者静息能量消耗（resting energy expenditure，REE）高于正常人10%~20%，基础代谢率增加30%。大多数COPD患者的新陈代谢均处于偏高的状态，这是由于气道长期受到阻塞，肺顺应性降低，呼吸肌的耗氧量大幅增加，分解代谢也随之亢进，使得呼吸运动处于高代谢状态。同时氨茶碱、类固醇皮质激素等治疗药物也具有一定增加机体耗能的作用。

2.饮食摄入量减少 COPD是一个慢性病程。COPD患者由于通气和换气功能障碍，导致长期慢性缺氧和二氧化碳潴留，胃肠道淤血；机体长期的缺氧状态会引起右心功能不全和胃肠道淤血发生，进而造成消化功能的减弱，进而患者饮食摄入量减少。COPD患者进食后容易进一步引起氧饱和度下降，加重呼吸困难，进而导致患者胃纳差。这在COPD急性加重期的患者显得尤其严重。

3.药物影响 COPD的治疗需要长期使用抗生素、支气管扩张剂、糖皮质激素等药物，药物导致肠道菌群的失调，导致患者消化道营养吸收功能减弱，进而引起营养不良。

4.年龄因素 年龄是老年COPD患者合并营养不良的独立危险因素。老年患者会因为年龄因素导致咀嚼、消化、吞咽功能减弱，又因行动不便使肠蠕动减慢，进而使营养不良发生风险增高。

5.机体分解代谢增强 COPD患者因机械通气所导致的创伤及焦虑、恐惧心理状态的刺激以及反复感染、缺氧等因素，使得机体处于高代谢或者应激状态，尿氮排出增加，基础代谢率明显增高，在供给不足的情况下会加速机体分解代谢，患者逐渐呈现营养不良状况。

营养不良可以影响呼吸肌生理结构及呼吸功能，造成膈肌萎缩和呼吸肌力减弱，降低呼吸肌功能，改变其固有结构，最终导致呼吸肌疲劳和呼吸肌衰弱。因呼吸肌的肌力不足和中枢神经驱动力不足，患者对缺氧的反应能力下降，难以迅速调节呼吸以适应机体对氧的需求，从而形成恶性循环，进一步加重呼吸衰竭。降低膈肌强度的其他因素包括矿物质和电解质缺乏，如低钾、低镁或低钙血症。低钾血症可导致骨骼肌无力。营养不良还会导致T淋巴细胞功能降低，机体免疫功能下降，导致病死率升高。

（二）COPD患者营养不良分型

1.蛋白质-能量营养不良 蛋白质-能量营养不良是由于蛋白质和能量摄入不足引起，表现为体重下降、肌酐身高指数与人体其他测量指标降低，但内脏蛋白产生维持正常。

2.蛋白质营养不良 蛋白质营养不良是由于分解代谢应激及营养素摄取量不足导致内脏蛋白消耗，血清白蛋白、前白蛋白降低，免疫功能受损，此时患者各项营养测量指标可正常。

3.混合型营养不良 具有上述两种类型的特征。患者蛋白质、脂肪储存空虚，常伴有脏器和系统功能损害，大大提高了患者死亡率。

COPD患者多为蛋白质–能量营养不良型，但该疾病处于急性发作时则很快转为混合型营养不良，愈后较差。

（三）COPD患者的营养支持治疗方案

COPD患者由于病程迁延时间较长，绝大部分患者可能存在营养不足或营养不良的问题，一般建议在营养治疗开始时进行营养风险筛查与评估，具体见第三章内容。

1.充足能量，改变能量负平衡　COPD患者往往多为蛋白质–能量营养不良型，因此每日需要供给充足的能量。一般应先用Harris–Benedict公式推算基础能量消耗（BEE）（BEE计算公式已在前文阐述），并根据BEE乘以相应的应激系数，从而得出患者每日能量供应。公式如下：

一日总能量供给（KJ/d）=BEE × C × 1.1 × 活动系数

式中：①C为校正系数（男性为1.16，女性为1.19）；②1.1为使患者体重下降得以纠正，应再增加10%的BEE；③活动系数：卧床为1.2、轻度活动为1.3、中度活动为1.5、剧烈活动为1.75。

以上能量计算主要针对COPD稳定期患者，对于急性发作期患者，还应该乘以应激系数，即临床校正系数（clinical correction factor，CCF），CCF多为经验性，大部分危重呼吸病患者的应激系数为1.2。

2.COPD患者营养组成分配

（1）低碳水化合物　相对于脂肪和蛋白质，碳水化合物在体内氧化后产生的CO_2最多。COPD患者存在通气功能障碍，CO_2不能有效排出；而高热量的摄入，特别是高碳水化合物含量的摄入会增加二氧化碳产生，导致肺泡通气增加，从而增加呼吸损伤。为减轻患者的呼吸负荷，营养支持建议降低碳水化合物摄入，减少CO_2的生成，避免引起和加重CO_2潴留，加重呼吸困难，甚至进一步抑制呼吸中枢。稳定期COPD患者摄入碳水化合物可占总能量的50%~60%；需要机械通气的患者建议碳水化合物摄入占总能量35%~50%。

（2）高脂肪　因脂肪在体内氧化后产生的CO_2最少，建议适当提高脂肪的摄入比例，同时应适当调整脂肪酸的构成比，防止高脂血症的发生。建议选择多不饱和脂肪，最好是n–3脂肪酸，其具有抗炎作用，预防和治疗慢性炎症很有用。稳定期的COPD患者脂肪供给可占总能量的20%~30%。急性期或机械通气采用肠内营养剂供能时可将总量提高到40%~50%。

（3）适量蛋白质　COPD患者应避免蛋白质摄入过多，建议供给比例占总能量的15%~20%。特别是治疗的初始阶段，应为患者提供优质蛋白质1.2~1.5g/（kg · d）。过多地摄入蛋白质会加重低氧血症及高碳酸血症，从而增加每分通气量及氧耗量。若出现呼吸衰竭等应激状态，可适当提高至1.6~2.0g/（kg·d）。COPD患者营养组成分配推荐见表5–23。

表5–23 COPD患者营养组成分配推荐

营养构成	占每日总热量的百分比（%）
蛋白质	15~20
碳水化合物	50~60
脂肪	20~30

（4）补充蔬菜和水果，摄入各种微量元素及维生素 COPD患者常伴随各种微量元素及维生素、矿物质的缺乏，如维生素C、锌、铜、钾、钙、镁、磷等，这些物质的缺乏会严重损害膈肌收缩能力，减弱呼吸肌力或导致氧自由基对机体的损害等，进一步加重呼吸困难。

（5）合理补充水分 纠正缺水，促进痰液稀释使之易于咳出。但当急性发作合并感染时，常伴有水钠潴留，需限制液体摄入量，防止肺水肿；特别是合并心衰或肺心病时，应严格限制摄入量，防止进一步加重心肺负担。

COPD患者首先推荐膳食营养，但当COPD患者不能从食物中获得足够的营养，处于稳定期且有一定胃肠道功能时，优先考虑肠内营养（EN）支持。COPD患者宜采用少量多次口服营养补充，可以减少餐后呼吸困难和饱腹感，提高患者依从性。

而对于COPD急性发作期、胃肠功能差、单纯EN已不能满足其需求的患者，则采用短期的肠外营养支持。碳水化合物供能比降至40%，脂肪供能比增至40%~50%。适当增加中链脂肪酸，提高脂肪利用率。

二、肺结核患者的营养支持治疗

结核病（tuberculosis，TB）是由结核分枝杆菌引起的慢性传染病，可侵及许多脏器，以肺结核（pulmonary tuberculosis，PTB）最为常见。

（一）结核病与营养不良

影响机体对结核菌自然抵抗力的因素除遗传因素外，还包括生活贫困、居住环境、营养不良等社会因素。因此，营养不良是肺结核疾病的独立高风险因素。营养不良与结核病的发病关系密切并相互影响，结核病可以导致营养风险的发生，易出现营养相关疾病，如营养缺乏、免疫能力低下、电解质紊乱等。反之，营养差可导致机体淋巴细胞减少，细胞免疫能力低下，更易患结核病和其他感染性疾病。患者营养不良程度越严重，其出现播散性肺结核的概率越高。

蛋白质-能量营养不良是结核病营养不良的主要类型，影响结核病的治疗结局。结核病是一种慢性消耗性疾病，结核病的进展会进一步加重营养不良。因此，在结核病治疗的过程中营养治疗是基础，是结核病自然病程中必不可少的预防和控制措施。结核病患者病情复杂多变，合理的营养供给不仅是一种支持手段，也是影响疾病进程和预后的重要治疗措施，可以提高患者的营养水平，增强免疫力，优化肠道微生态，有效提高结核病的治疗效果。

（二）肺结核患者的营养治疗方案

结核病的营养状况与机体免疫功能、疾病的治疗及转归密切相关。营养支持治疗的目的是通过增加患者在治疗期间的营养摄入，以补充疾病康复及体重增加所需的能量，减轻抗结核药物的不良反应所导致的恶心、呕吐、腹泻和胃口改变。

1.充足的能量供给　结核病患者每日供给能量为40~50kcal/kg。消化功能受影响的患者则应循序渐进增加能量供给。

2.充足蛋白质　每日蛋白质供给量为1.5~2.0g/kg，其中优质蛋白质，如肉禽水产品蛋乳及大豆制品应占总蛋白质摄入量的50%以上。肺结核患者可多摄入牛奶及奶制品，其中酪蛋白和钙含量较高，有利于病灶钙化。口服利福平时需忌牛奶。

3.适量碳水化合物和脂肪　碳水化合物是能量的主要来源，可按患者平时食量而定，不必加以限制。应该鼓励患者多进食碳水化合物，适当采用加餐方式增加进食量。肺结核患者伴有糖尿病时，每天碳水化合物供给量为250~300g，脂肪以80g左右为宜。

4.高维生素饮食　肺结核患者维生素A、D、E和矿物质锌、铁、硒水平更低，而微量营养素缺乏是继发性免疫缺陷和感染性疾病发生的常见原因。如微量营养素摄入不足或需求增加，可给予0.5~1.5倍推荐摄入量的复合微量元素膳食补充剂。

结核病患者能量需求较正常人增加，即使在抗结核治疗和饮食充足的情况下，结核病患者的体重增加和蛋白质合成仍受限，这可能与氨基酸分解代谢率升高及蛋白质合成阻断有关。结核病患者的营养支持可参考营养不良的“五阶梯治疗”原则（图5-4）。首先选择营养教育，然后依次向上晋级选择口服营养补充（ONS）、全肠内营养（TEN）、部分肠外营养（PPN）、全肠外营养（TPN）。参照欧洲临床营养和代谢学会（ESPEN）指南建议，当下一阶梯不能满足60%目标能量需求3~5天时，应该选择上一阶梯。

总之，营养治疗在肺结核病的治疗中发挥着重要的作用。临床中我们需要对患者进行营养风险筛查以及治疗前的营养评定来制定营养方案，选择适合患者的个性化治疗方案，使患者最大程度获益。

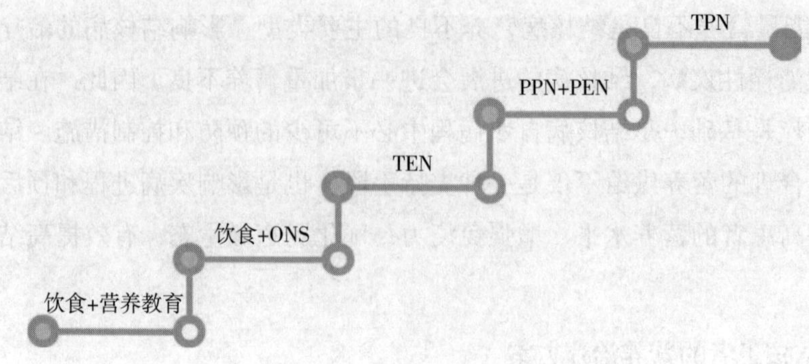

图 5–4　营养干预五阶梯模式

注：ONS（oral nutritional supplemengts）口服营养补充；TEN（total enteral nutrition），全肠内营养；PPN（partial parenteral nutrition），部分肠外营养；PEN（partial enteral nutrition），部分肠内营养；TPN（total parenteral nutrition），全肠外营养

三、呼吸系统恶性肿瘤患者的营养支持治疗

肿瘤患者发生营养不良和恶病质的概率非常高。营养不良是恶性肿瘤患者的主要死因。肿瘤患者体重降低越明显、BMI指数越低，其预期生存期越短。同时营养不良会严重影响肿瘤治疗效果及缩短预期生存时间，并影响患者生存质量，需要积极给予干预。肿瘤的发生和发展常伴随着蛋白质、脂肪及碳水化合物的代谢紊乱，如胰岛素抵抗、肌肉减少、糖耐量受损、脂肪氧化分解增加等。同时营养不良又会导致患者进行肿瘤手术治疗、放化疗治疗、靶向治疗期间的身体耐受性、药物敏感性下降，不良反应增加，大大影响治疗效果。因此，合理的营养治疗对肿瘤患者尤为重要。

（一）肿瘤患者营养不良发生机制

肿瘤患者的营养代谢与一般疾病患者不同。肿瘤会导致人体蛋白质、脂肪和碳水化合物代谢异常；基础代谢率较正常人增高；肌肉、脂肪明显消耗；血浆总蛋白、白蛋白降低，机体处于负氮平衡；甚至发展为恶病质的病理状态，表现为严重的消瘦、免疫系统受损、功能状态减弱和水电解质失衡等。肿瘤细胞是一种快速增长的细胞，与机体正常细胞和组织竞争性的争夺营养。肿瘤在病程发展过程中需要消耗人体大量营养（以糖分为主），因此患者身体长期处于高分解、高代谢的状态。

肿瘤患者通常在确诊肿瘤初期营养状态是良好的，但随着肿瘤病程的进展以及肿瘤治疗过程中不可避免的开始出现营养状态的改变。

例如肿瘤手术治疗后本身对营养需求增加；肿瘤化疗治疗过程中药物不良反应引起恶心、呕吐、腹泻、癌痛、严重失眠等症状；肿瘤放疗治疗过程中引起放射性黏膜炎、吞咽困难、放射性肠炎等，都使得患者不能摄入足够营养，从而进一步加重了营养不良的发生。

（二）肿瘤患者营养支持治疗方案

1.能量要充足 肿瘤本身是一种消耗性疾病，肿瘤患者长期处于高代谢状态。大部分的患者因为长期的能量摄入不足导致慢性的营养不良，所以肿瘤患者应给予充足的能量。如无法进行个体化的评估，应参考健康人群标准及体力活动状态等，一般为25~30kcal/（kg·d）。如果存在摄入不足，需提高膳食摄入的能量密度。

2.增加优质蛋白质的供给 肿瘤患者存在代谢紊乱，糖异生增加，蛋白质消耗增加，因此需提高患者蛋白质摄入量。如果肝肾功能无明显异常，推荐蛋白质摄入量为1~1.5g/（kg·d）。其中优质蛋白应占总蛋白量的50%以上。如果合并肾功能损害，蛋白质摄入量不应超过1g/（kg·d）。手术创伤大的患者需求更高。

3.适量的碳水化合物和脂肪 肿瘤患者往往存在胰岛素抵抗问题。如果不存在胰岛素抵抗，推荐碳水化合物供能占全日总量50%~65%。对于存在胰岛素抵抗者，碳水化合物应占总量40%或更低。如果肠胃功能允许，可增加谷物、蔬菜及水果摄入，限制添加糖摄入。

如果不存在胰岛素抵抗，推荐脂肪供能占全日总量的20%~35%；但如果存在胰岛素抵抗，建议在适当范围内增加脂肪的摄入量，不但可以降低血糖负荷，还可以增加饮食的能量密度。在一些特殊疾病治疗中可达到45%。宜选择单不饱和脂肪酸和多不饱和脂肪酸，减少饱和脂肪酸和反式脂肪酸的摄入。

4.供给定量的膳食纤维 膳食纤维可促进肠蠕动，有利于有毒物质排出，也可以有助于缓解化疗药物副作用引起的便秘。因此每天宜进食300~500g蔬菜，供给一定的膳食纤维。

5.补充适量的水 建议每天可摄入30~40ml/kg的水。如果伴有呕吐或腹泻，需额外补充。所有液体（汤、牛奶）都应被计入一天的需水量中。

综上所述，肺恶性肿瘤患者营养支持所需能量应根据日常饮食和营养评估结果，制定个性化的营养方案。肿瘤患者在不同的治疗阶段，营养支持治疗的方案侧重点也略有不同。肿瘤治疗前期，应进行早期营养筛查，积极纠正营养不良。肿瘤治疗期间，应确保充足的营养支持，提高患者治疗的耐受性，特别是手术患者，必要的营养支持可确保患者手术进行地顺利，减少术后并发症的发生，加速伤口的愈合。抗肿瘤治疗结束后在家康复期间，也需要定期监测患者的营养状况，给予患者正确的营养指导，通过合理膳食、口服营养补充剂等干预手段维持或改善营养状况，有利于增强患者机体免疫力，防止营养不良发生，提高患者生存质量，进而提高生存率。

目标检测

答案解析

一、选择题

A型题

1.以下属于水溶性维生素的是（　）

A.维生素A　　B.维生素D

C.维生素E　　D.维生素C

2.以下属于人体内必需氨基酸的是（　）

A.天门冬酰胺　　B.谷氨酰胺

C.丝氨酸　　D.苯丙氨酸

3.根据我国成年人BMI值分类，BMI 26.7kg/m^2属于（　）

A.体重正常　　B.超重

C.肥胖　　D.体重过轻

4.肠内营养的适应证不包括（　）

A.意识障碍或昏迷　　B.消化道损伤

C.完全性器质性肠梗阻　　D.急性胰腺炎

5.一女性患者，诊断为肺恶性肿瘤。血清白蛋白值结果为26g/L。根据血清白蛋白结果，考虑患者（　）

A.营养正常　　B.中度营养不良

C.轻度营养不良　　D.重度营养不良

X型题

6.单糖包括（　）

A.葡萄糖　　B.麦芽糖

C.果糖　　D.半乳糖

7.医院基本膳食包括（　）

A.普食　　B.软食

C.半流质　　D.流质

8.营养评估方法中的临床评估包括（　）

A.个人史　　B.体格检查

C.近期进食量的改变情况　　D.既往病史

9.肠外营养的并发症有（　）

A.穿刺或置管并发症　　B.高血糖和低血糖

C.营养不良　　D.电解质平衡紊乱

10.临床中根据患者不同病情，可提供的治疗膳食包括（　）

A.高蛋白膳食　　B.限钠（盐）膳食

C.潜血试验膳食　　D.高能量膳食

二、思考题

1.患者，男，56岁。身高180cm，体重58kg。诊断为慢性阻塞性肺疾病（稳定期），需长期卧床氧疗。使用Harris和Benedict提出的公式计算其基础代谢能量消耗（BEE），并估算患者每日能量供应量为多少？

2.简述营养不良的“五阶梯治疗”原则。

书网融合……

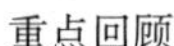

重点回顾

习题

第六章　呼吸治疗常用技术

PPT

学习目标

通过本章内容学习，学生能够：

1. 掌握　机械通气的适应证与应用原则；各种模式的概念与临床应用；比较VCV与PCV的优缺点；无创正压通气的适应证与基本模式；氧疗的适应证、目标值；氧疗的各种方法；各种雾化器与雾化药物的使用；气道内湿化的适应证。

2. 熟悉　机械通气的基本模式；雾化吸入治疗的优缺点；气道内吸引的操作；各种常用气道湿化器与湿化液的使用；气道内吸引的并发症与应对方法。

3. 了解　气道内吸引的概念、适应证。

4. 具备人文关怀意识、良好的沟通能力和稳定的情绪。

第一节　机械通气

一、概述

（一）定义及目的

机械通气（mechanical ventilation，MV）是指通过建立人工气道连接呼吸机，建立起气道口与肺泡间的压力差，改善患者的通气和换气功能，纠正低氧血症和高碳酸血症的呼吸支持技术。

机械通气治疗的目的是纠正各种原因引起的缺氧和二氧化碳潴留。

（二）适应证

1. 各种需要进行心肺脑复苏的情况。

2. 各种中毒　包括一氧化碳中毒、药物中毒、麻醉药过量或中毒等。

3. 神经-肌肉系统疾病　如脑卒中（出血性和缺血性）、脑外伤、多发性神经根神经炎、侧索硬化症、重症肌无力等。

4. 胸、肺部疾病　如急性呼吸窘迫综合征（ARDS）、慢性阻塞性肺疾病（COPD）、危重哮喘等。

5. 循环系统疾病　急性心源性肺水肿、急性心肌梗死等。

（三）应用原则

1. 不引起额外的机械通气相关性肺损伤。
2. 改善气体交换，保持酸碱平衡，必要时可选择允许性高碳酸血症。
3. 尽量保持人机同步性，选择合适的模式和参数匹配患者的呼吸，遵循肺保护策略。

（四）机械通气模式的三大要素

1. 触发

（1）呼吸机触发　时间触发。

（2）患者触发　压力触发、流速触发。

2. 控制

（1）容量控制　吸气相输送恒定的潮气量。

（2）压力控制　吸气相输送恒定的压力。

3. 切换

（1）时间切换。

（2）流速切换。

二、机械通气基本模式的分类

（一）控制通气与辅助通气

1. 控制通气（control ventilation，CV）　CV是指潮气量、吸气时间或通气压力全部由呼吸机决定的通气模式，与自主呼吸无关，分为压力控制通气和容积控制通气。

2. 辅助通气（assist ventilation，AV）　AV模式是指由患者自主吸气触发，潮气量或通气压力都由呼吸机决定的通气模式，呼吸频率（RR）和吸呼气时间比随自主呼吸变化。

3. 辅助/控制通气（A/C）　A/C是上述两种通气方式的结合，分为定容型（V-A/C）和定压型（P-A/C）。患者自主呼吸能力强，超过预设RR为辅助通气；患者自主呼吸能力弱或无自主呼吸，实际RR等于预设RR，则为控制通气。

4. 同步间歇指令通气（synchronized intermittent mandatory ventilation，SIMV）　SIMV的特点是呼吸机设定一定时间为触发窗，一般为呼吸周期时间的后25%。在这段时间内，自主吸气动作可触发呼吸机送气；若无自主呼吸触发，则在下一呼吸周期开始，呼吸机按IMV的设置要求自动送气。SIMV分为定容型同步间歇指令通气和定压型同步间歇指令通气。

（二）容积控制通气与压力控制通气

1.容积控制通气（VCV） 潮气量（VT）、呼吸频率（RR）、吸呼气时间比或吸气时间（Ti）完全由呼吸机控制。其压力变化为间歇正压通气（IPPV）。

2.压力控制通气（PCV） 目前最常用的为压力限制时间转换，压力波形为梯形或方形，流量为递减波。

VCV模式下，输出恒定的是潮气量，通气过程中吸气压随着肺的呼吸力学（如阻力和顺应性）和患者的吸气努力而变化。VCV需要临床医师设置潮气量、流速波形、吸气峰流速、呼吸频率和触发灵敏度。PCV模式下，输出恒定的是通气压力，潮气量随着肺的呼吸力学（阻力和顺应性）和患者的吸气努力发生变化。

PCV和VCV之间最大的区别为流速的形态。VCV模式的流速是预先设置的；而PCV模式的流速是由预设压力、患者需求、阻力、顺应性和呼吸机达到压力目标的计算法则共同决定的。在PCV模式下需要呼吸机提供足够的初始流速来保证在设定的压力上升时间内达到预设压力值，预设压力越高、阻力越小，吸气峰流速就越大。当预设压力较低、患者吸气需求较低、顺应性较差或阻力较高时，流速下降的速度就快。当预设压力较高、患者吸气需求较高、顺应性较好或阻力较小时则流速下降的速度较慢。而在VCV模式下，呼吸机预先设定了精准的气流形态（恒速波、递减波）。

3.容积辅助/控制通气（V-A/C） 当患者自主RR小于预设RR或患者吸气努力不能触发呼吸机送气时为容积控制通气，患者吸气能触发呼吸机送气时为容积辅助通气。预设RR为背景频率，起“安全频率”作用，有利于防止通气过度或不足，也有利于改善人机配合。

4.压力辅助/控制通气（P-A/C） 当患者自主RR小于预设RR或患者吸气努力不能触发呼吸机送气时为压力控制通气，患者吸气能触发呼吸机时为压力辅助通气。预设RR为背景频率，起“安全频率”作用，有利于防止通气过度或不足，也有利于改善人机配合。

5.容积控制同步间歇指令通气（volume-controlled synchronized intermittent mandatory ventilation，V-SIMV） 又称定容型同步间歇指令通气。由患者自主吸气触发呼吸机按预设RR送气，每个吸气过程由预设VT、Ti完成，两次呼吸机送气之间是不受呼吸机影响的自主呼吸。

6.压力控制同步间歇指令通气（pressure-controlled synchronized intermittent mandatory ventilation，P-SIMV） 又称定压型同步间歇指令通气。由患者自主吸气触发呼吸机按预设RR送气，每个吸气过程由预设通气压力、Ti完成，两次呼吸机送气之间是不受呼吸机影响的自主呼吸。

（三）压力支持通气

1.概念　压力支持通气（pressure support ventilation，PSV）是由患者自主吸气触发呼吸机送气，维持吸气过程，并在吸气过程中给予一定压力辅助，并间接影响吸呼气的转换的通气模式。压力为方波，流量为递减波，流量转换。PSV唯一需要设置的变量是压力支持的水平，呼吸频率、吸气时间、吸气流速和潮气量由患者自己控制。

2.适应证　PSV主要用于有比较强的自主呼吸能力且通气阻力比较小的患者。

3.禁忌证

（1）无自主呼吸的患者不能触发PSV送气，不能使用。

（2）呼吸中枢兴奋性低、神经－肌肉严重病变、呼吸肌严重疲劳的患者不能有效触发或维持PSV送气，不能使用。

（3）气道阻力显著增加的患者触发和维持PSV比较困难，不能单独使用。

（4）胸肺顺应性显著降低的患者容易出现浅快呼吸，通气效率显著下降，需与SIMV的联合应用。

4.注意事项　PSV需要医师设置压力上升时间，吸呼气切换是通过医师设置流速下降至峰流速的百分比来实现的。所以需要设置最合适的上升时间和吸呼气切换参数来提高患者的舒适度，具体要求如下。

（1）压力上升时间必须满足患者对吸气流速的需求，如果在吸气初始阶段压力支持水平之上有压力过冲（压力波形前段出现高尖）说明上升时间过短（流速太快）；如果患者气道压力波形出现了凹形说明上升时间太长（流速太慢）。

（2）吸呼气切换标准的调节必须保证患者不会出现双触发和主动呼气来终止吸气。在吸气末期压力出现超过设定水平的高尖部分提示在呼吸机达到吸气周期结束标准之前患者已经有主动呼气需求。

PSV吸呼切换流速设置过低时会发生吸气时间延长并超过患者自主支配的吸气时间。气囊漏气、支气管胸膜瘘或环路漏气都能延长吸气时间，这是由于漏气会推迟吸呼气切换标准的出现，所以在PSV出现吸气时间延长，都要高度怀疑系统漏气和吸呼气切换参数设置不当。

知识链接

1. VCV输送恒定潮气量，压力随着呼吸力学和患者需求变化而变化。

2. PCV输送恒定气道压力，潮气量随着呼吸力学和患者需求变化而变化。

3. PSV不需要设置吸气时间。

4. PCV和PSV气体输出形式是相似的。

5.在设定流速波形的情况下，增加平均气道压而不影响肺泡内峰压的唯一方法是延长吸气时间。

6. 延长吸气时间可能导致气体陷闭。

7. 对于有吸气努力的患者，PCV 比 VCV 更能减少患者的呼吸做功。

8. VCV 时必须监测气道压，而压力控制通气时必须监测潮气量。

9. 如果存在漏气（如支气管胸膜瘘），PSV 模式时吸气时间会延长。

三、无创正压通气

（一）概念

无创正压通气（noninvasive positive pressure ventilation，NPPV）是指不经过人工气道，而经鼻罩、面罩无创正压通气的机械通气方式。

（二）适应证

NPPV 主要用于阻塞性睡眠呼吸暂停低通气综合征（OSAHS）、中枢性睡眠呼吸暂停综合征、特发性中枢性低通气、神经-肌肉疾病、慢性阻塞性肺疾病（COPD）、慢性呼吸衰竭、急慢性左心功能不全患者，也可用于急性呼吸窘迫综合征（ARDS）、重症肺炎、慢性肺间质疾病、支气管哮喘、肺囊性纤维化合并呼吸衰竭，以及心、肺功能较差的术后患者。

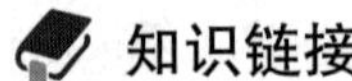

胸肺 P-V 曲线

正常 P-V 曲线分为两段一点，即陡直段和高位平坦段，两段交点为高位拐点（UIP）。在陡直段，压力和容积变化呈线性关系，较小的压力变化即能引起较大的 VT 变化。若在该段进行 NPPV，则面罩的无效腔小，漏气少，胃胀气的发生率低。在高位平坦段，较小的 VT 变化即可导致压力的显著升高，从而导致相反的通气效应，故强调高压低于 UIP。UIP 位于肺容积占肺总量（TLC）的 85%~90% 和跨肺压 35~50cmH_2O 的位置，相当于控制通气时 35cmH_2O 的平台压，或吸气末肺容积等于 20ml/kg 的水平。与人工气道机械通气相比，NPPV 具有更大的不稳定性，故对高压的要求更严格，一般不应超过 30cmH_2O。

（三）常用通气模式

1. 持续气道内正压（continuous positive airway pressure，CPAP） 呼吸机在整个呼吸周期中只提供一恒定的压力，通气过程由自主呼吸完成。实质是以零压为基线的自主呼吸基线上移。

2.自动持续气道正压（auto continuous positive airway pressure，auto-CPAP） 是指在微电脑调节下，根据患者实际需要自动调节CPAP的大小，从而既能保障治疗效果，又能降低呼气阻力，显著改善患者的依从性，主要适用于OSAS的治疗。因为OSAS患者在不同睡眠时相和不同阶段，气道塌陷的程度不同，对CPAP的需求也不同，auto-CPAP能满足不同情况下的需求。

3.双水平气道正压通气（bilevel positive airway pressure，BiPAP） 是气道正压通气的改进模式，可以定时改变持续气道正压通气的水平，在每次潮气呼吸情况下根据设定的参数给予患者吸气相和呼气相不同水平的气道正压，以确保有效的吸气支持和维持呼气相肺的有效氧合。BiPAP是目前临床上应用最广泛的无创正压通气。

BiPAP的基本模式如下。

（1）S模式　当患者呼吸频率大于呼吸机预设频率时，为S模式。

（2）T模式　当患者呼吸频率小于呼吸机预设频率，为T模式。

（3）S/T模式　即自主呼吸/时间控制自动切换模式，是目前临床上最常用的BiPAP模式。在自主呼吸频率大于呼吸机预设频率时，由自主呼吸触发，双水平压力控制，流速切换。在自主呼吸频率小于呼吸机预设频率时，由时间触发，按照预设时间进行切换。

四、有创正压通气

（一）概念

有创正压通气（invasive mechanical ventilation，IMV）是指通过建立人工气道（经鼻或经口气管插管、气管切开）进行的正压机械通气方式。

（二）适应证

在应用NPPV过程中，应及时、准确地判断NPPV的效果，当患者对NPPV的初始治疗反应不明显，或合并肺炎、呼吸道有很多分泌物、高龄、营养不良等情况，或出现意识障碍、昏迷等情况，需转为IMV。

（三）常用通气模式

1.持续指令通气　呼吸机设置一基础呼吸频率，患者的实际呼吸频率可因自主触发呼吸而增加，但是每一次呼吸都是按照预先设置的参数，以容量控制或者压力控制的方式来送气。

2.持续自主通气　每次呼吸均由患者自主触发。

3.压力支持通气　通过呼吸机预设的压力水平来辅助患者的自主呼吸，患者自主触发呼吸机送气，呼吸频率、吸气时间及潮气量均由患者自主控制。PSV常规为流速切换，其次的切换方式为压力和时间切换。当吸气流速降低到预设水平、压力上升超过预设水平或吸气时间延长超过呼吸机内置限值（通常为3秒）时，PSV都会自动切换至呼气相。PSV的切换标准可以是固定的流速绝对值，也可以是以峰流速为基础的流速下降百分比。

4.同步间歇指令通气 SIMV预先设置一定时间的触发窗，在触发窗内若呼吸机捕捉到患者自主吸气动作，则呼吸机按指令送气。若在触发窗内没有呼吸触发，则窗口期结束时呼吸机以容量控制或压力控制的方法进行指令通气，指令通气可与患者的自主呼吸同步。

第二节 氧 疗

一、概念

氧气疗法（oxygen therapy）简称氧疗，主要用于预防和治疗低氧血症所致的缺氧。通常说的氧疗是指通过鼻导管等一系列连接管道，在常压下向气道内增加氧浓度的方法。

二、氧疗的目标

（一）主要目标

（1）纠正缺氧。

（2）缓解呼吸困难。

（3）保护重要脏器功能。

（4）为原发病的治疗和外呼吸功能的恢复提供机会。

（二）目标值

使$PaO_2 \geqslant 60mmHg$或$SaO_2 \geqslant 90\%$。若合并慢性高碳酸血症，上述目标可适当下调，只要$PaO_2 \geqslant 55mmHg$或$SaO_2 \geqslant 85\%$即可。

三、氧疗的适应证

1.急性低氧血症 血气分析提示$PaO_2<60mmHg$的急性低氧血症，这需要紧急氧疗。

2.气胸 各种原因导致的气胸均可吸氧。吸氧提高了动脉血的氧分压，使得血液中氮气分压下降，从而提高胸膜腔与血液之间的氮分压差，促使氮气从胸膜腔向血液传递，加快了胸膜腔气体的吸收。

3. 急性心肌梗死 处于心肌梗死急性期的患者接受氧气治疗可以为濒临死亡的心肌细胞提供氧气，使受损心肌改善，从而为抢救生命赢取宝贵时间。

4. 一氧化碳中毒 一氧化碳中毒是因为一氧化碳在血液中极容易和血红蛋白形成稳定的复合物——碳氧血红蛋白（COHb），降低了血液携带氧气的能力。吸入纯氧能够增加血浆中物理溶解的氧，还能够使COHb的半衰期缩短，从而改善一氧化碳中毒的相关症状。

5. 贫血 各种原因导致的急性贫血需要立即氧疗和输血。

6. 氧气运输障碍 氧疗对于休克、心力衰竭等氧气运输障碍的患者非常有用，但治疗关键仍是对原发疾病的治疗。

四、氧疗的方法

（一）低浓度氧疗

低浓度氧疗是指 $FiO_2 \leq 40\%$ 的氧疗方法，经常用于各种低氧血症，特别是伴有 CO_2 潴留的低氧血症患者。

需要注意的是伴有 CO_2 潴留的低氧血症患者不能吸入高浓度的氧气。原因如下：① 有 CO_2 潴留的患者主要通过低氧血症对外周化学感受器的兴奋来维持氧合。给予高浓度氧气后，患者动脉血中 PaO_2 上升，低氧血症对外周感受器的兴奋作用减弱，抑制了患者的自主呼吸，从而进一步加剧了 $PaCO_2$ 的升高；② 低氧血症可引起肺血管收缩，吸入高浓度氧后，解除了缺氧对肺血管收缩作用，使高V/Q肺单位的血液流向低的肺单位，进一步加重了V/Q失调，使生理无效腔增加，肺泡通气量降低，$PaCO_2$ 进一步升高，这是高浓度氧疗导致高碳酸血症加重的主要原因。

（二）中或高浓度氧疗

FiO_2 在40%~60%的氧疗方法，高浓度氧疗则是 $FiO_2 \geq 60\%$ 的氧疗方法，主要应用于单纯低氧血症而无 CO_2 潴留的患者。对于弥散障碍所致的低氧血症非常有效；对于静动脉血分流所致低氧血症疗效有限；对V/Q失调所致低氧血症，一般效果较好，但特点不同，疗效也不同，对于V/Q偏低的肺区，氧疗可使其 PaO_2 上升；对于V/Q偏高，即通气相对正常而血流较少的肺组织（类似于静动脉分流），氧疗的效果较差，总体上V/Q失调是上述两种情况的组合，中浓度氧疗的效果较好。

（三）纯氧吸入

临床主要用于气管插管前后，或机械通气过程中吸痰前后，或致死性低氧血症患者，应迅速给予纯氧吸入，目的是预防或迅速纠正低氧血症。应避免较长时间的高浓度氧疗，特别是纯氧吸入，否则容易导致吸收性肺不张、肺感染、氧中毒。

五、氧疗工具

（一）氧疗工具的应该具备的性能

1. 提供吸入气体的氧浓度
2. 提供吸入气体的流量
3. 提供吸入气体的温度和湿度

（二）常用氧疗工具

1. 鼻导管 为一细长的塑料导管，前端由两个约1cm长的小尖头组成，使用时插入鼻前庭，是目前国内各级医院普遍使用的给氧工具。

优点：鼻导管价格便宜，使用简单，患者乐于接受。

缺点：① 吸氧浓度不易确定，插入时易损伤鼻黏膜；② 增加流量可能引起患者不适，容易导致鼻腔黏膜干燥；③ 氧流量>6L/min时，FiO_2不再增加。

鼻导管氧疗时的吸氧浓度与氧流量密切相关，计算公式为

$$FiO_2(\%)=21+4\times 吸氧流量(L/min)$$

适应证是：鼻导管吸氧时$FiO_2 \leqslant 40\%$，适用于有自主呼吸、需要FiO_2较低的患者，特别适用于伴有二氧化碳潴留的慢性缺氧患者。

2. 经气管导管 是一条中空的软管，使用时一端连接氧气，另一端经过人工气道置入气管内。

优点：与鼻导管相比，经气管导管仅需一半的氧流量即可维持相同的氧合。

缺点：分泌物黏稠时堵塞导管，容易出现皮肤感染、皮下气肿等并发症。

适应证：已建立人工气道的患者，在不需要机械通气或在停机过程中，常采用该种供氧方式。

3. 吸氧面罩 优点：通过面罩本身或者附带的储氧袋，可提供更大的储氧空间和比较恒定的中等氧浓度。

缺点：属固定装置，使用时不能咳痰或者进食。

适应证：主要用于急救或需较高氧浓度的患者，或经面罩无创通气的患者。

（1）简单吸氧面罩 是无储气囊、无活瓣的开放式面罩，面罩两侧有气孔，以排出呼出气。吸气时面罩可以储存氧气，也可以储存CO_2，为避免重复吸入CO_2，氧流量必须大于4L/min。由于FiO_2不稳定，不适用于伴明显CO_2潴留的低氧血症患者。

（2）可调式通气面罩 又称“文丘里（Venturi）面罩”。是根据物理学原理，氧气通过一狭窄的管道，氧流速度增加，管道内压力降低，从面罩侧口卷入周围空气。管道越狭窄或侧口越大，卷入的空气量就越多，FiO_2就越低。

4.复苏球囊

优点：①由储氧气囊与球囊同时储氧，储氧量大；②吸气时由气囊提供氧气，不与空气混合，FiO_2固定（90%~100%）；③多个单向活瓣存在使呼出气不与吸入气混合；④安全阀存在，避免气压伤。

使用方法：使用E-C手法规律均匀挤压球体，挤压时间≥1秒，待球囊膨起后开始下一次。在吸气时挤压，观察胸廓起伏情况，成人12~16次/分，挤压量约500ml。

复苏球囊及E-C手法见图6-1。

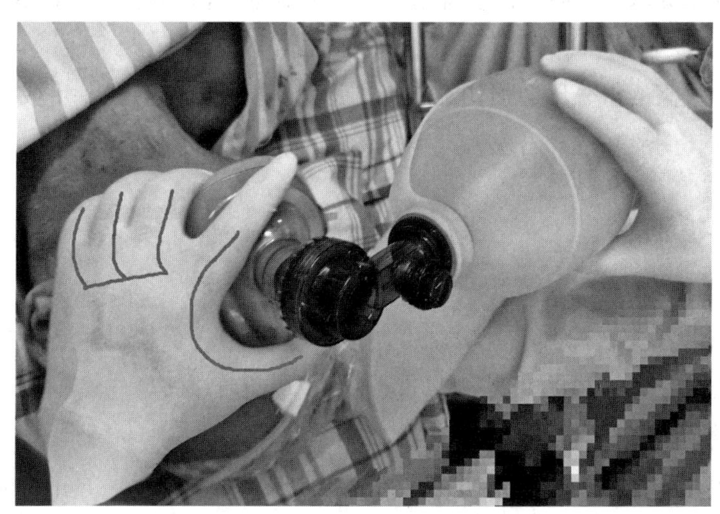

图6-1　复苏球囊及E-C手法

适应证：①心肺复苏；②各种疾病所致的呼吸抑制；③气管插管高浓度给氧，插管后检验插管位置；④呼吸机出故障时断开呼吸机用于辅助通气。

禁忌证：①中等以上活动性咯血；②严重误吸引起的窒息性呼吸衰竭；③肺大疱；④大量胸腔积液；⑤张力性气胸；⑥活动性肺结核。

六、氧疗注意事项

1.合理选择吸氧浓度　既要纠正低氧血症，又要避免产生CO_2潴留和氧中毒等不良作用。总体上以PaO_2≥60mmHg或SaO_2≥90%为原则，在此基础上尽量降低FiO_2。

2.湿化气体　通过湿化装置对吸入气体进行湿化，能保护气管和支气管黏膜，防止分泌物干结。

3.停止氧疗的指征　对于病情平稳的患者，只要PaO_2达到并稳定在60mmHg或以上，或SaO_2≥90%时可以停止吸氧。但对于脑卒中、急性左心衰竭等患者，停止氧疗的指征可适当放宽，因为上述患者需要的氧合水平较高。

七、氧疗的不良反应

1.呼吸道损伤 鼻导管操作不当或者吸入没有经过充分湿化的氧气容易引起呼吸道黏膜损伤或分泌物干结。

2.高碳酸血症加重 在COPD患者中持续吸入中至高浓度氧气，会抑制患者的自主呼吸，导致肺泡通气量下降，引起高碳酸血症加重。

3.加重呼吸机相关性肺炎（VAP） 在自主呼吸较弱或控制通气的机械通气患者，高浓度氧将导致肺泡氮浓度下降，诱发肺泡萎陷，使肺泡引流不畅，加重VAP或使VAP治疗困难。

4.氧中毒 过高的氧分压会损伤细胞，这是由于机体内氧自由基生成增加，细胞抗氧化功能降低所致，一般来说，出现$FiO_2 \geq 60\%$1~2天便可出现肺损伤，吸入纯氧6小时后可出现肺损伤。

氧中毒的防治以预防为主，一旦发生，首先要降低FiO_2。

需特别注意下述几点。

（1）正确选择并控制FiO_2。FiO_2高低以解除组织缺氧、保持机体最低需要的PaO_2为原则，只要PaO_2提高至55mmHg以上，足以保证组织代谢所需即可。

（2）需要高FiO_2者要注意控制吸氧时间。

（3）在高氧治疗的患者，应密切观察病情和动脉血气监测。一旦出现病情恶化，应注意鉴别是原发病或其他并发症变化，还是氧中毒的表现。

（4）需要高FiQ的患者应尽早机械通气。一方面改善换气，降低对高FiQ的需求；另一方面适当PEEP可保护肺组织，减轻氧中毒的损伤。

（5）一旦确诊氧中毒，即降低FiO_2，并采取对症治疗措施。

第三节 雾化吸入治疗

雾化吸入治疗是指利用雾化装置把气溶胶悬浮于气体中，使其进入支气管及肺内，达到洁净气道、局部治疗（解痉、消炎、祛痰）及全身治疗的目的。所谓气溶胶是指悬浮于空气中的微小固体或者液体微粒。

一、影响雾化吸入的因素

微小水滴在气流运动中有着极其复杂的特性，吸入气雾中的水滴一旦接触到气管内壁便会粘附在内壁上，不同体积的颗粒会沉积在气道的不同位置上（表6–1）。雾化治疗最重要的是保持水滴本身的稳定性。

1.影响其稳定性的主要因素

（1）水滴颗粒的体积及性质。

（2）颗粒的浓度。

（3）空气湿度。

2.水滴稳定的条件　水滴直径为0.3~0.7μm，浓度为100~1000/L。一般雾化器产生的水滴直径为0.5~3μm。

表6-1　雾粒直径与沉积部位的关系

颗粒体积（μm）	沉积部位
>10	口腔（胸外区）
5~10	气管及支气管树（气管及气管区）
1~10	支气管-细支气管
1~5	细支气管
≤3	呼吸性细支气管，肺泡（肺区）
0.25~0.5	呼吸性细支气管，肺泡（肺区）
<0.25	肺泡

由上表可看出，有治疗价值的雾粒直径应在0.5~10μm之间，以3~5μm为佳。

二、雾化吸入治疗的优缺点

（一）优点

（1）直接到达气道或者肺脏。

（2）起效速度快。

（3）局部组织中浓度高。

（4）较全身用药所需剂量小。

（5）不良反应相对较少。

（二）缺点

（1）需要患者的配合。

（2）受气道的病理状态影响，如气道痉挛、分泌物吸附等。

（3）受雾粒的药物代谢影响，如颗粒大小、生物转运、代谢降解等。

三、雾化器的选择

（一）气雾吸入器

1.小剂量雾化器（small volume nebulizer，SVN） 小剂量雾化器的驱动气流量为6~8L/min，置于贮液罐内的药液为4~6ml。对于雾化黏性高的溶液，可加大驱动气流，但最高气流不超过12L/min。使用方法如下。

（1）将待吸入的药物放入贮液罐。

（2）将贮液罐中的药物稀释至4~6ml。

（3）调节气体的流量（常用8L/min）。

（4）将喷嘴和面罩与患者相连。

（5）嘱患者缓慢呼吸（正常潮气量），间隔定时作深吸气到肺总量时可屏气4~10秒。

（6）持续雾化时间约15分钟。

（7）观察患者雾化吸入后的效果及副作用。

2.定量吸入器（metered dose inhalers，MDIs） MDIs为目前应用最为普遍的气溶胶发生装置。它具有定量、操作简单、便于携带、随时可用、不必定期消毒、无院内交叉感染问题等优点，因此其使用受到广泛欢迎。MDIs所产生的气溶胶微粒直径为3~6μm。除婴儿外，此方法适于吸入任何药物的所有患者。使用方法如下。

（1）使用前应摇匀药液，患者深呼气至残气位，张开口腔，置MDIs喷嘴于口前4cm处，缓慢吸气（0.5L/s）几乎达肺总量位。

（2）于开始吸气时即以手指揿压喷药，吸气末屏气5~10秒，然后缓慢呼气至功能残气位。

（3）休息3分钟左右可重复再使用一次。

（二）干粉吸入器

1.单剂量吸入器 单剂量吸入器雾化微粒于肺内的沉降率为5%~6%，应用较少，常用于色甘酸钠干粉的吸入以预防儿童过敏性哮喘。

2.多剂量吸入器 常有涡流式吸入器（turbuhaler）和碟式吸入器（diskhaler）两种，将待吸入的药物干粉剂盛于胶囊内，吸入器内一次可装入多个剂量。使用方法如下。

（1）旋转外壳或推拉滑盘每次转送一个剂量，患者口含吸入器的吸嘴以深吸气将药粉吸入。

（2）吸气后屏气5~10秒再缓慢呼气。

多剂量吸入器可反复使用，吸入气溶胶微粒为纯药粉，不含助推剂和表面活化物，操作方法比较简单，携带也较方便，因此颇受患者欢迎，也符合环保要求。缺点是对于呼吸肌力降低的COPD患者、严重哮喘发作患者以及呼吸肌力较弱的婴幼儿和年龄较小的儿童使用可能受限。

四、常用雾化吸入药物

（一）糖皮质激素

吸入性糖皮质激素是当前治疗支气管哮喘最有效的抗炎药物，它可有效缓解哮喘症状，改善肺功能，控制气道炎症，减少急性发作次数以及降低死亡率。此外，吸入性糖皮质激素规律治疗同样适用于重度伴频繁急性加重的COPD患者。

因雾化吸入的地塞米松与气道黏膜组织结合较少，导致肺内沉积率低，气道内滞留时间短，难以通过吸入而发挥局部抗炎作用。且其生物半衰期较长，在体内容易蓄积，因此不推荐用于雾化吸入。

雾化吸入糖皮质激素应选择专门的吸入性制剂，如吸入用布地奈德混悬液（1mg/2ml），一次吸入1~2mg，一日2次。

（二）β_2受体激动剂

支气管舒张剂是哮喘和COPD患者预防或缓解症状所必需的药物，而吸入治疗为首选的给药方式。常用药物及用量用法如下。

1.硫酸沙丁胺醇雾化吸入溶液（5mg/ml） 雾化器雾化给药，切不可注射或口服。间歇性用法可每日重复4次。成人每次0.5~1.0ml（2.5g~5.0mg硫酸沙丁胺醇），应以注射用生理盐水稀释至2.0~2.5ml，雾化时长通常需3~5min。

2.硫酸特布他林雾化溶液（5mg/2ml） 作为初始治疗，吸入性支气管舒张剂应按需用药，不必定时用药。体重>20kg者，给予每次5mg，24小时内最多用4次；体重<20kg者，给予每次2.5mg，24小时内最多用4次。如1整瓶药液未一次性用完，可在雾化器中保存24小时。

（三）黏液溶解剂

目前，无论是α-糜蛋白酶还是盐酸氨溴索，都没有充分证据表明可以让相关患者受益，反而有可能加重气道高反应性。现在α-糜蛋白酶已少用。氨溴索用于雾化吸入，常予每次15~30mg，一日3次。

（四）抗胆碱能药物

常用药物如异丙托溴铵，其舒张支气管的作用比β_2受体激动剂弱，起效也较慢，但持续时间更为长久。

1. 异丙托溴铵雾化吸入溶液（500μg/2ml，250μg/2ml） 异丙托溴铵雾化吸入溶液只能通过合适的雾化装置吸入，不能口服或注射。在有给氧设施的情况下，吸入雾化液最好以每分钟6~8L氧流量的条件下给予雾化吸入。用量应按患者个体需要做适量调节，通常成人每次吸入500μg/2ml。

2. 2.5ml复方异丙托溴铵溶液雾化溶液含有异丙托溴铵0.5mg和硫酸沙丁胺醇30mg，同时应用β_2受体激动剂和抗胆碱能药物，其支气管舒张疗效有叠加效应。

通过合适的雾化器或间歇正压通气机给药。适用于成年人（包括老年人）和12岁以上的青少年。

（1）急性发作期　大部分情况下2.5ml的治疗剂量能缓解症状。

（2）严重病例　2.5ml的治疗剂量不能缓解症状时，可使用2×2.5ml的药物剂量进行治疗。

（3）维持治疗期　每日3~4次，每次使用2.5ml药物剂量即可。

五、雾化吸入注意事项

（1）对痰多、痰液黏稠的患者做雾化治疗时要严密观察。如果湿化过度可致痰液增多。患者神志不清或咳嗽反射减弱时常因痰不能咳出而出现窒息；而如果湿化不够，痰液结痂很容易阻塞气道。建议在雾化吸入治疗前或后吸痰。

（2）雾化治疗时患者咳嗽会导致雾滴喷出，从而减少药物在肺内的沉积，所以雾化治疗时尽量不要咳嗽。雾化后如果患者不能顺利排痰，稀释后的痰液会沿着呼吸道下行，加重病情，所以雾化完之后鼓励患者咳嗽。

（3）一些药物如乙酰半胱氨酸、溴已新、α-糜蛋白酶、高渗盐水等可刺激支气管而引起反射性支气管痉挛，在支气管哮喘的患者尤易发生，建议在雾化前同时吸入支气管扩张剂。

（4）注意防止药物吸收后引起的副作用或毒性作用。

（5）过多过久使用生理盐水雾化吸入，会因过多的钠吸收而诱发或加重心力衰竭。

（6）使用喷射雾化器应定期消毒，严格无菌操作，防止污染，避免交叉感染。

第四节　气道内湿化

一、概念

气道内湿化疗法是指应用湿化器将溶液或水分散成极细微粒，以增加吸入气体中的湿度，呼吸道和肺吸入含足够水分的气体，达到湿润气道黏膜、稀释痰液、保持黏膜纤毛正常运动和廓清功能的一种物理疗法。

正常人主要由鼻及口腔负责吸入，气温湿化。有创机械通气时，呼吸机输出的气体是干燥的。对于建立人工气道的患者来说，失去了气道自身的加温、加湿功能，导致热量丢失和水分蒸发，从而引起湿化不足，结果导致肺功能下降，顺应性下降以及肺表面活性物质的活性下降，临床上表现为痰液干燥、肺不张和低氧血症，故需对呼吸管道气体进行温湿化以替代鼻、口腔的温湿化功能。

二、呼吸道湿化不足的危害

（1）削弱纤毛的运动，相对湿度小于70%时，发生纤毛运动障碍。

（2）痰液干结，分泌物排除障碍，增加排痰困难及危害。

（3）严重时导致肺不张，引起或加重炎症。

（4）降低肺的顺应性。

（5）对于慢性阻塞性肺疾病和哮喘患者，有诱发支气管痉挛的风险。

三、气道内湿化的适应证

1. 吸入气体过于干燥，相对湿度小于50%。
2. 高热、脱水。
3. 呼吸急促或过度通气。
4. 痰液黏稠。
5. 咳嗽困难。
6. 气管旁路。

四、常用气道湿化器

（一）加热湿化器（主动湿化）

湿化器产生水蒸气，高热量加热湿化器可提供体温条件下相对湿度100%的湿化气体。

加热湿化器是最常见的湿化系统，温度探头放在患者管道附近，温度过高报警设置在37~38℃，以保证温度不超过37℃。低温报警一般在30℃。

加热湿化器的注意事项如下：

1. 定时检查湿化罐内湿化液量，及时添加，维持在合适水平。
2. 注意各温度探头的连接。
3. 注意集水罐位置，经常检查并及时倾倒。
4. 当应用管路加热丝时，注意患者有无湿化不足的表现。

（二）湿热交换器（被动湿化）

湿热交换器（HME），又称人工鼻，其原理是呼气时将呼出的水汽吸附停留于HME中，下次吸气时吸附停留于HME中的水汽又随吸入气进入体内。人工鼻主要用于气管切开或气管插管的患者。

由于被动湿化器会增加额外阻力和死腔，可能会增加呼吸做功和分钟通气量的需求。另外，被动湿化器较主动湿化器输出要少，因此在长期机械通气患者应用被动湿化器时，需要严密观察湿化是否足够（如分泌物黏稠、黏液栓形成等）。患者存在湿化不足时，应首选主动温湿器。

湿热交换器的禁忌证是：

1. 当痰液大量、稠厚或血性痰时，痰液易在HME中堆积，增加吸气及呼气时的气流阻力。

2. 在未用带囊气管插管通气时，或支气管胸膜瘘时，若呼气VT低于吸气VT的70%时。

3. 患者低体温时，如T<32℃。

4. 自主呼吸强烈时。

5. 经呼吸机雾化用药时。

6. 潮气量小时。因HME可显著增加机械通气死腔，减少二氧化碳排出。

7. VT过大时，HME效率不够。

五、常用湿化液

（一）生理盐水

生理盐水是最为常见的气道湿化液之一。生理盐水可增加气道腔内水分稀释痰液，还可以保证冲洗液的高渗性能，对水肿的气道壁有一定的脱水收敛作用。

1. 0.9%生理盐水（等渗） 等渗生理盐水对呼吸道黏膜的刺激性小，对痰液的稀释能力比低渗液差一些，通常用于那些痰液较稀薄的患者。单纯用生理盐水进行气道湿化可稀释痰液使之易于排出，在一定程度上可减少因痰液淤积造成的肺部感染，避免因局部应用抗生素所致二重感染。0.9%生理盐水作湿化液，进入支气管肺内水分蒸发很快，盐分沉积在肺泡及支气管形成高渗状态，引起支气管肺水肿而加重呼吸困难。因此，用0.9%生理盐水气管内滴药法常达不到理想的湿化效果。

2. 0.45%生理盐水（低渗盐水） 使用0.45%低渗盐水进行湿化时，水分蒸发后，留在呼吸道内的水分渗透压更符合生理要求，保持了纤毛运动活跃，不易形成痰痂，痰液稀薄，减少了气道黏膜的损伤，缩短了吸痰时间。

（二）蒸馏水

蒸馏水属低渗液体，对痰液的稀释能力较强，但对呼吸道黏膜的刺激性大一些，用于痰液黏稠且多的患者。

蒸馏水因其不含杂质，被广泛应用于呼吸机常规气道湿化。但由于呼吸机的加温加湿器很难设定湿度，不易判断吸入气体湿度，很难把握气道内气体是否达到所需标准。若湿化器温度过高，可以引起气道黏膜温度过高或灼伤，导致肺水肿和气道狭窄。此外，蒸馏水应用于长期雾化吸入，若过度湿化，使细小支气管黏膜表面黏液超过气管、肺对液体的清除能力，阻碍气体与呼吸膜的接触可导致氧分压降低。

六、气道内湿化的注意事项

1. 吸入长时间超过体温的湿化液，可导致气道黏膜热损、气道狭窄、肺水肿。
2. 过度湿化导致肺泡表面活性物质缺乏、功能残气量降低、肺顺应性下降。
3. 由于水分经呼吸的不可见丢失减少，过度湿化导致体液增加，新生儿尤为明显。
4. 加热湿化器具有电和热的危险，需严格操作规程。
5. 管路内冷凝水积聚，导致呼吸机触发，出现人机对抗，增加患者呼吸做功。
6. 管路内冷凝水可能灌流到患者气道或湿化器，增加感染机会。
7. 人工鼻有导致死腔通气的危险，尤其对于低潮气量的患者。
8. 人工鼻有导致气道阻塞的危险。
9. 干稠分泌物湿化后膨胀。

第五节　气道内吸引

一、概念

气道内吸引是通过一条柔软的吸引导管进入人工气道内并连接负压进行抽吸，因为负压会造成患者气道损伤，甚至引起低氧血症、肺部感染等并发症，因此，操作前应综合评估患者是否有因进行气管内吸引操作而产生不良反应或病情加重的风险。可用于脑血管疾病后遗症、使用大量镇静剂、行气管插管术后或者气管切开术后的患者。由于患者咳嗽反射差，不能有效排除气道内的痰、血液以及误吸的胃内容物，容易导致气道阻塞，需通过外界吸引以保持气道的通畅。

二、气道内吸引适应证

由于气管内吸引是一种具有潜在损害的操作，不仅气管损伤、低氧血症、高血压、心律失常和颅内压力升高等与气管内吸引有关，而且频繁的气管内吸引容易引起患者疼痛和焦虑。所以不应该把吸引作为一个常规操作，若患者咳嗽能力良好，应尽量鼓励患者自己把分泌物咳出，以避免吸引引起黏膜损伤。

需严格掌握气道内吸引如下适应证。

1. 呼吸机定容控制通气时气道压力升高或定压控制通气时潮气量减少。

2. 出现呼吸窘迫等人机对抗。

3. 血氧饱和度逐渐下降，肺部听诊有痰鸣音。

4. 人工气道中见明显分泌物。

5. 怀疑误吸分泌物。

三、常用吸引用具

1. 负压吸引器。

2. 负压瓶和连接管。

3. 无菌手套。

4. 生理盐水或灭菌注射用水。

5. 口罩、护目镜。

6. 血氧监护仪。

7. 无菌碗。

8. 抢救用具：复苏球囊等。

四、气道内吸引操作步骤

（一）吸引导管的选择

吸引导管是气道分泌物吸引的主要物品，包括有侧孔和无侧孔两种。有侧孔的吸引导管在吸痰时不容易被分泌物阻塞，能更好地保护气管黏膜，减少损伤，其效果优于无侧孔的吸引导管，并且侧孔越大效果越好。吸引导管的管径越大，吸痰负压会越快排空肺容积，吸痰效果也越好，但吸痰过程中会造成严重的肺塌陷。吸引导管太粗易增加气道阻力，增加呼吸肌做功，反之吸引导管太细不利于痰液的引流。因此选择吸引导管时，需根据气管插管内径选择适当的吸引导管，吸引导管的外径不能超过气道内径的50%，长度要求超过气管插管1~2cm。

（二）负压吸引器的设置

吸引负压过大，容易出现气管损伤、低氧血症、肺内负压等。吸引负压过小，气道内分泌物不易吸出，可出现反复吸引或长时间持续吸引，也可出现气管损伤、低氧血症、肺内负压等情况。适当的压力应在有效地清除分泌物的前提下越小越好。推荐的负压为成人为−150~120mmHg，儿童为−120~100mmHg，婴儿为−100~80mmHg。对于痰液黏稠的患者，可以适当增加负压，但最高不超过300mmHg。

（三）吸引的实施

应遵循“轻”“快”“转”“散”原则。

1.“轻”　吸痰时动作要轻柔，要轻轻置入吸引导管，不能盲目插入。

2.“快”　吸痰动作要迅速，每次吸痰时间不要超过15秒。

3.“转”　采用边转动、边吸引、边上提的吸痰方法，不要用拉锯式和边置入边吸引的损伤性吸痰。

4.“散”　采用多侧孔的吸引导管。

（四）监测及评估疗效

吸引操作中需监测：① 双肺听诊呼吸音；② 指尖血氧饱和度；③ 皮肤口唇颜色；④ 呼吸频率；⑤ 心率及血压；⑥ 痰液性状；⑦ 呼吸机参数：气道峰压、平台压、潮气量、吸入氧浓度等。

如果观察到患者指尖血氧饱和度升高，痰量减少、痰色变淡，双肺听诊痰鸣音减少，呼吸机定容控制通气中气道峰压降低，气道阻力下降，压力控制通气中潮气量增加等，均提示吸引疗效好。

（五）吸引后护理

吸痰前后均予至少1分钟的高浓度氧气支持，尤其是存在低氧血症的患者，避免因吸痰引起低氧血症加重，使无氧代谢加强而出现酸中毒，导致高钾血症，从而抑制心脏收缩而致心跳骤停。最常用的高浓度氧是100%的纯氧，维持30~60秒。

五、气道内吸引常见并发症及应对

1.低氧血症　低氧血症通常是吸引过程中通气不足及负压过大引起，可以通过吸引前后给予高浓度氧气来改善。

2.心律失常　吸引操作中容易刺激迷走神经而出现心动过缓，而患者出现烦躁、痛苦等不适会引起心动过速，一旦操作过程中发现心律失常，应立即停止操作并进一步对症处理。

3.肺不张 负压过大可引起肺不张，应将压力调整在适当范围，并选择合适尺寸的吸引导管，吸引时间不超过15秒。

4.高血压或低血压 患者缺氧、烦躁、疼痛等可引起血压变化，一旦发现血压改变，应立即停止操作并进一步对症处理。

5.感染 吸引操作中导管的置入以及操作中滴入生理盐水可导致细菌进入下呼吸道，引起下呼吸道细菌定植和医院获得性肺炎。因此在吸引过程中应严格执行无菌操作，推荐吸痰前不常规滴入生理盐水，仅在痰液黏稠常规吸痰效果不佳时才滴入生理盐水。

6.气道黏膜损伤 在吸引操作中为预防黏膜损伤，应遵循“轻”“快”“转”“散”原则。

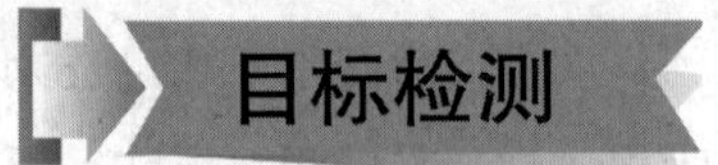

答案解析

一、选择题

A型题

1.当患者氧流量需求在1~5L/min时，适宜选择何种给氧方式（　）

A.普通面罩　B.储氧面罩　C.鼻导管给氧

D.文丘里面罩　E.高流量湿化治疗仪

2.氧中毒是指（　）

A.吸氧浓度≥60%，持续时间超过1日

B.吸氧浓度≥60%，持续时间超过12小时，或吸氧浓度100%，持续时间≥8小时

C.吸氧浓度≥60%，持续时间超过1日，或吸氧浓度100%，持续时间超过≥6小时

D.吸氧浓度≥60%，持续时间超过12小时，或吸氧浓度100%，持续时间超过≥6小时

E.吸氧浓度≥60%，持续时间超过1日，或吸氧浓度100%，持续时间超过≥8小时

3.吸痰前后应给予（　）纯氧

A. 20~30秒　B. 30~40秒　C. 30~60秒

D. 40~50秒　E. 50~60秒

4.根据人工气道的型号选取适宜型号的吸引管，吸引管的管道外径应不超过人工气道内径的（　）

A. 20%　B. 30%　C. 40%

D. 50%　E. 60%

5. 从置入到推出吸引管，不应超过（　）

A. 5s　　B. 10s　　C. 15s

D. 20s　　E. 25s

X型题

6. 控制模式有（　）

A. VCV　　B. PCV　　C. PSV

D. VSV　　E. CPAP

7. 自主呼吸模式（　）

A. VCV　　B. PCV　　C. CPAP

D. BiPAP　　E. PSV

8. 机械通气模式的三大要素有（　）

A. 触发　　B. 控制　　C. 切换

D. 时间　　E. 患者

9. 常用的患者吸气触发的方式有（　）

A. 时间触发　　B. 流量触发　　C. 压力触发

D. 容量触发　　E. 自主触发

10. 支气管哮喘患者气促发作时可以雾化吸入的药物是（　）

A. 布地奈德　　B. 吗啡　　C. 沙丁胺醇

D. 异丙托溴铵　　E. 特布他林

二、思考题

1. 一位慢性呼吸衰竭的患者来就诊。医师想维持患者的$PaCO_2$为原来的水平（55mmHg）。在容量控制和压力控制模式中，哪一种模式最能满足这个要求？

2. 急性呼吸窘迫综合征的患者，为了避免肺泡损伤，防止压力过高，在压力控制或容量控制模式中，哪一种模式最能满足这个要求？

书网融合……

重点回顾

习题

第七章　呼吸治疗常用技术实践

学习目标

通过本章内容学习，学生能够：

1. 掌握　机械通气常用参数、氧疗法、雾化吸入、气道内湿化及气道内吸引的操作流程；能根据患者的情况选择合适的氧疗方法，并确保用氧安全。

2. 熟悉　气道内吸引前后观察的指标；常见疾病机械通气初始参数设置、氧疗观察指标和常见的氧疗的不良反应；熟悉雾化常用药物的作用。

3. 了解　氧气表的结构、超声雾化器和氧气射流雾化器的结构及工作原理；负压吸引器的结构和工作原理。

4. 能灵活运用与患者沟通的技巧，具有严谨的工作态度、对患者的关爱之情和争分夺秒的抢救意识。

岗位情景模拟

情景描述　患者，男，86岁。有慢性阻塞性肺疾病病史26年。因“发热、咳痰1周，气促2天”入院。入院查体：T 38.2℃，R 34次/分，血压132/68mmHg，P 109次/分。呼吸急促，唇甲发绀。桶状胸，叩诊呈过清音，双肺呼吸音减弱，双下肺闻及湿啰音。床旁$SaO_2$82%。血气分析提示$PaO_2$45mmHg，$PaCO_2$70mmHg。

讨论　1. 如需给患者进行机械通气，应选择何种模式？

2. 如何进行初始参数设置？

实践一 机械通气参数设置及调整

一、参数设置

（一）基本要求

1. 在定容型模式中可直接设置潮气量（VT），也可通过设定流量和送气时间间接设置（时间转换），或通过VT和呼吸频率（RR）间接设置（VT=VE/RR）。

2. 在定压型模式中通过设置吸气压力水平间接设置VT。

3. 在控制性模式中由呼吸机直接设定RR；在辅助通气或自主通气模式中由患者自主调节RR。

（二）潮气量和呼吸频率的设置

1. 设置原则

（1）保持动脉血pH稳定，改善气体交换。

（2）缓解呼吸肌疲劳。

（3）避免呼吸机相关性肺损伤。

（4）改善心脏功能。

2. 各呼吸系统疾病患者的参数设置

（1）肺外疾病　如脑血管意外、神经－肌肉疾病、药物中毒等，常见深慢呼吸，应将VT、RR设置在12~15ml/kg和12~18次/分。因为机械通气患者的膈肌功能减退，低位肺区陷闭，较大VT有助于防止肺泡陷闭，避免呼吸机相关性肺炎。

（2）慢性气道阻塞性疾病　最常见的为慢性阻塞性肺疾病（COPD），以呼气性气流阻塞为主，理论上用较大VT和较慢RR通气，即深慢呼吸。

① 初始通气患者：因患者肾脏会对呼吸性酸中毒有一定程度的代偿作用，常规VT可纠正$PaCO_2$至正常水平，但可能出现代谢性碱中毒。因为肺气肿的功能残气量高，较大VT容易导致肺泡内压过高，因此COPD患者初始机械通气时应采用小VT（一般为8~10ml/kg或更低）和略快RR。随着功能残气量下降和HCO_3^-降低，逐渐增大VT，直至深慢呼吸。

② 基础肺功能较差患者：此类患者对轻度呼吸性酸中毒耐受，通常表现为基础$PaCO_2$高。常规VT将使得$PaCO_2$降至正常水平，对于此类患者来说，为“过度通气”状态，从而

导致撤机困难，此时应采取较小VT和适当略快的RR。

（3）急性气道阻塞性疾病　主要见于支气管哮喘急性发作。为缓解严重呼吸困难和肺过度充气，应采用小VT（6~8ml/kg）和更慢RR（6~12次/分）进行通气。随着气道阻塞和肺过度充气的改善，逐渐增加VT和RR至上述常规通气方式。

（4）单侧肺通气　主要见于一侧肺毁损或一侧肺不张（大量气胸或胸腔积液）。患者气道解剖死腔显著减小，一般选择小VT（6~8ml/kg）、RR 14~18次/分。

（5）严重肺实质疾病　如急性呼吸窘迫综合征（ARDS）。此类患者正常肺容积显著减少，应采用浅快呼吸方式。如急性肺损伤或肺水肿患者，通过一系列的机械性或化学性反射将导致RR显著加快和VT增大。控制通气时，一般设置VT为6~12ml/kg，RR为20~25次/分。注意在急性肺损伤或肺水肿患者，RR明显增快是疾病本身所致，重要的是要治疗导致肺损伤或肺水肿的原发病，因为增大VT和过度通气并不能有效减慢RR，而过快RR可能导致严重呼吸性碱中毒，常需使用一定剂量的镇静剂、肌松药。

（三）吸呼时间比的设置

1.设置原则

（1）正常值　正常成人呼气时间（Te）较吸气时间（Ti）长，Ti : Te一般为1 : 2。

（2）阻塞性通气功能障碍患者　功能残气量增大，呼出气流受限，需延长Te改善气道陷闭，故COPD和支气管哮喘患者的Ti : Te一般设置在1 : 2.5~1 : 3。

（3）限制性通气功能障碍患者　肺容积显著缩小，表现为浅快呼吸，RR加快，Ti和Te皆缩短，以Te缩短更明显，Ti : Te宜设置在1 : 1.5或更短。

2.吸气末屏气设置　此为Ti的一部分，吸气暂停期间呼吸机不再输送气流，但气体由低气道阻力区域向高气道阻力区域分布，从而改善气体分布。在定容型通气需专门设置，一般直接设置为0.1~0.3秒。设置方法如下。

（1）控制性通气模式下可直接设定或根据RR和Ti间接设置。

（2）辅助性通气模式下根据实际RR与预设Ti间接换算，而不是根据预设RR间接设置。

（3）自主性通气模式下，由自主呼吸能力决定。

（四）吸气流量的设置

1.设置原则　根据波形形状一般分为方波和递减波。恒速流量波被称为方波，由于流量恒定，吸气时气体进入肺内的速度一样，因此从吸气开始到吸气结束，单位时间内进入肺内容积是相同的。而递减流量波在吸气初期达到最大值，随后在吸气过程中逐渐降低，与方波相比，若峰流量不变，使用递减波时吸气时间明显延长，气体分布更均匀，更好地改善气体交换。方波一般设置为40~60L/min，递减波一般设置为60~90L/min。

2.设置方法　在定容型模式可直接设置或通过VT和送气时间间接设置，波形为方波或递减波。在定压型模式，不需要设置，但可通过调节通气压力影响流量波形的形态和大小，其基本波形为递减波。

（五）吸入气中氧流量分数（FiO_2）的设置

原则上应使用最低的FiO_2来维持目标PaO_2，在SaO_2>90%的情况下，应尽可能降低FiO_2。

（1）慢性高碳酸血症型呼吸衰竭（如COPD）的患者，需严格控制FiO_2，使90%<SaO_2<96%。

（2）肺外疾病患者，为防止低位肺泡陷闭，也采取相似参数。

（3）在心肺复苏和严重缺氧患者抢救初期，可短时间内（一般为15~30分钟）给予100%的FiO_2。

（4）吸痰前，特别是严重低氧血症患者，一般给予2分钟100%的FiO_2。

（六）呼气末正压（PEEP）的设置

其大小以刚好能扩张陷闭肺泡、对抗气道陷闭、明显改善肺水肿为原则。PEEP的适应证为急性呼吸窘迫综合征、胸部创伤、术后肺不张、心源性肺水肿等。一般情况下可加用3~5cmH_2O的PEEP。PEEP对血流动力学的影响取决于PEEP的设置水平、胸肺顺应性和心血管功能，所以血容量不足、颅内高压、严重肺过度充气、气胸患者应注意严格控制PEEP。

二、参数调整

（一）调整原则

1.熟悉通气作用，了解通气目的，包括机械通气的治疗作用。

2.熟悉各种通气功能障碍的类型。

3.了解疾病特点，如急性病程还是慢性病程。

4.掌握机械通气的适应证与禁忌证。

5.熟悉掌握肺功能学。

6.熟悉机械通气通气阶段（初始、维持、撤机）的设置与调整。

7.维持协调好人机关系。

（二）调整目的

维持适当的通气量，改善气体交换功能，维持适当的动脉血气水平，有适度的自主呼吸能力，减少呼吸机做功，维持良好的人机关系，尽可能少的通气不良反应。

1.若出现人机对抗、过度通气或没有自主触发，应调整通气参数使患者逐渐出现稳定的自主触发和合适的动脉血气结果。

2.在机械通气初期以缓解呼吸肌疲劳和改善气体交换为主。

3.患者接受呼吸机治疗后，30~60分钟后应复查动脉血气1次；病情逐稳定后，可12小时左右复查1次；若病情反复时应随时复查。

（三）调整方法

1.提高PaO_2的方法

（1）首选上调FiO_2，尤其当$FiO_2 \leq 40\%$时。

（2）合理应用PEEP，对急性换气功能障碍患者，当$FiO_2>60\%$、$PaO_2<60mmHg$，应首选PEEP。不同疾病PEEP的适用范围有较大不同。采用开放性通气策略治疗ARDS时，可短时间选择高水平PEEP（$>20cmH_2O$），而采用常规保护性通气时，一般为$10cmH_2O$。

（3）延长Ti或屏气时间，采用定压型通气模式，延长Ti（包括屏气时间）也可以改善低氧血症，但作用相对较弱。当$FiO_2>60\%$，PEEP使平台压超过P-V曲线的UIP，或PEEP达到$15\sim20cmH_2O$，可逐渐延长Ti，甚至采用短时间的反比通气。

（4）适当应用镇静剂、肌松药。在RR显著增快、呼吸肌疲劳时，使用镇静剂和肌松药可明显改善人机关系、降低氧耗量、最小化机械通气相关性肺损伤，明显提高PaO_2。

（5）适当增大VT。患者若无明显肺过度充气，且VT<10ml/kg。增大VT可防止肺泡陷闭，增大VA，改善V/Q失调，从而提高PaO_2。目前主要用于颅脑疾病患者、麻醉和手术后患者。

2.降低$PaCO_2$的方法

（1）增大肺泡通气量（VA），以增大VT为主，适当加快RR。阻塞性气道疾病以增大VT为主，限制性肺疾病以加快RR为主。

（2）适当延长Te。在严重气流阻塞性疾病（如COPD），呼出流量受限是导致VA不足的常见原因，延长Te可促进气体的呼出，减轻肺过度充气。

（3）适当加用定容型模式的屏气时间或改用定压型模式。

（4）降低PEEP，主要是在气道阻塞性疾病，如支气管哮喘。

（5）适当应用镇静剂、肌松药抑制过强的自主呼吸，减少CO_2的产生量。

三、有创机械通气在常见疾病中的应用

（一）急性呼吸窘迫综合征

1. 初始参数设置（表 7–1）

表 7–1　ARDS 患者机械通气初始参数设置

模式	在急性期采用A/C模式，轻度ARDS患者或是恢复期采用PSV
呼吸频率	20~25次/分
容量/压力控制	容量/压力
潮气量	6~8ml/kg且平台压≤30cmH_2O
吸气时间	保证人机的同步性（0.5~0.8s），在控制通气时可给予短时间的吸气末暂停
PEEP	8~15cmH_2O，以最小值达到SPO_2或是PaO_2目标
FiO_2	根据SPO_2或是PaO_2目标调节

2. 气体交换、压力和潮气量目标（表 7–2）

表 7–2　ARDS 患者机械通气目标值

PaO_2	50~80mmHg，SPO_2 88%~95%
$PaCO_2$	尽可能维持在40mmHg
pH	7.20~7.40，可采用允许性高碳酸血症以避免较高的平台压
PEEP	根据维持肺泡扩张的需要（10~20cmH_2O）
平台压	当胸廓顺应性正常时≤30cmH_2O
潮气量	6ml/kg理想体重（4~8ml/kg理想体重）

3. 撤机指征

（1）患者血流动力学平稳，神志清醒，咳嗽能力较强。

（2）PEEP≤5cmH_2O，FiO_2≤40%，PaO_2≥60mmHg。

（二）慢性阻塞性肺疾病的初始参数设置（表7–3）

表 7–3　COPD 患者机械通气初始参数设置

模式	A/C
频率	6~12次/分
容量/压力控制	压力或容量
潮气量	6~8ml/kg理想体重，平台压≤30cmH_2O
吸气时间	0.6~1.0秒
PEEP	5cmH_2O或根据对抗内源性PEEP
FiO_2	通常≤0.5

（三）重度急性哮喘患者的初始参数设置（表7-4）

表 7-4 重度急性哮喘患者机械通气初始参数设置

模式	A/C
频率	10~14次/分，允许性高碳酸血症
容量/压力控制	压力或容量；重症哮喘保证容量
潮气量	6~10ml/kg理想体重，平台压≤30cmH_2O
吸气时间	1~1.5s，注意避免内源性PEEP
PEEP	0
FiO_2	使SPO_2维持在90%以上

实践二 氧 疗

岗位情景模拟

情景描述 患者，男，70岁。有慢性阻塞性肺疾病病史20年。因咳嗽、咳痰2天，症状加重半天伴呼吸困难入院。

讨论 1.假如病房有中心供氧装置，该如何给该患者吸氧？

2.如病房无中心供氧装置，该如何给该患者吸氧？

3.该患者合适的氧流量是多少？为什么？

氧疗是指通过给予氧气提高动脉血氧分压（PaO_2）和动脉血氧饱和度（SaO_2），增加动脉血的氧含量（CaO_2），纠正各种原因造成的缺氧状态，促进组织的新陈代谢，维持机体生命活动的一种治疗方法。

一、操作目的

1.纠正各种原因造成的缺氧状态，提高PaO_2和SaO_2，增加CaO_2。

2.促进组织的新陈代谢，维持机体生命活动。

二、操作程序

（一）评估

1.患者的年龄、病情、意识、治疗情况、心理状态及合作程度。

2.向患者及家属解释给氧的目的、方法、注意事项及配合要点。

3.缺氧程度判断。根据患者临床表现及血气分析的PaO_2和SaO_2来确定。血气分析检查是监测用氧效果的客观指标，当患者PaO_2低于50mmHg（6.6kPa）时，应给予吸氧（表7-5）。

表7-5　缺氧程度

程度	血气分析		临床表现	
	PaO_2	SaO_2	发绀	呼吸困难
轻度	>6.67kPa（50mmHg）	>80%	不明显	不明显
中度	4~6.67kPa（30~50mmHg）	60%~80%	明显	明显
重度	<4kPa（30mmHg）	<60%	显著	严重、三凹征明显

（二）准备

1.患者准备　了解吸氧的目的、方法、注意事项及配合要点；体位舒适，情绪稳定，愿意配合。

2.操作者准备　着装整洁，洗手，戴口罩。

3.用物准备

（1）治疗车上层　治疗盘内备小药杯（内盛冷开水或蒸馏水）、纱布、弯盘、鼻导管、棉签、扳手。治疗盘外备用氧记录单、笔，手消毒液（图7-1）。

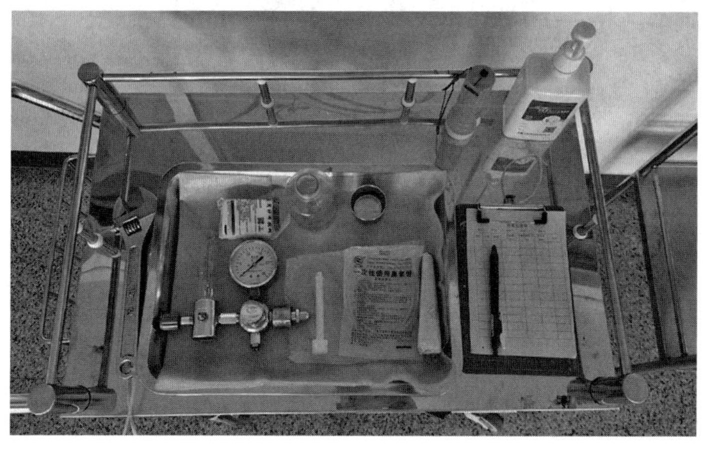

图7-1　吸氧用物

（2）治疗车下层　生活垃圾桶、医用垃圾桶。

（3）供氧装置　有氧气筒和氧气压力表、管道氧气装置两种。

①氧气筒及氧气压力表装置：氧气筒是圆柱形无缝钢筒，筒内高压达14.7MPa（150kg/cm^2）的氧，容纳氧气约6000L。氧气筒的顶部有一总开关，控制氧气的进出。氧气筒颈

部的侧面，有一气门与氧气表相连，是氧气自筒中输出的途径。氧气表由压力表、减压器、流量表、湿化瓶及安全阀组成。压力表可测知氧气筒内的压力；压力越大，表明氧气筒内氧气越多。减压器是一种弹簧自动减压装置，可将氧气筒内的压力减低0.2~0.3MPa（2~3kg/cm^2），使流量保持平稳，保证安全。流量表用来测量每分钟氧气的流出量。湿化瓶具有湿化氧气及观察氧气流量的作用，可选用一次性或内装1/3~1/2冷开水或蒸馏水的湿化瓶，通气管浸入水中，湿化瓶出口和鼻导管相连。安全阀的作用是当氧气流量过大、压力过高时，安全阀内部活塞即自行上推，过多的氧气由四周小孔流出，以确保安全。

装表法：氧气表装在氧气筒上，以备急用。方法：将氧气筒置于氧气架上，打开总开关（逆时针转1/4周），使少量气体从气门处流出，随即迅速关好总开关（顺时针），达到避免灰尘吹入氧气表、清洁气门的目的；将氧气表稍向后倾置于氧气筒的气门上，用手初步旋紧，再用扳手拧紧，使氧气表直立于氧气筒旁（图7-2）；连接湿化瓶；确认流量开关呈关闭状态，打开总开关，再打开流量开关，检查氧气装置无漏气、是否流出通畅，关紧流量开关，推至病室备用。

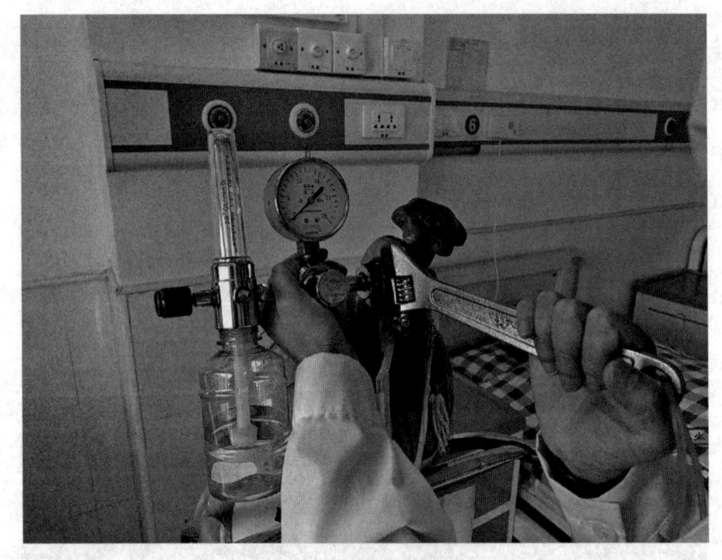

图7-2　氧气筒装表法

② 管道氧气装置（中心供氧装置）：医院氧气集中供应站负责供给，由管道将氧气输送到门诊、急诊室、手术室及各个病区等。供应站设总开关控制，各用氧单位有固定在墙上的氧气插孔，连接特制的流量表，打开流量表即可使用。此法迅速、方便。

装表法：将流量表安装在中心供氧管道氧气流出口处，接上湿化瓶；然后打开流量开关，调节流量，检查指示浮标能达到既定流量（刻度），确定无漏气后备用。

4.环境准备　室温适宜、光线充足、环境安静、远离火源。

5.实施　具体实施流程见表7-6、表7-7。

表 7-6 双侧鼻导管给氧操作流程

流程	操作说明
核对解释	携用物至患者床旁，认真核对患者床号、姓名，做好解释（患者缺氧严重急需吸氧时可先操作再解释）
清洁检查	用湿棉签清洁双侧鼻腔，同时观察鼻腔情况，检查鼻腔有无分泌物堵塞及鼻中隔异常
连接导管	将鼻导管与湿化瓶的出口处相连
调节流量	根据病情调节氧流量
湿润检查	将鼻导管前端放入小药杯冷开水中湿润，并检查鼻导管是否通畅
插鼻导管	将鼻导管插入患者鼻孔 1cm，注意动作要轻柔，以免引起黏膜损伤
固定导管	将导管环绕患者耳部向下放置并调节松紧度。注意防止因导管太紧引起皮肤受损（图 7-3）
记录观察	1. 记录给氧时间、氧流量、患者反应 2. 告诉患者勿随意调节流量，注意用氧安全，有异常及时报告处理 3. 观察患者缺氧症状、实验室指标、氧气装置有无漏气和是否通畅，有无氧疗不良反应
停止用氧	先取下鼻导管，防止操作不当关错开关、气流过大而引起组织损伤
安置患者	体位舒适，整理患者床单位
按序卸表	氧气筒：关闭总开关，放出余气后关闭流量开关，再卸表 管道供氧：关流量开关，取下流量表
用物处理	一次性用物消毒后集中处理；氧气筒上悬挂空或满标志
洗手记录	记录停止用氧时间及效果

表 7-7 其他给氧方法操作说明

给氧方法	操作说明
鼻塞给氧	将鼻塞直接塞入患者一侧鼻孔鼻前庭内给氧。此法刺激性小，患者较为舒适，且两侧鼻孔可交替使用。适用于长期用氧的患者
面罩给氧	将面罩置于患者口鼻部供氧，氧气自下端输入，呼出的气体从面罩两侧孔排出，氧流量成人为 6~8L/min。适用于张口呼吸且病情较重、躁动不安的患者
氧气头罩给氧	将患者的头部置于头罩里，罩面上有多个孔，可以保持罩内一定的氧浓度、温度和湿度。头罩与颈部之间要保持适当的空隙，防止二氧化碳潴留及重复吸入。主要用于小儿
氧气枕给氧	氧气枕上有调节器可调节氧流量，充入氧气，接上湿化瓶即可使用。可用于家庭氧疗、危重患者的抢救或转运途中，以枕代替氧气装置

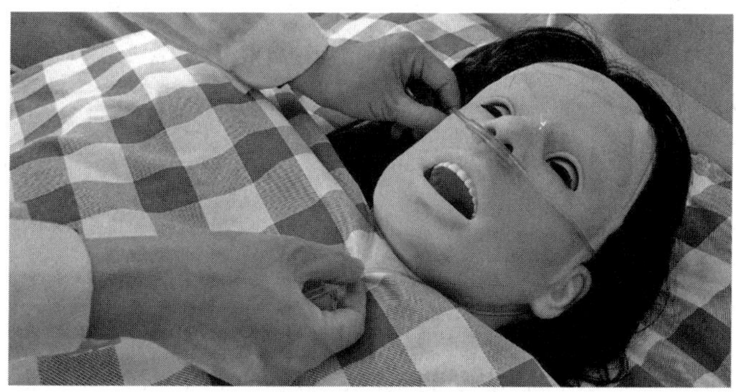

图 7-3 固定吸氧导管

（三）注意事项

1.严守操作规程，注意用氧安全，做好“四防”，即防火、防震、防油、防热。氧气筒应置于阴凉处，周围严禁烟火和放置易燃物品，离暖气1m以上，离火炉5m以上；筒上应标有“严禁烟火”标志；搬运时，避免倾斜、撞击；氧气表及螺旋口上勿涂油，也不用带油的手装卸，避免燃烧。

2.吸氧时，先调好流量后应用；停氧时，先拔出导管，再关闭各个开关；中途改变流量时，先分离鼻导管（鼻塞）与湿化瓶连接处，调好流量后再接上，以免开关出错，大量氧气进入呼吸道而损伤肺组织。

3.用氧过程中观察患者意识、呼吸、脉搏、血压情况及血气分析结果，判断用氧的疗效。

4.若为急性肺水肿的患者吸氧时，湿化瓶内应盛装20%~30%乙醇，可降低肺泡内泡沫的表面张力，使泡沫破裂、消散，改善肺部气体交换，减轻缺氧症状。

5.氧气内筒氧气不可用空，当压力表指针至5kg/cm^2（0.5MPa）时，不可再用，以防灰尘入内，再次充气时引起爆炸。

6.对未用或已用空的氧气筒，应分别标“满”或“空”的标志，以免急救时搬错。

7.氧疗的不良反应及预防：当吸氧浓度高于60%、持续时间超过24小时，可出现氧疗不良反应。常见的不良反应如下。

（1）氧中毒　其特点是肺实质的改变，表现为胸骨下不适、疼痛、灼热感，继而出现呼吸增快、恶心呕吐、烦躁、断续的干咳。预防措施：避免长时间、高浓度氧疗，经常做血气分析，动态观察氧疗的治疗效果。

（2）肺不张　患者吸入高浓度氧气后，肺泡内氮气被大量置换，一旦支气管有阻塞时，其所属肺泡内的氧气被肺循环血液迅速吸收，引起吸入性的肺不张。表现为烦躁，呼吸、心率加快，血压上升，继而出现呼吸困难、发绀、昏迷。预防措施：控制吸氧浓度，鼓励患者做深呼吸、多咳嗽，并经常改变卧位、姿势，防止分泌物阻塞。

（3）呼吸道分泌物干燥　氧气为干燥气体，如持续吸入未经湿化且浓度较高的氧气，可导致呼吸道黏膜干燥，使分泌物黏稠、结痂、不易咳出。预防措施：加强吸入氧气的湿化，定期做雾化吸入。

（4）晶状体后纤维组织增生　仅见于新生儿，以早产儿多见。由于视网膜血管收缩、视网膜纤维化最后出现不可逆转的失明，因此新生儿应严格控制吸氧浓度和吸氧时间。

（5）呼吸抑制　见于Ⅱ型呼吸衰竭患者（PaO_2降低，$PaCO_2$增高）。原因：①由于$PaCO_2$长期处于高水平，呼吸中枢失去了对二氧化碳的敏感性，呼吸的调节主要依靠缺氧对外周化学感受器的刺激来维持。吸入高浓度的氧气，解除了缺氧对呼吸的刺激作用，使呼吸中枢抑制加重，甚至呼吸停止；②低氧血症可引起肺血管收缩，吸入高浓度氧后，解除了缺氧对肺血管的收缩作用，使高V/Q肺单位的血液流向低的肺单位，进一步加重了V/Q失调，使生理无效腔增加，肺泡通气量降低，$PaCO_2$进一步升高，这是高浓度氧疗导致高碳酸血症加重的主要原因。预防措施：对Ⅱ型呼吸衰竭患者应给予低浓度、低流量（1~2L/min）持续吸氧，维持PaO_2在8kPa（60mmHg）即可。

实践三　雾化吸入

岗位情景模拟

情景描述　患者，男性，66岁。患慢性支气管炎，近日咳嗽加剧，痰液黏稠、不易咳出。

讨论　1.根据医嘱（盐酸氨溴索15mg+0.9%氯化钠溶液15ml），给患者超声波雾化吸入。

2.妥善处理雾化后的用物。

雾化吸入是用雾化装置将药液变成细微的气雾喷出，经口或鼻吸入，以达到湿化呼吸道、减轻局部炎症、祛痰、解除支气管痉挛等目的。雾化吸入时药物可直接作用于呼吸道局部，对呼吸道疾病疗效快，所以临床应用广泛。常用的方法有超声波雾化吸入、氧气雾化吸入、压缩雾化吸入等。

一、操作目的

1.湿化呼吸道　常用于呼吸道湿化不足，痰液黏稠，气道不畅患者。

2.预防呼吸道感染　常用于胸部手术前后的患者。

3.改善通气功能　解除支气管痉挛，保持呼吸道通畅。常用于支气管哮喘等患者。

4.控制呼吸道感染　消除炎症，减轻呼吸道黏膜水肿，稀释痰液，帮助祛痰。常用于咽喉炎、支气管扩张、肺炎、肺脓肿、肺结核等患者。

5.间歇吸入抗癌药物治疗肺癌　雾化吸入法常用药物有：稀释痰液药物，常用α-糜蛋白酶、乙酰半胱氨酸等，可帮助祛痰；抗生素类药物，常用庆大霉素、卡那霉素，可控制呼吸道感染，消除炎症；使支气管扩张、解除支气管痉挛药物，常用氨茶碱、沙丁胺醇等；减轻呼吸道黏膜水肿药物，常用布地奈德等。糖皮质激素与抗生素常同时使用，可增加抗炎效果，减轻呼吸道黏膜水肿。

二、操作程序

（一）超声波雾化吸入

1.评估

（1）患者病情、治疗用药情况。

（2）患者呼吸道情况，如呼吸道是否感染、通畅，有无支气管痉挛、黏膜水肿、痰液等。

（3）患者面部及口腔黏膜状况，如有无感染、溃疡等。

（4）患者的意识状态、自理能力、心理状态及对雾化给药的认知及合作程度。

2.准备

（1）患者准备　明确操作目的，了解操作过程，能配合采取坐位、半坐卧位或侧卧位。

（2）操作者准备　着装整洁，洗手，戴口罩。

（3）用物准备　治疗车上放超声波雾化吸入器一套、治疗盘内放置药液、冷蒸馏水、水温计、50ml注射器、弯盘、纸巾等（图7-4）。

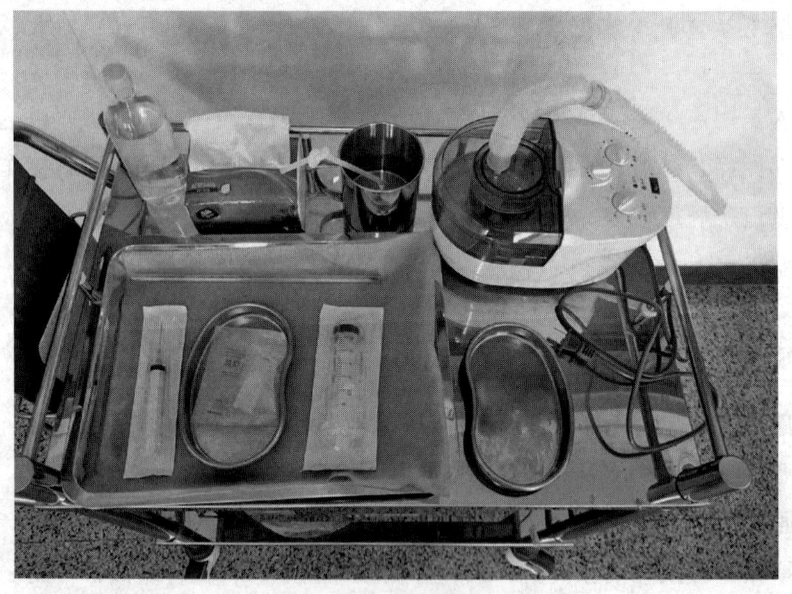

图7-4　超声波雾化吸入用物

超声波雾化吸入器由超声波发生器、水槽、晶体换能器、雾化罐、透声膜、螺纹管和口含嘴（或面罩）组成。超声波发生器通电后输出高频电能，电能通过水槽底部的晶体换能器转换为超声波声能，声能震动并透过雾化罐底部的透声膜作用于罐内的药液，使药液表面张力和惯性受到破坏，成为细微雾滴喷出，通过螺纹管随患者深而慢的吸气而进入呼吸道。此方法雾量大小可以调节，雾滴小而均匀（直径在5μm以下），药液随着深而慢的吸气被吸入到终末支气管及肺泡。因雾化器电子部分产热，能对雾化液轻度加温，使患者吸入的气雾温暖舒适。

（4）环境准备　整洁、安静、舒适、安全、室内温湿度适宜。

3. 实施　见表7–8。

表7–8　超声波雾化吸入

流程	操作说明
检查设备	检查超声波雾化吸入器，确保设备功能正常，各部件完好
连接装置	将雾化器主机与各附件连接，确保无松动脱落，选择口含管
水槽加水	水槽内加入冷蒸馏水约250ml，水量应浸没雾化罐底部的透声膜。注意水槽内不可加温水或热水，水槽无水时不可开机，以免损坏机器
罐内加药	将药液稀释至30~50ml加入雾化罐内，将雾化罐放入水槽，盖紧水槽盖。检查无漏液
核对解释	携用物至床旁，核对患者，解释目的，协助患者取舒适卧位，漱口
开机调节	接通电源，打开电源开关，预热3~5分钟，再打开雾化开关。根据需要调节雾量，设定治疗时间，一般雾化时间15~20分钟
雾化吸入	当气雾喷出时，将口含管放入患者口中，紧闭口唇做深而慢的呼吸，使气雾进入呼吸道深部
巡视观察	观察患者治疗及装置情况，发现水槽内水温超过50℃或水量不足应关机更换或加入冷蒸馏水
结束雾化	治疗完毕，取下口含管，先关雾化开关，再关电源开关
整理记录	1.协助患者清洁口腔，擦干面部，安置舒适卧位 2.放掉水槽内的水并擦干，雾化罐、螺纹管、口含管浸泡于消毒液内，浸泡1小时后，再洗净晾干备用 3.洗手，记录执行时间和病人反应

4. 注意事项

（1）治疗前应检查机器各部件，确保性能良好；机器各部件型号一致，连接正确；使用雾化器后及时消毒雾化管道，防止交叉感染。

（2）使用过程中，水槽内要始终维持有足够量的蒸馏水，水温不宜超过50℃，否则应关机更换冷蒸馏水；如连续使用时，中间需间隔30分钟；水槽内无水时不可开机，以免损坏机器。

（3）水槽底部的晶体换能器和雾化罐底部的透声膜薄而质脆，易损坏，在操作及清洗过程中应注意保护。

（4）治疗过程中如发现雾化罐内的药液过少需添加药液时，可直接从小孔中加入，不必关机。

（二）氧气雾化吸入

1. 评估　同超声波雾化吸入法。

2. 准备

（1）患者准备　明确操作目的，了解操作过程，能配合采取坐位、半坐卧位或侧卧位。

（2）操作者准备　着装整洁，洗手，戴口罩。

（3）用物准备　氧气雾化吸入器1个、供氧装置（湿化瓶内勿盛水）、根据医嘱备药液、弯盘、10ml注射器、纸巾等。

氧气雾化吸入是利用一定压力的氧气产生的高速气流，使药液形成雾状，随吸气进入患者呼吸道，以控制呼吸道感染和改善通气功能。

氧气雾化吸入器也称射流式雾化器，是借助高速氧气气流通过毛细管并在管口产生负压，将药液由邻近的小管吸出，所吸出的药液又被毛细管口的高速气流撞击成细微的雾滴喷出，随患者吸气而进入呼吸道（图7–5）。

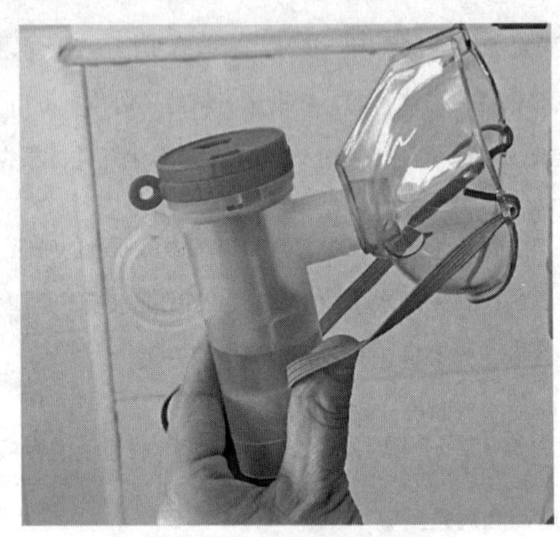

图7–5　氧气雾化吸入器

（4）环境准备　整洁、安静、舒适、室内温湿度适宜，氧气放置安全，远离火源。

3. 实施　见表7–9。

表7–9　氧气雾化吸入

流程	操作说明
准备用物	使用前要检查雾化吸入器、氧气装置是否完好，根据医嘱将药液稀释至5ml注入雾化器内
核对解释	携用物至床旁，核对解释，嘱患者取坐位或半坐位，漱口
连接氧气	将雾化器的进气口与氧气装置的输出口连接，确保各部件连接紧密，勿漏气调节氧流量6~8L/min
雾化吸入	嘱患者手持雾化器，将吸嘴放入口中，紧闭嘴唇深吸气，用鼻呼气，如此反复直至药液吸完。雾化过程中，如患者感觉疲劳，可关闭氧气休息片刻后再继续吸入
巡视观察	观察患者治疗及装置情况，操作中严禁烟火和易燃品
结束雾化	治疗毕，取下雾化器，再关氧气开关
整理记录	1.协助清洁口腔，擦干患者面部，安置舒适卧位 2.整理患者床单位，清理用物，温水冲洗雾化器，并浸泡消毒 3.洗手，记录执行时间和患者反应

4.注意事项

（1）正确使用供氧装置，操作时严禁接触烟火和易燃品，注意用氧安全。雾化时氧流量不可过大以免损坏雾化器。

（2）氧气湿化瓶内勿盛水，以免湿化瓶内液体进入雾化器而使药液稀释影响疗效。

（3）雾化过程中如患者感到疲劳，可关闭氧气停止雾化，适时再行吸入。

（三）压缩雾化吸入法

1.评估　同超声波雾化吸入。

2.准备

（1）病人准备　明确操作目的，了解操作过程，能配合采取坐位、半坐卧位或侧卧位。

（2）护士准备　着装整洁，洗手，戴口罩。

（3）用物准备　压缩雾化吸入器一套；治疗盘内放置药液、10ml注射器、弯盘、纸巾等。

压缩雾化吸入利用压缩空气，将药液变成细微的气雾。随着患者呼吸，药液进入呼吸道。压缩雾化吸入器主要利用空气压缩机通电后，将空气压缩，压缩后的空气作用于雾化器内的药液，破坏药液表面的张力而形成细微的气雾，通过口含嘴随着患者的呼吸进入呼吸道。

（4）环境准备　整洁、安静、舒适、安全、室内温湿度适宜。

3.实施　见表7-10。

表7-10　压缩雾化吸入

流程	操作说明
连接装置	1.使用前认真检查机器性能，正确连接压缩机空气导管 2.取下喷雾器的上半部分和进气活瓣，注入药液（2~8ml）后再安装好 3.喷雾器与压缩机上空气导管相连接
核对解释	携用物至床旁，核对解释，协助患者取舒适卧位
雾化吸入	打开压缩机开关，指导患者手持雾化器，紧闭双唇含住口含管；嘱患者进行深而慢的呼吸；喷雾口冒出的雾气变得不规则时，立即停止治疗
巡视观察	观察患者治疗及装置情况
结束雾化	当听到指示信号响，表明药液雾化完毕，取下口含管。关电源开关，拔下空气导管
整理记录	1.协助清洁口腔，擦干患者面部，协助其取舒适体位，必要时协助患者翻身叩背，促进痰液排出 2.拆开压缩雾化器的所有部件，口含管放入消毒液内浸泡。浸泡1小时后，再洗净晾干备用 3.洗手，记录执行间患者反应

4.注意事项

（1）压缩雾化吸入器使用时要放在平坦、光滑且稳定的平面上，切勿放置在地毯或粗糙的表面上，以免堵塞通风口；操作时不能覆盖压缩机表面。

（2）压缩雾化吸入器使用时一定要连接牢固，导管一端连接压缩机，一端连接雾化器。

（3）每次治疗结束后，雾化器所有的配件都要进行清洁，彻底清除残留的药液和污垢。雾化器必须进行消毒后才能继续使用。

（4）有时在吸入过程中因温度变化，导管内会因冷凝作用出现水汽，因此治疗结束后应把导管从雾化器上拔下，打开压缩机开关，让压缩气流通过导管，直至吹干导管内壁。流量不可过大。

（5）吸气时按住间断控制按钮，慢慢吸入药物；呼气时，松开间断控制按钮，直接通过口含嘴将空气呼出。间断控制按钮的作用是控制药物的输出，减少药物浪费。

实践四　气道内湿化

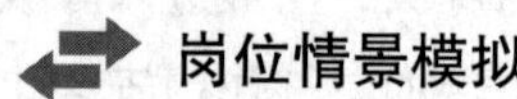

情景描述　患者，男，75岁。有慢性阻塞性肺疾病病史30年。因严重呼吸困难、意识不清、面色发绀急诊入院。入院后予以气管插管接呼吸机辅助通气。为患者吸痰时发现其痰液黏稠，多次冲洗吸痰管仍有痰液黏附在管壁。

讨论　1. 可以用哪些方法为该患者湿化气道？

2. 怎样选择湿化液？为什么？

一、操作目的

1. 增加吸入气体的湿度，从而湿润气道黏膜、稀释痰液，保持黏液纤毛正常运动和廓清功能。

2. 增加患者舒适度，预防鼻出血和上气道炎症等并发症。

二、操作程序

1. 评估

（1）年龄、病情、意识状况、心理反应、合作程度。

（2）呼吸道分泌物的量、黏稠度、部位，排痰的能力。口、鼻腔黏膜有无异常，鼻腔有无阻塞，是否行人工气道等。

2. 准备

（1）患者准备　了解气道湿化的目的、方法、注意事项及配合要点，体位舒适，情绪稳定。

（2）操作者护士准备　着装整洁，洗手，戴口罩。

（3）用物准备

① 治疗车上层：无菌纱布、无菌血管钳或无菌镊、弯盘，无菌手套。湿化剂（蒸馏水或0.9%氯化钠溶液）、盛热水的盆或长嘴壶，治疗盘外备手消毒液。

② 治疗车下层：生活垃圾桶、医用垃圾桶。

（4）环境准备　室温适宜、环境清洁、光线充足、环境安静。

3. 实施　气道内湿化操作流程见表7-11。其他湿化方法，如氧疗湿化详见实践二，雾化湿化详见实践三。

表 7-11　气道内湿化操作流程

流程	操作说明
核对解释	携用物至患者床旁，认真核对病人，床号、姓名并做好解释
检查口鼻	检查口腔、鼻腔，取下活动义齿
安置体位	协助病人取舒适体位
湿化方法	无人工气道：让病人坐在盛热水的水盆前张口吸气；或在室内用长嘴壶盛水烧开，让水蒸气湿化室内空气；或室内放大量热水任其自然蒸发；或将浸水的毛巾或湿布挂在暖气片上烘烤蒸发，增加室内空气湿度。 人工气道： ①通过一细管向气管插管或气管切开套管内滴入液体，但滴入液量不能过多，每日湿化液量在150~250ml较妥。可根据痰的性质来决定滴入液量：如果痰液容易吸出，表示湿化满意；如果痰液过稀过多、频繁咳嗽，需经常吸痰表明湿化过度，痰液黏稠结痂，则表明湿化不足。 ②湿纱布覆盖：将单层或双层的无菌纱布用湿化剂打湿后盖在气管套管口，定时打湿或更换纱布。 ③热湿交换器湿化（见本章第五节机械通气）
观察情况	气道是否通畅；病人的反应等
安置病人	帮助病人取舒适卧位，整理病人床单位
整理用物	分类处理用物
洗手记录	洗手、记录湿化的时间及方法、病人反应等

4. 注意事项

（1）注意观察湿化的效果　湿化过度可使气道阻力增加，甚至诱发支气管痉挛，还可引起肺泡萎陷或肺顺应性下降。

（2）注意湿化的温度　低于30℃，可引起支气管纤毛活动减弱，气道过敏者易诱发哮喘发作；超过40℃，可使支气管黏膜纤毛活动减弱或消失，呼吸道灼热感，甚至体温上升、出汗、呼吸加速。

（3）黏稠结痂的分泌物　在吸湿后可膨胀，因而进一步加重气道阻塞，应注意观察。

实践五　气道内吸引

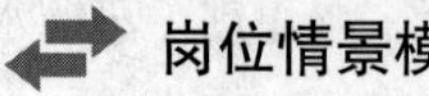

情景描述　患者，男，65岁。因脑血管意外昏迷急诊入院。查体：呼吸道有较多分泌物，肺部听诊呈湿啰音。

练习　1.假设目前所在病房有中心负压装置，该如何为患者清除呼吸道分泌物？

2.假设目前所处病房无中心负压装置，该如何为患者清除呼吸道分泌物？

一、操作目的

1.清除呼吸道分泌物，保持呼吸道通畅。改善肺通气，促进呼吸功能。预防窒息、吸入性肺炎等并发症。

2.取痰标本做痰培养和药敏试验，协助诊断和治疗。

二、操作程序

1.评估

（1）年龄、病情、意识状况、心理反应、合作程度。

（2）呼吸道分泌物的量、黏稠度、部位，排痰的能力。口、鼻腔黏膜有无异常，鼻腔有无阻塞，是否行人工气道等。

2.准备

（1）患者准备　了解吸痰的目的、方法、注意事项及配合要点，体位舒适，情绪稳定。

（2）操作者护士准备　着装整洁，洗手，戴口罩。

（3）用物准备

1）治疗车上层：治疗盘内备有盖罐2只（试吸罐和冲洗罐，内盛无菌生理盐水），一次性无菌吸痰管数根、无菌纱布、无菌血管钳或无菌镊、弯盘，无菌手套，必要时备压舌板、开口器、舌钳、牙垫。治疗盘外备手消毒液，必要时备电插板等。

目前临床也常用一次性吸痰包，内含直弯盘、吸痰管及手套、无菌纱布、治疗碗、治疗巾、生理盐水纱布、镊子等（图7–6）。

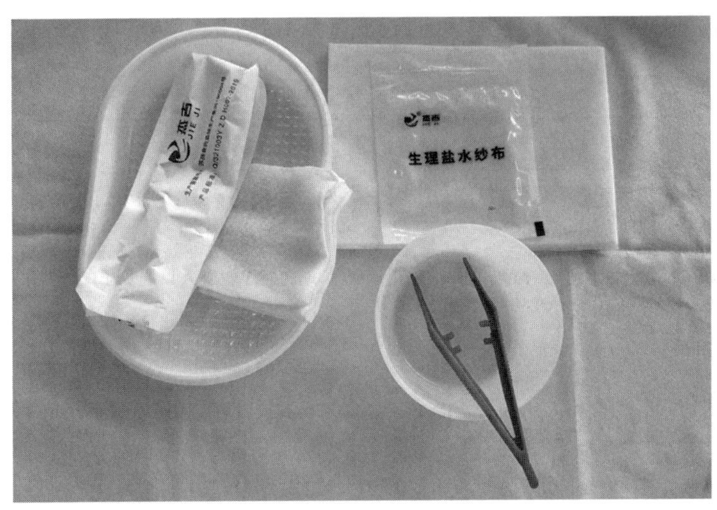

图 7–6 一次性吸痰包用物

2）治疗车下层：生活垃圾桶、医用垃圾桶。

3）电动吸引器或中心负压吸引装置

①电动吸引器：接通电源后，从吸气孔吸出瓶内空气，并由排气孔排出，不断循环转动，使瓶内产生负压，将痰液吸出（图7–7）。

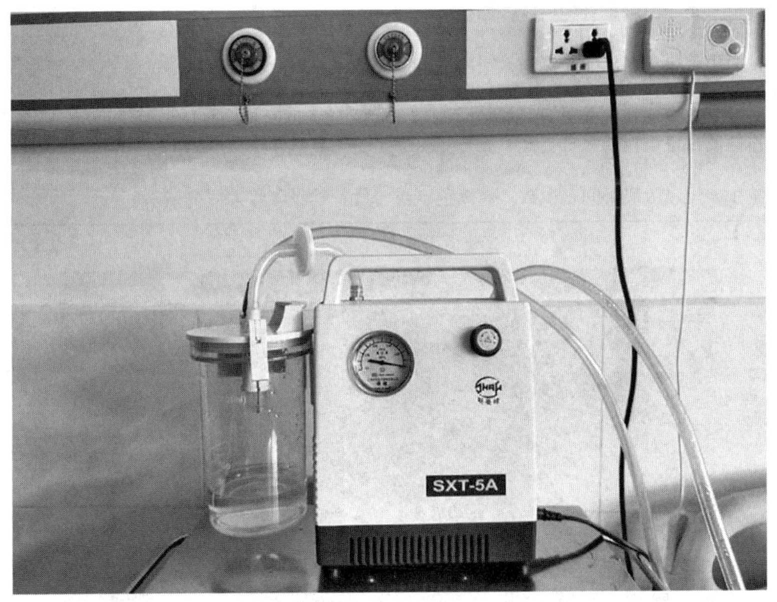

图 7–7 电动吸引器

②中心负压装置：吸引器管道连接到各病区患者床单位，使用时连接贮液瓶和吸痰导管，开启开关，即可吸痰，十分便利。

（4）环境准备 室温适宜、环境清洁、光线充足、环境安静。

3. 实施　气道内吸引操作说明见表7-12。

表7-12　气道内吸引

流程	操作说明
核对解释	携用物至患者床旁，认真核对患者，床号、姓名并做好解释（痰多危急时应即实施操作，然后再向病人/家属作适当的解释）
调节负压	接通电源，打开开关，检查吸引器性能，调节负压：一般成人负压为40.0~53.3kPa（300~400mmHg），儿童为33.0~40.0kPa（250~300mmHg）
检查口鼻	检查口腔、鼻腔，取下活动义齿
安置体位	协助患者取舒适体位，头部转向一侧，面向操作者；若口腔吸痰有困难，可由鼻腔吸引；昏迷患者可用压舌板或开口器帮助张口
连管试吸	连接吸痰管，在试吸罐中先试吸少量生理盐水以检查负压及吸管是否通畅，同时润滑导管前端
按序吸引	一手将吸痰管末端折叠，使插管时无负压，防止操作呼吸道黏膜，另一手用无菌血管钳（镊）或者戴手套持吸痰管前端，经鼻或口腔插入气管，然后放松吸痰管末端，边旋转边吸引并边向上提拉吸痰管，先吸气管内的痰，后吸口腔内分泌物，严禁用吸完口腔内分泌物的吸痰管插入气管内吸痰（图7-8） 若气管切开吸痰，应注意无菌操作，先吸气管切开处，再吸鼻（口）部。注意吸痰前后吸入高浓度氧，每次吸痰时间不超过15秒，以免造成缺氧
抽吸冲洗	退出吸痰管时，在冲洗罐中抽吸生理盐水冲洗。以免分泌物阻塞吸痰管。必要时更换吸痰管。一根吸痰管只使用一次
观察情况	气道是否通畅；患者的反应，如面色、呼吸、心率、血压等是否改善；吸出液的颜色、性质及量等
安置患者	拭净患者口鼻喷出的分泌物，帮助患者取舒适卧位，整理患者床单位
整理用物	吸痰管按一次性用物处理，吸痰管的玻璃接管插入盛有消毒液的试管中浸泡。吸痰用物根据吸痰操作性质每班更换或每日更换1~2次
洗手、记录	洗手、记录吸痰时间、次数；痰液色、质、量；呼吸改善等情况

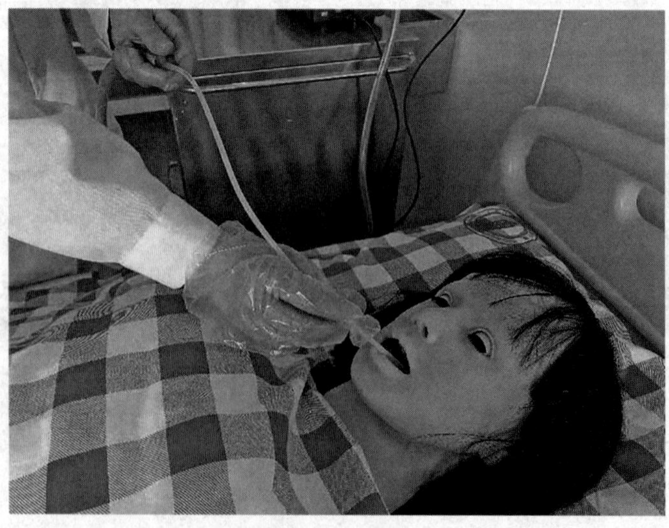

图7-8　吸痰

4.注意事项

（1）严格执行无菌操作，治疗盘内吸痰用物应每天更换1~2次，吸痰导管每次更换，气管切开者，每进入气管抽痰一次更换导管1根。

（2）每次吸痰时间小于15秒，以免造成缺氧。

（3）根据气管插管内径选择适当的吸引导管，吸引导管外径不能超过气管内径的50%，特别小儿吸痰。

（4）吸痰动作轻稳，防止呼吸道黏膜损伤。

（5）痰液黏稠时，可配合叩击、雾化吸入等方法，提高吸痰效果。

（6）贮液瓶内的液体应及时倾倒，不得超过瓶的2/3。贮液瓶内应放少量消毒液，使吸出液不致黏附于瓶底，便于清洗、消毒。

参考文献

[1] 朱妙章.大学生理学（第4版）[M].北京：高等教育出版社，2013.

[2] 葛慧青，应可净.呼吸治疗——理论与实践 [M].杭州：浙江大学出版社，2021.

[3] 李新爱，陈才，李福玲.生理学 [M].北京：中国协和医科大学出版社，2021.

[4] 赵娟，宋维芳。病理生理学（第2版）[M].北京：中国医药科技出版社，2022.

[5] 李宾中.医学物理学（第2版）[M].北京：科学出版社，2021.

[6] 张赵顺，崔桂香.流体力学（第3版）[M].北京：清华大学出版社，2022.

[7] 王竹溪.热力学（第二版）[M].北京：北京大学出版社，2022.

[8] 葛慧青，应可净.呼吸治疗——理论与实践 [M].杭州：浙江大学出版社,2021.

[9] 万学红，卢雪峰.诊断学（第九版）[M].北京：人民卫生出版社，2018.

[10] 刘观昌，侯振江.生物化学检验 [M].北京：人民卫生出版社，2021.

[11] 孙秀发，凌文华.临床营养学（第3版）[M] 北京：科技出版社，2020.

[12] 石汉平，李薇，齐玉梅，曹伟新.营养筛查与评估（第2版) [M].北京：人民卫生出版社，2021.

[13] 中国营养学会.中国居民膳食指南（2022）[M].北京：人民卫生出版社，2022.

[14] 杨月欣，葛可佑.中国营养科学全书（第2版）[M].北京：人民卫生出版社，2020.

[15] 张连辉，邓翠珍.基础护理学（第4版）[M].北京：人民卫生出版社，2019.